American Ginseng Nutrient Composition and Functional Factors

西洋参营养成分及功能因子

李平亚 主 编
刘金平 李 卓 副主编

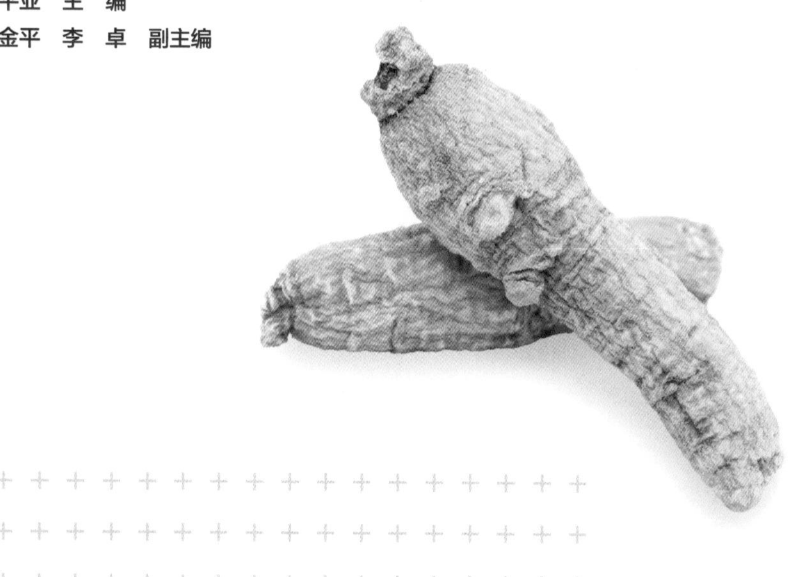

化学工业出版社
·北京·

内容简介

本书收集了中国吉林省16个县市行政区、北京市、山东省、黑龙江省、辽宁省以及美国、加拿大西洋参，包括3年参龄西洋参、4年参龄西洋参样本共46份，分别对西洋参中氨基酸、蛋白质、糖类、挥发性成分、核苷酸、黄酮（异黄酮）、人参皂苷、维生素、有机酸、微量元素、甾醇类等营养成分及功能因子进行分析，并对其含量进行了比较研究，获得了大量的数据。为科学诠释西洋参的保健功能、生物活性及临床功效提供了依据。

本书既可作为相关专业学生的教学辅导书，也可作为相关研究领域科技人员的参考书。

图书在版编目（CIP）数据

西洋参营养成分及功能因子/李平亚主编. —北京：化学工业出版社，2021.11

ISBN 978-7-122-39676-1

Ⅰ.①西… Ⅱ.①李… Ⅲ.①西洋参-营养成分-研究Ⅳ.①R282.71

中国版本图书馆CIP数据核字（2021）第157071号

责任编辑：杨燕玲　　文字编辑：朱　允
责任校对：李雨晴　　装帧设计：史利平

出版发行：化学工业出版社（北京市东城区青年湖南街13号　邮政编码100011）
印　　装：北京缤索印刷有限公司
787mm×1092mm　1/16　印张15¼　字数300千字　2022年1月北京第1版第1次印刷

购书咨询：010-64518888　　售后服务：010-64518899
网　　址：http://www.cip.com.cn
凡购买本书，如有缺损质量问题，本社销售中心负责调换。

定　　价：198.00元

编写人员

主　　编　李平亚

副 主 编　刘金平　李　卓

编写人员　李平亚　教授　吉林大学药学院　lipy@jlu.edu.cn

刘金平　教授　吉林大学药学院　liujp@jlu.edu.cn

王　放　教授　吉林大学基础医学院　wangf@jlu.edu.cn

卢　丹　教授　吉林大学药学院　ludan@jlu.edu.cn

王翠竹　博士　吉林大学药学院　wangcz15@mails.jlu.edu.cn

李　卓　博士后　吉林大学　lizh0205@jlu.edu.cn

冯　浩　博士　吉林大学　fenghao591001@gmail.com

司　雨　研究生　吉林大学　yusi18@mails.jlu.edu.cn

焦玉凤　研究生　吉林大学　jiaoyf18@mails.jlu.edu.cn

吴福林　研究生　吉林大学　flwu20@mails.jlu.edu.cn

钟方丽　教授　吉林化工学院　zhongfl@jlct.edu.cn

张　凯　教授　吉林大学第二临床医院　zhang_kai@jlu.edu.cn

刘传贵　高级工程师　吉林华康药业股份有限公司　25138444@qq.com

赵文杰　博士，总经理　吉林金森赛德药业有限公司　zhaowenjie@vip.sina.com

赵天一　博士后　吉林大学　zhaoty@jlu.edu.cn

林　喆　教授　长春中医药大学　linzhe1228@163.com

张志财　研究员　吉林省参茸办公室　zhicaizhang@163.com

陈晓林　高级农艺师　吉林省参茸办公室　181210119@qq.com

张恺新　高级农艺师　吉林省参茸办公室　6702487@qq.com

前言

西洋参（*Panax quinquefolius* L.）是五加科人参属多年生草本植物，别名花旗参、洋参、西洋人参，原产于加拿大的魁北克和美国的威斯康星州，1978年我国引种成功。

中医学理论阐明，西洋参性凉、味甘、微苦，可补气养阴、清热生津，用于气虚阴亏，内热，咳喘痰血，虚热烦倦，消渴，口燥喉干。

现代药理学研究表明，西洋参的营养价值及主要生物功能有：

① 保护心血管系统。西洋参具有抗心律失常、抗心肌缺血、抗心肌氧化、强化心肌收缩能力，气阴两虚、心慌气短的冠心病患者长期服用西洋参，疗效显著；西洋参具有调节血压的功能，可有效降低暂时性和持久性血压，有助于高血压、心律失常、冠心病、急性心肌梗死、脑血栓等疾病的恢复。

② 增强中枢神经系统功能。西洋参中的皂苷可以有效增强中枢神经系统功能，达到静心凝神、消除疲劳、增强记忆力等作用，可适用于失眠、烦躁、记忆力衰退及阿尔茨海默病等。

③ 提高免疫力。西洋参作为补气保健首选食药材，可以促进血清蛋白、骨髓蛋白及器官蛋白的合成，提高机体免疫力，长期服用可强健体质、延缓衰老等。

④ 促进血液活力。西洋参可以降低血液凝固性、抑制血小板凝聚、抗动脉粥样硬化、促进红细胞生长、增加血色素、净化血液等。

⑤ 治疗糖尿病。西洋参可以降低血糖、调节胰岛素分泌、促进糖代谢和脂肪代谢，对治疗糖尿病有一定辅助作用。

⑥ 抗癌。西洋参可提高机体免疫力，抑制癌细胞生长，有效抵抗癌症的发生及扩散。

2018年我国批准了西洋参作为新资源食品，至此西洋参进入了药食同源时代。扩大了西洋参的应用范围，延长了西洋参的产业链。

本书共收集了中国吉林省16个县市行政区、北京市、山东省、黑龙江省、辽宁省以及美国、加拿大的西洋参3年、4年参龄样本共46份，分别进行了西洋参中氨基酸、蛋白质、糖类、挥发性成分、核苷酸、黄酮（异黄酮）、人参皂苷、维生素、有机酸、微量元素、甾醇等营养成分及功能因子的分析，并对其含量进行了比较研究，获得了大量的数据。为科学诠释西洋参的保健功能、生物活性及临床功效提供了依据。

本书既可作为相关专业学生的教学辅导书，也可作为相关研究领域科技人员的参考书。

感谢吉林省2020年人参产业重大专项的大力支持！

限于水平，本书不妥之处在所难免，敬请批评指正。

李平亚

2021年8月于长春

Preface

American ginseng, *Panax quinquefolius* L. is a perennial herb of Araliaceae family, which has many Chinese name. It originated to Quebec, Canada and Wisconsin, the United States, and has been successfully introduced in China since 1978.

Traditional Chinese medicine theory states that American ginseng is cold in nature, sweet in taste and slightly bitter. It can nourish Qi and Yin. American ginseng is used for Qi deficiency and Yin deficiency, internal heat, cough and asthma, phlegm and blood, deficiency heat, fatigue, thirst elimination, dry mouth and throat.

Modern pharmacological studies have shown that American ginseng includes the following nutritional values and biological functions.

1. Protect the cardiovascular system: American ginseng has anti-arrhythmia, anti-myocardial ischemia, anti-myocardial oxidation, strengthen the ability of myocardial contraction. The long-term use of American ginseng has a significant effect in coronary heart disease patients with deficiency of Qi and Yin, palpitation and shortness of breath. American ginseng can regulate blood pressure, effectively reduce temporary and persistent blood pressure, help hypertension, arrhythmia, coronary heart disease, acute myocardial infarction, cerebral thrombosis, and other diseases recovery.

2. Enhance the function of the central nervous system: Saponins in American ginseng can effectively enhance the central nervous system, to achieve meditation, eliminate fatigue, enhance memory and other effects, which can be applied to insomnia, irritability, memory decline and senile dementia and other symptoms.

3. Enhance immunity: American ginseng is considered as the preferred medicinal material for nourishing qi, with the effects of promoting serum protein synthesis, bone marrow protein synthesis and organ protein synthesis.

4. Promote blood vitality: American ginseng can reduce blood coagulation, inhibit platelet aggregation and atherosclerosis, promote the growth of red blood cells and increase heme.

5. Treat diabetes: American ginseng has a certain auxiliary role in the treatment of diabetes, such as reduce blood sugar, regulate insulin secretion, and promote glucose and fat metabolism.

6. Anti-cancer: American ginseng can improve the body immunity, inhibit the growth of cancer cells to effectively resist the occurrence and

spread of cancer.

In 2018, China approved American ginseng as a new resource food. By then, American ginseng entered the era of medicine and food homology. This measure has expanded the scope of application of American ginseng and extended its industrial chains.

In this book, a total of 46 samples of American ginseng were collected from 16 Counties and municipalities in Jilin, Beijing, Shandong, Heilongjiang, Liaoning province of China, the United States and Canada and the cultivation ages contained 3 and 4 years respectively. The contents of nutrients and functional factors in American ginseng from different areas were compared and analyzed, including amino acids, proteins, carbohydrate, volatile component, nucleotides, flavonoids (isoflavonoids), ginsenosides, vitamins, organic acids, minor elements, sterols.The data obtained from this study provide a scientific basis for the scientific interpretation of the health function, biological activity and clinical efficacies of American ginseng.

This book can be used as a teaching guide for students in related majors, and a reference book for scientists in related research fields.

Thanks for the great support of the major special project of ginseng industry in Jilin Province in 2020!

Sinsen our limited knowledge,there must be some shortcomings in this book. Comments and suggestions are always welcome.

Li Pingya

2021 January, Changchun

目录

1 西洋参中氨基酸的含量及分析

西洋参中富含多种氨基酸，多数为人体必需氨基酸，氨基酸含量已作为衡量西洋参产品质量的指标之一。目前对于西洋参中氨基酸的测定，多采用氨基酸自动测定仪、衍生化反相高效液相色谱法等。前者存在仪器复杂、体积大、费用高等不足，后者需要对衍生化试剂、衍生化反应条件及产物的稳定性等进行相应的考察，不利于直接、快速地测定氨基酸。

本书采用高效液相色谱-蒸发光散射检测法(HPLC-ELSD)对西洋参中氨基酸进行了直接测定。

1.1 测定方法

见《人参营养成分及功能因子》[1]P3 ～ 8。

1.2 测定结果

不同产地不同参龄西洋参中氨基酸含量，见表1.1

表1.1 不同产地不同参龄西洋参中氨基酸及总氨基酸含量

Tab 1.1 Amino acids and total amino acids contents of American ginsengs from different regions with different cultivation ages

单位：%

氨基酸 Name of Amino Acid	集安 Ji'an		通化 Tonghua		靖宇 Jingyu	
	3年参龄 3-year-old	4年参龄 4-year-old	3年参龄 3-year-old	4年参龄 4-year-old	3年参龄 3-year-old	4年参龄 4-year-old
Gly	0.34	0.54	0.58	0.44	0.14	0.29
Tyr	0.13	0.22	0.13	0.40	0.07	0.94

[1] 李平亚主编．人参营养成分及功能因子．化学工业出版社，2017——后同。

续表

氨基酸 Name of Amino Acid	集安 Ji'an		通化 Tonghua		靖宇 Jingyu	
	3年参龄 3-year-old	4年参龄 4-year-old	3年参龄 3-year-old	4年参龄 4-year-old	3年参龄 3-year-old	4年参龄 4-year-old
Asp	0.95	1.26	0.68	1.27	0.39	0.59
Pro	0.83	1.15	1.66	2.35	0.28	0.46
Ala	0.18	0.83	0.85	0.33	0.64	0.49
Thr	0.18	0.36	0.20	0.30	0.31	0.51
Arg	0.79	2.43	0.92	0.78	0.37	0.71
Orn	0.64	0.83	0.05	0.78	0.13	0.24
Glu	0.63	0.81	0.05	0.77	0.13	0.47
Abu	0.62	0.80	0.05	0.76	0.08	0.24
Hyp	0.17	0.20	0.59	0.36	0.18	0.43
Cys-Cys	0.16	0.19	0.08	0.11	0.13	0.22
Lys	0.20	0.30	0.08	0.13	0.35	0.39
His	0.23	0.34	0.11	0.18	0.32	0.22
Cys	0.38	0.34	0.27	0.38	0.30	0.33
Val	0.27	0.74	0.22	0.34	0.17	0.36
DL-3,4-多巴	0.41	0.79	0.14	0.06	0.11	0.63
Met	0.19	0.19	0.18	0.21	0.14	0.14
Ile	0.36	0.39	0.32	0.58	0.43	0.54
Leu	0.45	0.37	0.30	0.31	0.34	0.34
Ser	0.22	0.21	0.14	0.14	0.14	0.15
Nle	0.27	0.35	0.15	0.27	0.19	0.20
Phe	0.44	0.30	0.77	1.06	0.27	0.46
Try	0.15	0.29	0.38	0.42	0.12	0.28
总氨基酸（TAA)	9.19	14.23	8.90	12.73	5.73	9.63
必需氨基酸（EAA)	2.24	2.94	2.45	3.35	2.13	3.02
EAA/TAA	0.24	0.21	0.28	0.26	0.37	0.31
酸性氨基酸	1.74	2.26	0.81	2.15	0.65	1.28
中性氨基酸	5.59	8.07	6.96	8.71	3.91	6.79
碱性氨基酸	1.86	3.90	1.16	1.87	1.17	1.56
氨基酸 Name of Amino Acid	安图 Antu		图们 Tumen		蛟河 Jiaohe	
	3年参龄 3-year-old	4年参龄 4-year-old	3年参龄 3-year-old	4年参龄 4-year-old	3年参龄 3-year-old	4年参龄 4-year-old
Gly	0.20	1.11	0.20	0.37	0.77	0.64
Tyr	0.17	0.44	0.18	0.07	0.28	0.40
Asp	0.51	1.02	0.55	0.65	1.22	1.10

续表

氨基酸 Name of Amino Acid	安图 Antu		图们 Tumen		蛟河 Jiaohe	
	3年参龄 3-year-old	4年参龄 4-year-old	3年参龄 3-year-old	4年参龄 4-year-old	3年参龄 3-year-old	4年参龄 4-year-old
Pro	0.17	1.84	0.42	0.54	0.35	1.00
Ala	0.16	1.32	0.44	1.03	1.10	3.46
Thr	0.10	0.51	0.45	0.70	0.22	3.56
Arg	0.32	2.11	0.67	3.47	0.25	1.99
Orn	0.20	0.86	0.14	0.33	0.14	2.20
Glu	0.20	0.84	0.14	0.27	0.14	2.15
Abu	0.20	0.83	0.14	0.22	0.14	2.13
Hyp	0.32	0.44	0.45	0.19	0.17	0.74
Cys-Cys	0.13	0.31	0.43	0.24	0.20	0.72
Lys	0.18	0.31	0.29	0.64	0.22	0.32
His	0.18	0.39	0.34	0.59	0.22	0.32
Cys	0.31	0.45	0.33	0.41	0.05	0.39
Val	0.34	0.92	0.65	0.63	0.09	0.50
DL-3,4-多巴	0.28	0.58	0.54	0.40	0.02	0.35
Met	0.15	0.21	0.20	0.19	0.33	0.19
Ile	0.39	0.51	0.44	0.52	0.83	0.59
Leu	0.40	0.54	0.52	0.39	0.32	0.51
Ser	0.20	0.23	0.17	0.23	0.17	0.24
Nle	0.43	0.35	0.36	0.32	0.20	0.32
Phe	0.56	0.90	0.91	0.47	0.14	0.47
Try	0.29	0.38	0.25	0.64	0.04	0.19
总氨基酸（TAA)	6.39	17.40	9.21	13.51	7.61	24.48
必需氨基酸（EAA)	2.41	4.28	3.71	4.17	2.19	6.33
EAA/TAA	0.38	0.25	0.40	0.31	0.29	0.26
酸性氨基酸	0.84	2.17	1.12	1.16	1.56	3.97
中性氨基酸	4.67	11.56	6.65	7.32	5.22	15.68
碱性氨基酸	0.88	3.67	1.44	5.03	0.83	4.83

氨基酸 Name of Amino Acid	桦甸 Huadian		敦化 Dunhua		桦树 Huashu	
	3年参龄 3-year-old	4年参龄 4-year-old	3年参龄 3-year-old	4年参龄 4-year-old	3年参龄 3-year-old	4年参龄 4-year-old
Gly	0.29	1.16	0.59	0.63	0.78	0.93
Tyr	0.27	0.53	0.34	0.38	0.52	0.61
Asp	0.55	1.14	0.56	1.34	1.08	0.92
Pro	0.43	1.59	0.44	1.28	1.52	1.70

续表

氨基酸 Name of Amino Acid	桦甸 Huadian		敦化 Dunhua		桦树 Huashu	
	3年参龄 3-year-old	4年参龄 4-year-old	3年参龄 3-year-old	4年参龄 4-year-old	3年参龄 3-year-old	4年参龄 4-year-old
Ala	0.14	1.38	0.19	0.46	0.65	1.56
Thr	0.19	0.62	0.19	0.47	0.28	0.75
Arg	4.23	0.91	0.23	1.12	1.77	3.01
Orn	0.62	0.77	0.13	1.03	0.64	0.86
Glu	0.61	0.76	0.13	1.01	0.63	0.84
Abu	0.60	0.75	0.13	1.00	0.62	0.83
Hyp	1.18	0.29	0.21	0.69	0.26	0.41
Cys-Cys	0.76	0.28	0.10	0.18	0.25	0.40
Lys	0.78	0.30	0.09	0.17	0.38	0.51
His	1.75	0.35	0.12	0.21	0.43	0.46
Cys	0.55	0.62	0.28	0.48	0.53	0.51
Val	1.18	1.24	0.18	0.41	1.19	0.67
DL-3,4-多巴	0.28	0.71	0.18	0.39	0.38	0.58
Met	0.22	0.25	0.13	0.14	0.14	0.36
Ile	0.45	0.62	0.45	0.47	0.47	0.67
Leu	0.20	0.50	0.35	0.28	0.68	0.55
Ser	0.25	0.42	0.19	0.17	0.30	0.35
Nle	0.27	0.47	0.23	0.21	0.35	0.36
Phe	1.20	1.21	0.30	0.50	1.29	0.95
Try	0.41	0.66	0.17	0.10	0.43	0.68
总氨基酸（TAA）	17.41	17.53	5.91	13.12	15.57	19.47
必需氨基酸（EAA）	4.63	5.40	1.86	2.54	4.86	5.14
EAA/TAA	0.27	0.31	0.31	0.19	0.31	0.26
酸性氨基酸	1.92	2.18	0.79	2.53	1.96	2.16
中性氨基酸	8.11	13.02	4.55	8.06	10.39	12.47
碱性氨基酸	7.38	2.33	0.57	2.53	3.22	4.84

氨基酸 Name of Amino Acid	新宾 Xinbin		绥化 Suihua		黑河 Heihe	
	3年参龄 3-year-old	4年参龄 4-year-old	3年参龄 3-year-old	4年参龄 4-year-old	3年参龄 3-year-old	4年参龄 4-year-old
Gly	0.89	1.21	0.09	0.43	0.58	0.74
Tyr	0.58	1.15	0.08	0.46	0.37	0.99
Asp	1.11	1.77	0.43	1.96	0.23	0.95
Pro	0.53	0.82	0.32	1.15	0.09	1.26
Ala	0.69	0.75	1.23	0.41	1.00	2.39

续表

氨基酸 Name of Amino Acid	新宾 Xinbin		绥化 Suihua		黑河 Heihe	
	3年参龄 3-year-old	4年参龄 4-year-old	3年参龄 3-year-old	4年参龄 4-year-old	3年参龄 3-year-old	4年参龄 4-year-old
Thr	0.28	0.43	1.26	0.46	0.25	0.97
Arg	0.65	0.76	2.05	2.08	1.13	3.59
Orn	0.49	0.61	0.59	1.07	0.20	0.94
Glu	0.48	0.61	0.58	1.05	0.19	0.92
Abu	0.47	0.60	0.57	1.03	0.18	0.89
Hyp	0.27	0.42	0.42	0.36	0.44	0.90
Cys-Cys	0.15	0.22	0.10	0.25	0.11	0.26
Lys	0.11	0.25	0.24	0.46	0.17	0.20
His	0.14	0.30	0.25	0.52	0.21	0.24
Cys	0.35	0.42	0.36	0.60	0.39	0.34
Val	0.46	0.57	0.77	0.75	0.50	0.56
DL-3,4-多巴	0.48	0.46	0.32	0.85	0.35	0.40
Met	0.04	0.82	0.22	0.37	0.22	0.16
Ile	0.29	0.81	0.33	0.74	0.49	0.44
Leu	0.14	0.86	0.41	0.82	0.49	0.47
Ser	0.11	0.17	0.21	0.33	0.20	0.18
Nle	0.18	0.42	0.13	0.39	0.27	0.26
Phe	0.17	0.52	0.53	1.04	0.39	0.66
Try	0.17	0.28	0.57	0.58	0.15	0.31
总氨基酸（TAA)	9.23	15.23	12.06	18.16	8.60	19.02
必需氨基酸（EAA)	1.66	4.54	4.33	5.22	2.66	3.77
EAA/TAA	0.18	0.30	0.36	0.29	0.31	0.20
酸性氨基酸	1.74	2.60	1.11	3.26	0.53	2.13
中性氨基酸	6.10	10.71	7.82	10.77	6.36	11.92
碱性氨基酸	1.39	1.92	3.13	4.14	1.71	4.97
氨基酸 Name of Amino Acid	汪清 Wangqing		清原 Qingyuan		抚松 Fusong	
	3年参龄 3-year-old	4年参龄 4-year-old	3年参龄 3-year-old	4年参龄 4-year-old	3年参龄 3-year-old	4年参龄 4-year-old
Gly	0.20	0.23	1.38	1.20	0.20	0.20
Tyr	0.11	0.30	0.33	0.59	0.18	0.18
Asp	0.46	0.60	1.75	1.61	0.22	1.38
Pro	0.34	0.26	2.22	1.90	0.14	0.83
Ala	0.18	1.11	0.39	0.41	0.68	1.27
Thr	0.08	0.34	0.40	0.42	0.26	1.31

续表

氨基酸 Name of Amino Acid	汪清 Wangqing		清原 Qingyuan		抚松 Fusong	
	3年参龄 3-year-old	4年参龄 4-year-old	3年参龄 3-year-old	4年参龄 4-year-old	3年参龄 3-year-old	4年参龄 4-year-old
Arg	0.12	0.72	1.01	1.28	0.90	0.94
Orn	0.05	0.40	0.89	1.19	0.76	0.81
Glu	0.05	0.38	0.87	1.17	0.75	0.80
Abu	0.05	0.40	0.87	1.16	0.74	0.79
Hyp	0.12	0.44	0.45	0.29	0.30	0.59
Cys-Cys	0.11	0.17	0.35	0.28	0.29	0.26
Lys	0.21	0.27	0.40	0.37	0.16	0.32
His	0.21	0.23	0.62	0.43	0.39	0.37
Cys	0.35	0.40	0.65	0.52	0.39	0.52
Val	0.40	0.42	0.97	1.01	0.86	0.55
DL-3,4-多巴	0.36	0.48	0.60	0.92	0.28	0.46
Met	0.24	0.34	0.19	0.43	0.21	0.27
Ile	0.51	0.73	0.69	0.84	0.36	0.83
Leu	0.39	0.84	0.72	0.86	0.34	0.60
Ser	0.17	0.49	0.32	0.46	0.21	0.21
Nle	0.22	0.54	0.39	0.67	0.28	0.64
Phe	0.32	0.81	0.75	0.90	0.68	0.91
Try	0.15	0.48	0.45	0.69	0.34	0.42
总氨基酸（TAA）	5.40	11.38	17.66	19.60	9.92	15.46
必需氨基酸（EAA）	2.30	4.23	4.57	5.52	3.21	5.21
EAA/TAA	0.43	0.37	0.26	0.28	0.32	0.34
酸性氨基酸	0.62	1.15	2.97	3.06	1.26	2.44
中性氨基酸	4.19	8.61	11.77	13.27	6.45	10.58
碱性氨基酸	0.59	1.62	2.92	3.27	2.21	2.44
氨基酸 Name of Amino Acid	延吉 Yanji		江源 Jiangyuan		北京 Beijing	
	3年参龄 3-year-old	4年参龄 4-year-old	3年参龄 3-year-old	4年参龄 4-year-old	3年参龄 3-year-old	4年参龄 4-year-old
Gly	0.64	0.81	0.16	0.21	0.26	1.12
Tyr	0.29	0.37	0.15	0.19	0.36	0.60
Asp	1.23	2.18	0.18	0.55	1.41	1.39
Pro	1.16	2.29	0.10	0.42	0.42	1.32
Ala	0.60	1.60	1.29	5.21	2.41	1.62
Thr	0.34	0.54	1.33	0.71	0.54	1.67
Arg	0.67	2.52	1.50	3.20	0.91	3.27

续表

氨基酸 Name of Amino Acid	延吉 Yanji		江源 Jiangyuan		北京 Beijing	
	3年参龄 3-year-old	4年参龄 4-year-old	3年参龄 3-year-old	4年参龄 4-year-old	3年参龄 3-year-old	4年参龄 4-year-old
Orn	0.51	1.02	0.99	1.40	0.23	1.38
Glu	0.51	0.99	0.98	1.36	1.45	1.36
Abu	0.51	0.98	0.97	1.34	0.20	1.34
Hyp	0.25	0.37	0.10	0.44	0.18	0.47
Cys-Cys	0.16	0.26	0.10	0.31	0.18	0.37
Lys	0.40	0.34	0.05	0.43	0.17	0.17
His	0.43	0.40	0.06	0.46	0.30	0.26
Cys	0.42	0.43	0.25	0.65	0.41	0.46
Val	0.49	0.51	0.42	0.93	0.39	0.51
DL-3,4-多巴	0.48	0.32	0.28	0.33	0.39	0.43
Met	0.25	0.21	0.24	0.28	0.18	0.21
Ile	0.58	0.43	0.67	0.46	0.48	0.51
Leu	0.52	0.46	0.20	0.37	0.45	0.46
Ser	0.29	0.19	0.08	0.22	0.24	0.32
Nle	0.30	0.26	0.09	0.35	0.28	0.29
Phe	0.52	0.48	1.24	0.59	0.62	1.06
Try	0.29	0.58	0.40	0.35	0.38	0.82
总氨基酸（TAA）	11.84	18.54	11.83	20.76	12.84	21.41
必需氨基酸（EAA）	3.39	3.55	4.55	4.12	3.21	5.41
EAA/TAA	0.29	0.19	0.38	0.20	0.25	0.25
酸性氨基酸	1.90	3.43	1.26	2.22	3.04	3.12
中性氨基酸	7.93	10.83	7.97	13.05	8.19	13.21
碱性氨基酸	2.01	4.28	2.60	5.49	1.61	5.08

氨基酸 Name of Amino Acid	威海 Weihai		青岛 Qingdao		烟台 Yantai	
	3年参龄 3-year-old	4年参龄 4-year-old	3年参龄 3-year-old	4年参龄 4-year-old	3年参龄 3-year-old	4年参龄 4-year-old
Gly	0.93	0.83	0.05	1.20	0.25	0.96
Tyr	0.58	0.58	0.07	0.47	0.23	1.31
Asp	1.43	2.42	0.34	1.37	0.35	1.11
Pro	2.18	1.32	0.26	0.64	0.13	1.00
Ala	0.35	0.43	0.54	0.97	0.72	0.93
Thr	0.36	0.45	0.56	0.42	0.21	0.40
Arg	0.85	1.76	0.39	1.08	0.54	2.27
Orn	0.70	1.83	0.11	0.61	0.35	0.38

续表

氨基酸 Name of Amino Acid	威海 Weihai		青岛 Qingdao		烟台 Yantai	
	3年参龄 3-year-old	4年参龄 4-year-old	3年参龄 3-year-old	4年参龄 4-year-old	3年参龄 3-year-old	4年参龄 4-year-old
Glu	0.70	1.79	0.11	0.71	0.24	0.38
Abu	0.69	1.77	0.11	0.60	0.09	0.38
Hyp	0.23	0.48	0.17	0.43	0.13	0.17
Cys-Cys	0.22	0.26	0.09	0.16	0.12	0.09
Lys	0.29	0.43	0.14	0.29	0.17	0.24
His	0.34	0.49	0.28	0.29	0.21	0.35
Cys	0.42	0.50	0.31	0.43	0.26	0.50
Val	0.94	0.99	0.32	0.25	0.23	0.91
DL-3,4-多巴	0.42	0.60	0.29	0.25	0.17	0.49
Met	0.18	0.46	0.13	0.57	0.12	0.26
Ile	0.64	0.92	0.44	0.76	0.45	1.12
Leu	0.80	0.81	0.33	0.64	0.26	0.86
Ser	0.43	0.44	0.17	0.21	0.12	0.37
Nle	0.36	0.55	0.19	0.50	0.16	0.43
Phe	0.99	1.21	0.30	0.93	0.38	0.66
Try	0.39	0.74	0.26	0.38	0.19	0.38
总氨基酸（TAA)	15.42	22.06	5.96	14.16	6.08	15.95
必需氨基酸（EAA)	4.59	6.01	2.48	4.24	2.01	4.83
EAA/TAA	0.30	0.27	0.42	0.30	0.33	0.30
酸性氨基酸	2.35	4.47	0.54	2.24	0.71	1.58
中性氨基酸	10.89	13.08	4.50	9.65	4.10	11.13
碱性氨基酸	2.18	4.51	0.92	2.27	1.27	3.24

氨基酸 Name of Amino Acid	美国 American		加拿大 Canada	
	3年参龄 3-year-old	4年参龄 4-year-old	3年参龄 3-year-old	4年参龄 4-year-old
Gly	0.26	0.26	0.38	0.74
Tyr	0.24	0.24	0.43	0.58
Asp	0.62	0.70	0.91	1.35
Pro	0.49	0.57	1.90	2.55
Ala	0.28	0.92	0.50	1.54
Thr	0.29	0.95	0.16	0.50
Arg	1.03	1.08	1.19	2.67
Orn	0.90	0.97	1.09	1.45
Glu	0.89	0.96	0.64	1.07

续表

氨基酸 Name of Amino Acid	美国 American		加拿大 Canada	
	3年参龄 3-year-old	4年参龄 4-year-old	3年参龄 3-year-old	4年参龄 4-year-old
Abu	0.88	0.95	0.23	1.06
Hyp	0.48	0.74	0.10	0.22
Cys-Cys	0.53	0.24	0.09	0.21
Lys	1.46	1.53	0.15	0.16
His	1.49	1.56	0.19	0.20
Cys	0.47	0.35	0.38	0.48
Val	0.57	0.66	0.35	0.41
DL-3,4-多巴	0.33	0.71	0.33	0.60
Met	0.29	0.30	0.17	0.19
Ile	0.35	0.63	0.47	0.99
Leu	0.24	0.76	0.36	1.31
Ser	0.08	0.33	0.15	0.91
Nle	0.37	0.39	0.25	0.56
Phe	0.42	0.50	0.70	0.75
Try	0.65	0.97	0.30	0.35
总氨基酸（TAA）	13.61	17.27	11.42	20.85
必需氨基酸（EAA）	4.27	6.30	2.66	4.66
EAA/TAA	0.31	0.36	0.23	0.22
酸性氨基酸	2.04	1.90	1.64	2.63
中性氨基酸	6.69	10.23	7.16	13.74
碱性氨基酸	4.88	5.14	2.62	4.48

1.3 结果分析

1.3.1 相同产地不同参龄西洋参中氨基酸含量分析

1.3.1.1 相同产地不同参龄西洋参中总氨基酸含量分析

通过对不同参龄不同产地的西洋参的总氨基酸含量进行比较，集安、通化、靖宇、安图、图们、蛟河、桦甸、敦化、桦树、新宾、绥化、黑河、汪清、清原、抚松、延吉、江源、北京、威海、青岛、烟台、美国、加拿大等产地的西洋参的总氨基酸含量为3年参龄<4年参龄。结果见图1.1和图1.2。可见整体趋势是参龄越高总氨基酸含量越高。

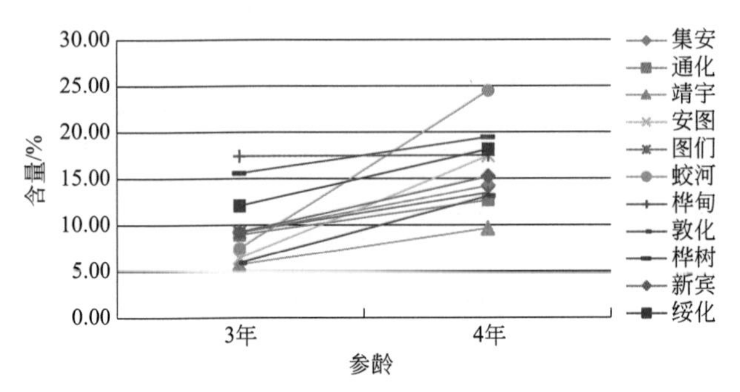

图1.1 同产地不同参龄西洋参总氨基酸含量趋势（一）

Fig 1.1 Tendency chart of total amino acid contents of American ginsengs from the same region with different cultivation ages

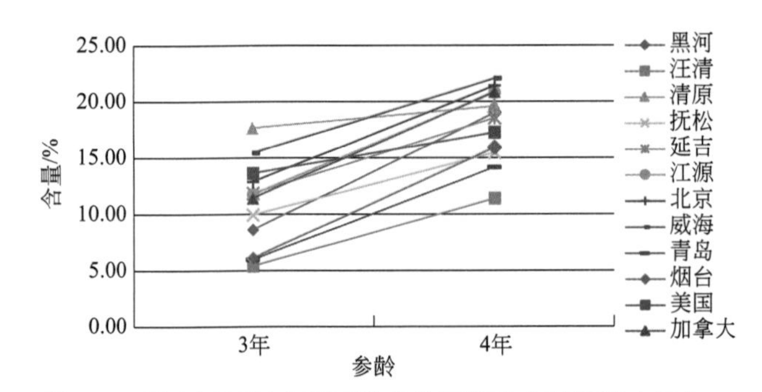

图1.2 同产地不同参龄西洋参总氨基酸含量趋势（二）

Fig 1.2 Tendency chart of total amino acid contents of American ginsengs from the same region with different cultivation ages

1.3.1.2 相同产地不同参龄西洋参中必需氨基酸及所占总氨基酸比例

从参龄上来看，对不同参龄的产地的西洋参进行比较，集安、通化、靖宇、安图、图们、蛟河、桦甸、敦化、桦树、新宾、绥化、黑河、汪清、清原、抚松、延吉、江源、北京、威海、青岛、烟台、美国、加拿大等产地的西洋参必需氨基酸含量为4年参龄＞3年参龄；江源等产地的西洋参必需氨基酸含量为3年参龄＞4年参龄。其中集安、通化、靖宇、安图、图们、蛟河、敦化、桦树、绥化、黑河、汪清、江源、延吉、威海、青岛、烟台、加拿大等产地必需氨基酸所占总氨基酸比例逐年降低，桦甸、新宾、清原、抚松、北京、美国等产地必需氨基酸所占总氨基酸比例逐年增加（图1.3）。由此可知必需氨基酸含量大多随着参龄的增加而有上升的趋势。

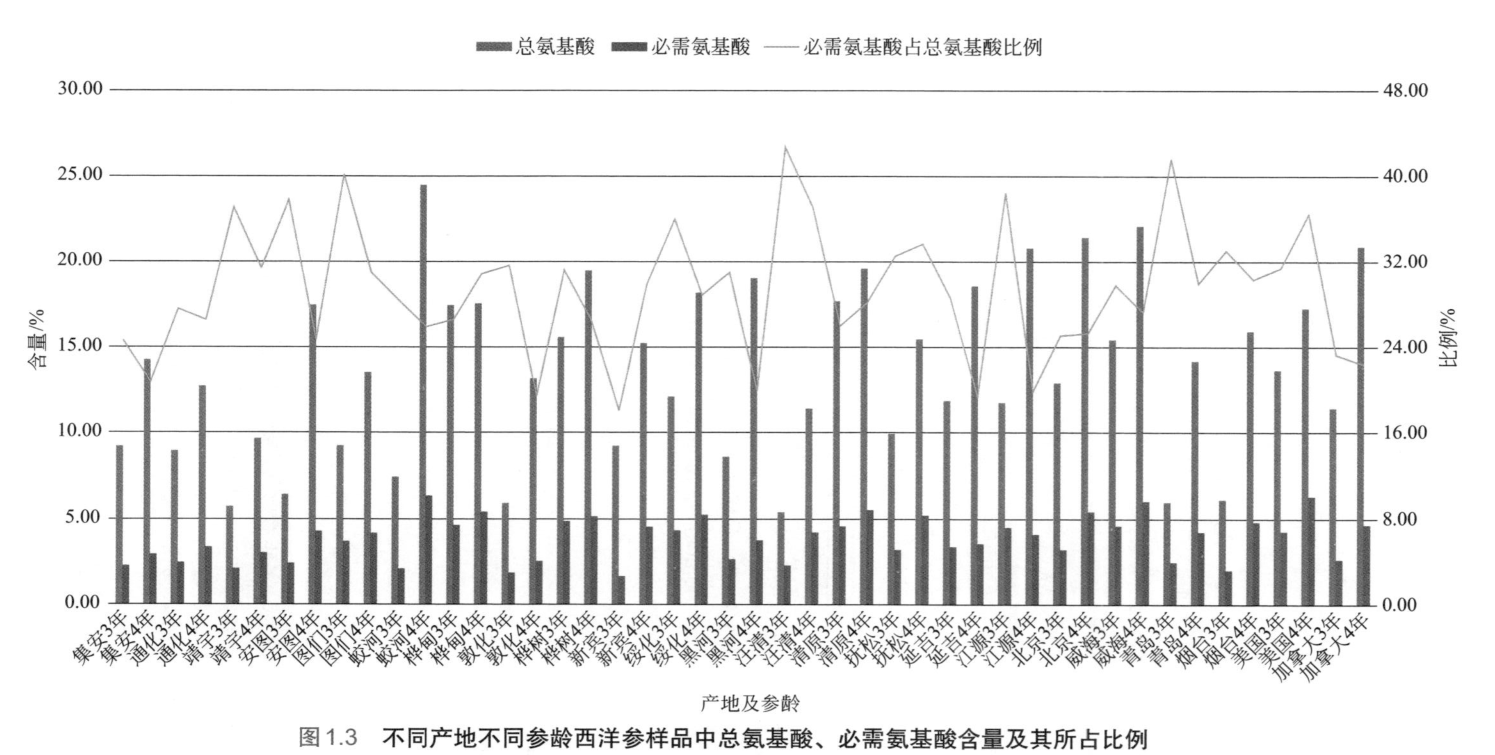

图 1.3 不同产地不同参龄西洋参样品中总氨基酸、必需氨基酸含量及其所占比例

Fig 1.3 The content of total amino acids, essential amino acids and its proportion of American ginsengs from different regions with different cultivation age

1.3.2 相同参龄不同产地西洋参氨基酸含量分析

1.3.2.1 相同参龄不同产地西洋参总氨基酸含量分析

相同参龄不同产地西洋参中总氨基酸含量，分别见图1.4和图1.5。从图中可得，3年参龄西洋参中总氨基酸含量由高到低为清原、桦甸、桦树、威海、美国、北京、绥化、延吉、江源、加拿大、抚松、图们、新宾、集安、通化、黑河、蛟河、安图、烟台、青岛、敦化、靖宇、汪清；4年参龄西洋参中总氨基酸含量由高到低为蛟河、威海、北京、加拿大、江源、清原、桦树、黑河、延吉、绥化、桦甸、安图、美国、烟台、抚松、新宾、集安、青岛、图们、敦化、通化、汪清、靖宇。

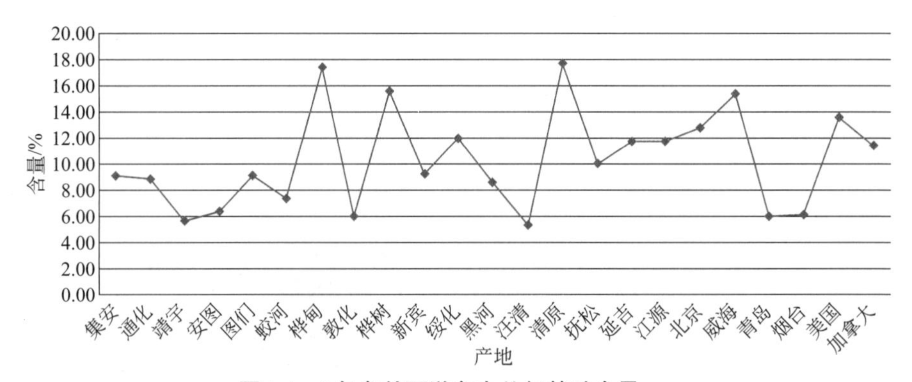

图1.4 3年参龄西洋参中总氨基酸含量

Fig 1.4 Total amino acid contents of 3-year-old American ginsengs

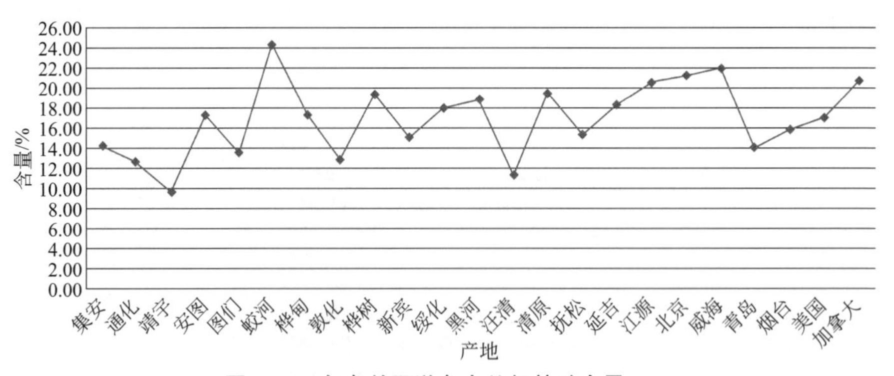

图1.5 4年参龄西洋参中总氨基酸含量

Fig 1.5 Total amino acid contents of 4-year-old American ginsengs

1.3.2.2 西洋参中必需氨基酸含量及其占总氨基酸比例分析

分析相同参龄不同产地西洋参中必需氨基酸含量及其占总氨基酸比例，见图1.6和图1.7。3年参龄西洋参中必需氨基酸含量由高到低为桦树、桦甸、威海、清原、江源、绥化、美国、图们、延吉、北京、抚松、黑河、加拿大、青岛、通化、安图、汪清、集安、靖宇、蛟河、烟台、敦化、新宾；3年参龄西洋参中必需氨基酸占总氨基酸比例由高到低为汪清、青岛、图们、江源、安图、靖宇、绥化、烟台、抚松、敦化、美国、桦树、黑河、威海、延吉、蛟河、通化、桦甸、清原、北京、集安、加拿大、新宾。4年参龄西洋参中必需氨基酸含量由高到低为蛟河、美国、威海、清原、北京、桦甸、绥化、抚松、桦树、烟台、加拿大、新宾、安图、青岛、汪清、图们、江源、黑河、延吉、通化、靖宇、集安、敦化；4年参龄西洋参中必需氨基酸所占总氨基酸比例由高到低为汪清、美国、抚松、靖宇、图们、桦甸、烟台、青岛、新宾、绥化、清原、威海、通化、桦树、蛟河、北京、安图、加拿大、集安、黑河、江源、敦化、延吉。

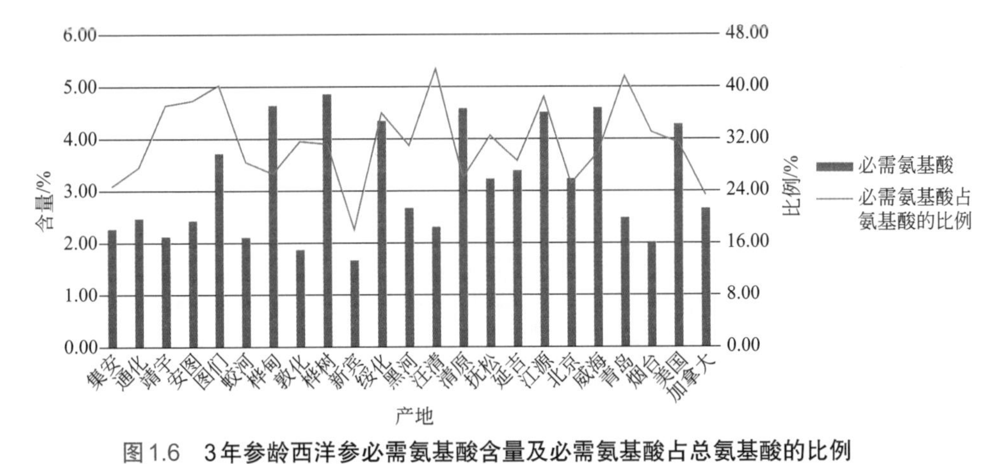

图1.6 3年参龄西洋参必需氨基酸含量及必需氨基酸占总氨基酸的比例

Fig 1.6 The content of essential amino acids and its proportion of 3-year-old American ginsengs

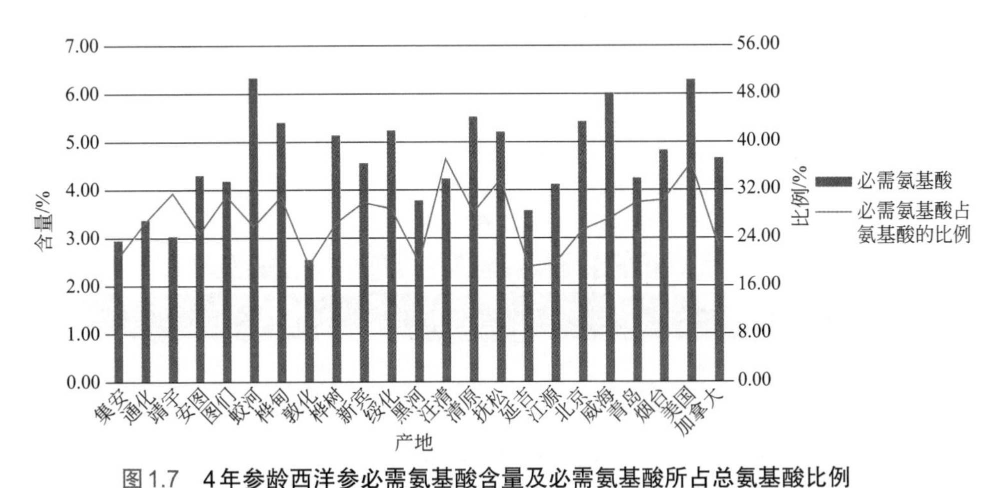

图1.7 4年参龄西洋参必需氨基酸含量及必需氨基酸所占总氨基酸比例

Fig 1.7 The content of essential amino acids and its proportion of 4-year-old American ginsengs

1.3.2.3 相同参龄不同产地西洋参中酸性氨基酸及碱性氨基酸含量分析

根据表1.1得知，3年参龄西洋参酸性氨基酸含量由高到低为北京、清原、威海、美国、桦树、桦甸、延吉、集安、新宾、加拿大、蛟河、抚松、江源、图们、绥化、安图、通化、敦化、烟台、靖宇、汪清、青岛、黑河；3年参龄西洋参碱性氨基酸含量由高到低为桦甸、美国、桦树、绥化、清原、加拿大、江源、抚松、威海、延吉、集安、黑河、北京、图们、新宾、烟台、靖宇、通化、青岛、安图、蛟河、汪清、敦化。4年参龄西洋参酸性氨基酸含量由高到低为威海、蛟河、延吉、绥化、北京、清原、加拿大、新宾、敦化、抚松、集安、青岛、江源、桦甸、安图、桦树、通化、黑河、美国、烟台、靖宇、图们、汪清；4年参龄西洋参碱性氨基酸含量由高到低为江源、美国、北京、图们、黑河、桦树、蛟河、威海、加拿大、延吉、绥化、集安、安图、清原、烟台、敦化、抚松、桦甸、青岛、新宾、通化、汪清、靖宇。

1.3.2.4 相同参龄不同产地西洋参中水解氨基酸的含量分析

相同参龄不同产地西洋参水解氨基酸的种类及含量，分别见表1.1及图1.8～图1.12。可见西洋参水解后氨基酸种类均在24种以上，其中平均含量最高的为精氨酸（Arg），其次为天冬氨酸（Asp），含量最低的为胱氨酸（Cys-Cys）和蛋氨酸（Met）。

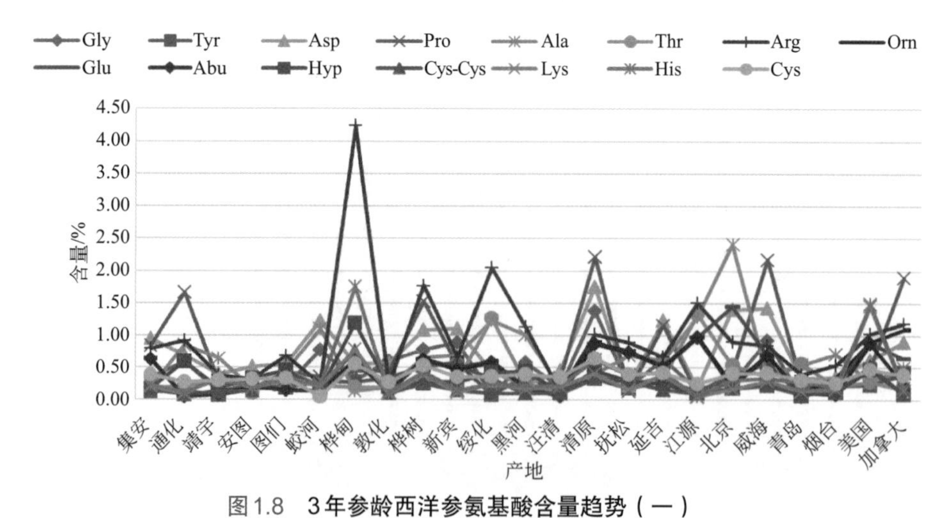

图1.8　3年参龄西洋参氨基酸含量趋势（一）

Fig 1.8　Tendency chart of amino acid contents of 3-year-old American ginsengs

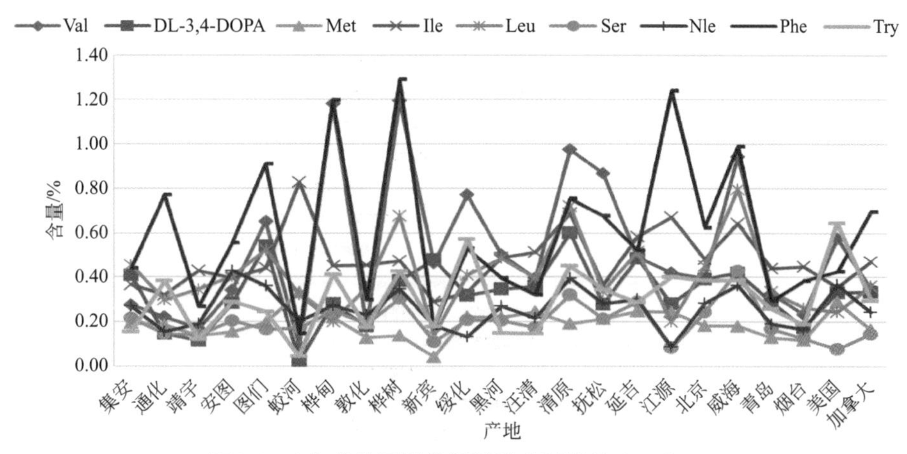

图1.9 3年参龄西洋参氨基酸含量趋势（二）

Fig 1.9 Tendency chart of amino acid contents of 3-year-old American ginsengs

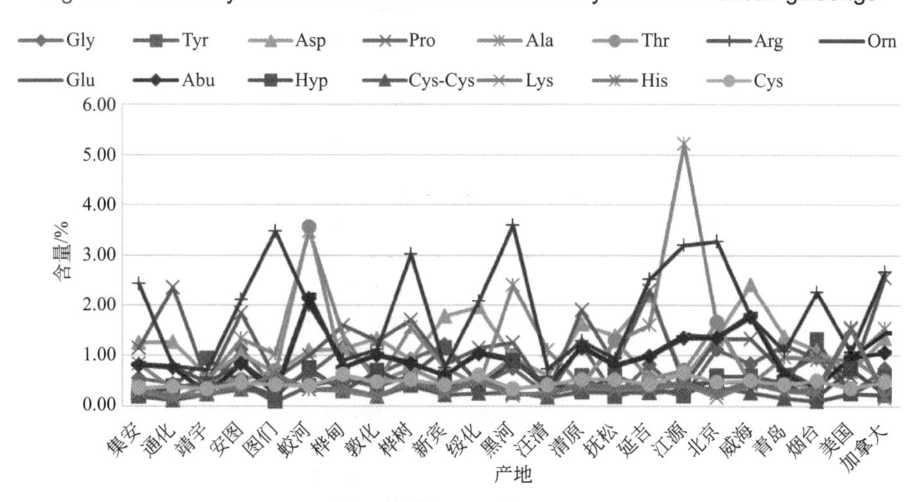

图1.10 4年参龄西洋参氨基酸含量趋势（一）

Fig 1.10 Tendency chart of amino acid contents of 4-year-old American ginsengs

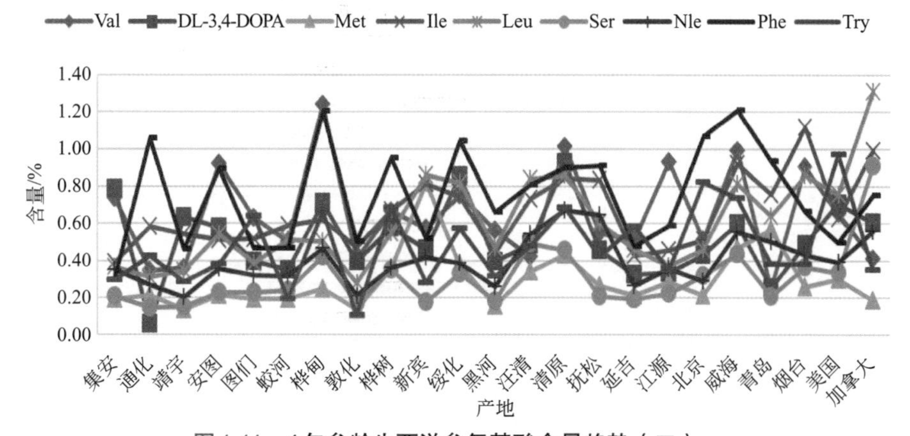

图1.11 4年参龄生西洋参氨基酸含量趋势（二）

Fig 1.11 Tendency chart of amino acid contents of 4-year-old American ginsengs

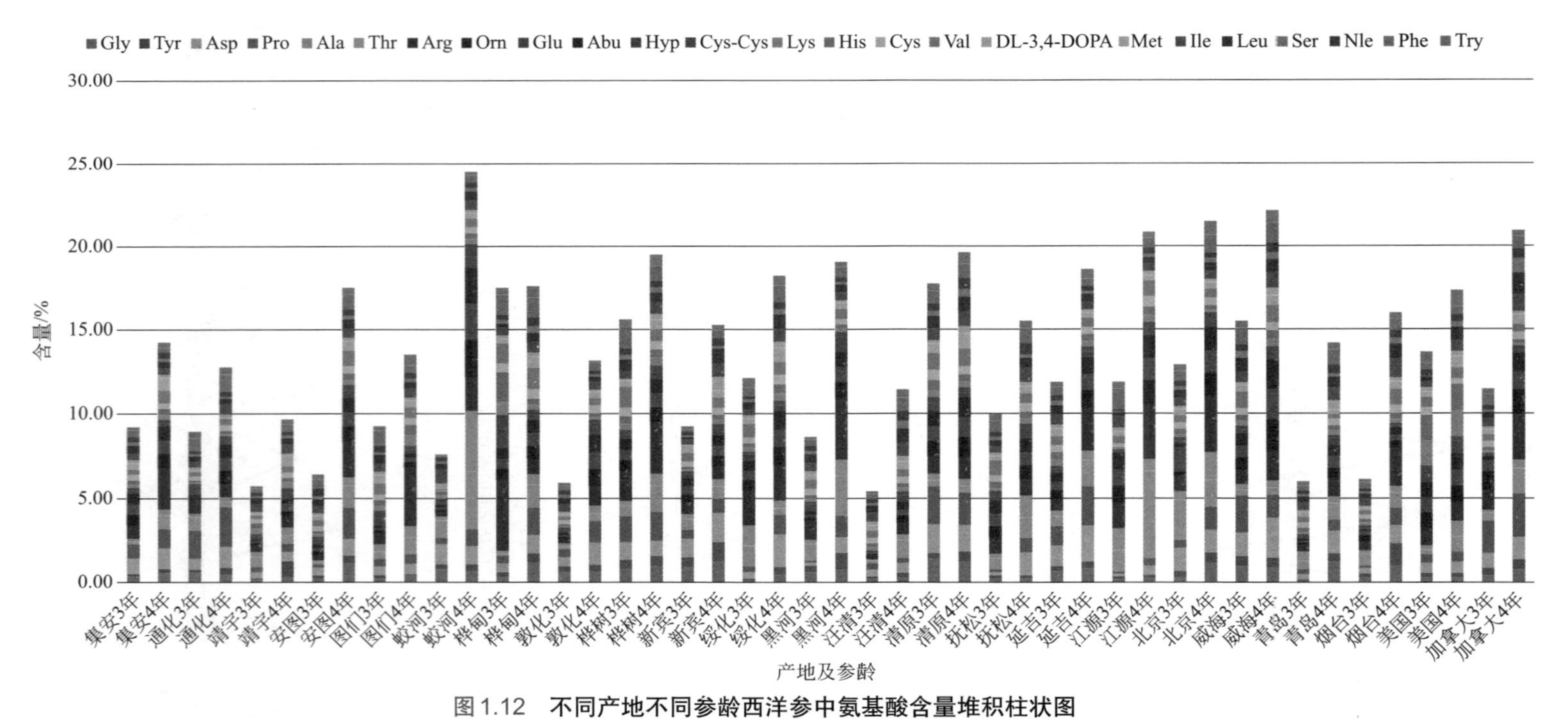

图 1.12 不同产地不同参龄西洋参中氨基酸含量堆积柱状图

Fig 1.12 The content accumulation histogram of amino acids of American ginsengs from different regions with different cultivation ages

1.3.3 不同参龄不同产地西洋参中氨基酸的聚类分析

应用SPSS 22.0统计软件中的系统聚类法，采用Ward法、卡方度量、平方Euclidean距离，以24种氨基酸含量数据为特征变量进行聚类分析，建立亲缘关系树状图，见图1.13。结果表明，当聚类距离L=25时，所有西洋参样品可聚为2大类：其中，集安3～4年参龄，绥化4年参龄，威海3～4年参龄，延吉3～4年参龄，清原3～4年参龄，通化3～4年参龄，加拿大3～4年参龄，安图4年参龄，桦树3～4年参龄，桦甸4年参龄，黑河4年参龄，北京4年参龄，敦化4年参龄，新宾3年参龄聚为第一大类；其余聚为第二大类。当聚类距离L=17.5时，所有西洋参样品可聚为三大类，即除第一类之外，第二类细分为两类。当聚类距离L=11时，所有西洋参样品可聚为五大类。当聚类距离L=5时，聚类结果如下：

① 集安3年参龄（1）、绥化4年参龄（22）、威海4年（38）；

② 清原3～4年参龄（27，28），威海3年参龄（37），延吉3年参龄（31）；

③ 通化4年参龄（4），加拿大3～4年参龄（45，46）；

④ 通化3年参龄（3）；

⑤ 安图4年参龄（8），桦树3～4年参龄（17，18），桦甸4年参龄（14）；

⑥ 黑河4年参龄（24），北京4年参龄（36）；

⑦ 集安4年参龄（2），延吉4年参龄（32），敦化4年参龄（16），新宾3年参龄（19）；

⑧ 敦化3年参龄（15），新宾4年参龄（20），烟台4年参龄（40），蛟河3年参龄（11）；

⑨ 安图3年参龄（7），图们3年参龄（9），汪清3年参龄（25），靖宇3年参龄（5），烟台3年参龄（39），抚松4年参龄（30）；

⑩ 汪清4年参龄（26），青岛3年参龄（41），黑河3年参龄（23），靖宇4年参龄（6），青岛4年参龄（42），北京3年参龄（35）；

⑪ 绥化3年参龄（21），抚松3年参龄（29），江源3年参龄（33）；

⑫ 江源4年参龄（34）；

⑬ 蛟河4年参龄（12）；

⑭ 美国3～4年参龄（43，44）；

⑮ 图们4年参龄（10）；

⑯ 桦甸3年参龄（13）。

以上各类别内的西洋参样品，其氨基酸在组成及含量变化方面是接近的。可根据系统聚类分析发现，加拿大3年参龄和4年参龄的西洋参样品，其氨基酸含量与我国产的西洋参品质相近；美国3年参龄和4年参龄的西洋参样品与其他产区氨基酸含量区别较大。因此以24种氨基酸含量数据为特征变量时，可观察不同参龄不同产地西洋参之间的相似性。

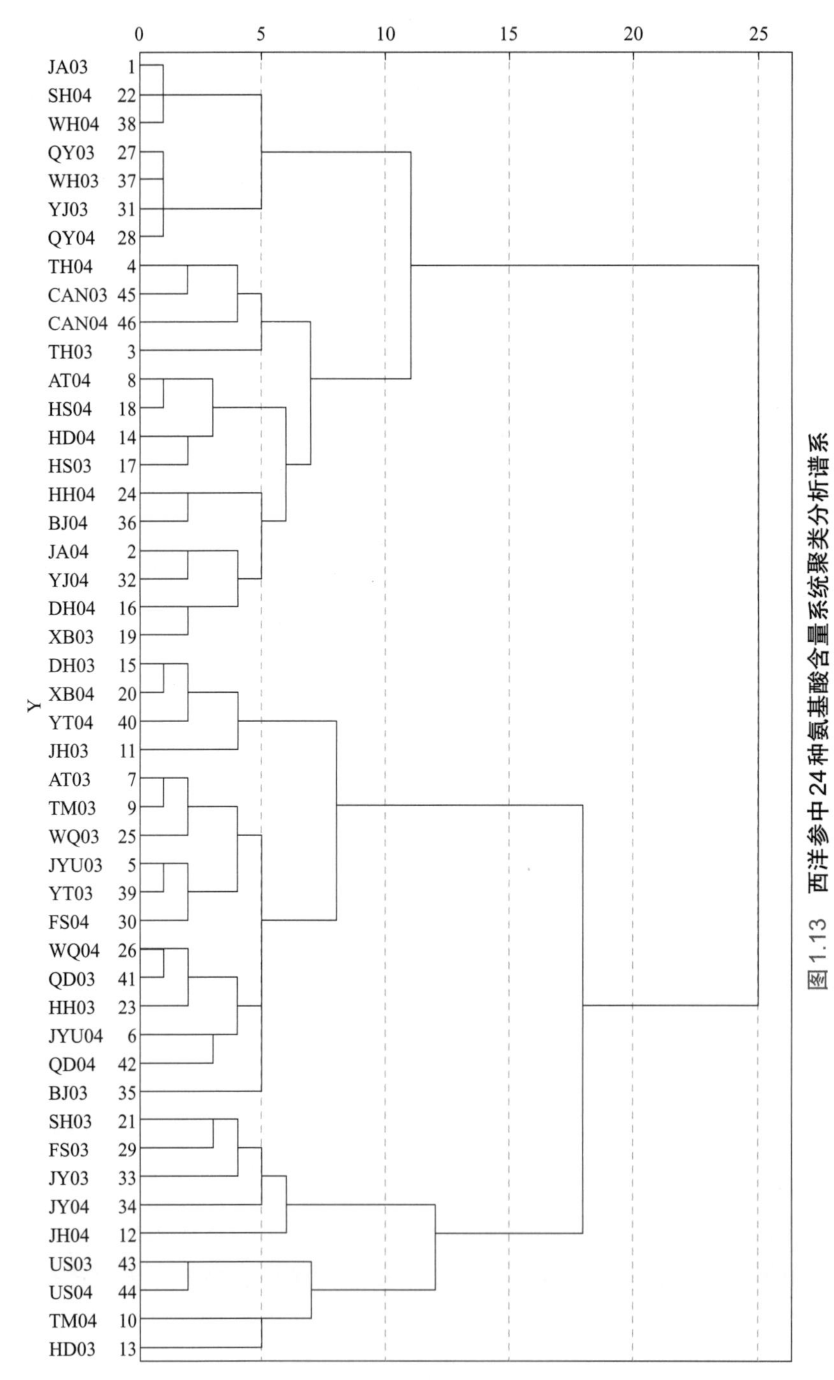

图1.13 西洋参中24种氨基酸含量系统聚类分析谱系

Fig 1.13 Systematic cluster analysis graph of 24 amino acids in different American ginsengs

2 西洋参中蛋白质的含量及分析

蛋白质是西洋参的主要营养成分及功能因子，蛋白质的分析方法有微量凯氏（Mirco-Kjeldahl）定氮法、双缩脲法（Biuret法）、Folin-酚试剂法（Lowry法）、水杨酸比色法、紫外分光光度法等。本书采用分光光度法对西洋参中蛋白质含量进行了分析。

2.1 分析方法

见《人参营养成分及功能因子》P9 ～ 12。

2.2 测定结果

不同产地不同参龄西洋参中蛋白质的含量，见表2.1。

表2.1 不同产地不同参龄西洋参中蛋白质的含量

Tab 2.1 Protein contents of American ginsengs from different regions with different cultivation ages

序号 No.	产地 Region	参龄/年 Cultivation Age/Year	平行样1/% Sample 1/%	平行样2/% Sample 2/%	蛋白质平均含量/% Average Content of Protein/%
1	集安	3	3.40	3.48	3.44
2		4	3.44	3.68	3.56
3	通化	3	1.46	1.84	1.65
4		4	1.58	1.56	1.57
5	靖宇	3	2.26	2.04	2.15
6		4	2.28	2.72	2.50
7	安图	3	3.22	3.18	3.20
8		4	3.16	3.50	3.33

续表

序号 No.	产地 Region	参龄/年 Cultivation Age/Year	平行样1/% Sample 1/%	平行样2/% Sample 2/%	蛋白质平均含量/% Average Content of Protein/%
9	图们	3	1.84	2.62	2.23
10		4	2.14	2.80	2.47
11	蛟河	3	1.54	2.00	1.77
12		4	2.32	2.12	2.22
13	桦甸	3	1.94	1.82	1.88
14		4	2.20	2.02	2.11
15	敦化	3	3.26	2.92	3.09
16		4	3.68	3.18	3.43
17	桦树	3	3.16	2.66	2.91
18		4	3.42	3.18	3.30
19	新宾	3	2.76	2.58	2.67
20		4	2.98	3.16	3.07
21	绥化	3	4.30	3.10	3.70
22		4	3.44	3.90	3.67
23	黑河	3	3.22	2.86	3.04
24		4	3.04	3.12	3.08
25	汪清	3	2.00	2.04	2.02
26		4	2.76	3.02	2.89
27	清原	3	1.22	1.82	1.52
28		4	2.18	2.42	2.30
29	抚松	3	2.22	2.14	2.18
30		4	1.14	2.40	1.77
31	延吉	3	1.54	1.56	1.55
32		4	2.22	2.02	2.12
33	江源	3	2.92	3.40	3.16
34		4	3.68	3.84	3.76
35	北京	3	1.56	1.44	1.50
36		4	1.50	1.48	1.49

续表

序号 No.	产地 Region	参龄/年 Cultivation Age/Year	平行样1/% Sample 1/%	平行样2/% Sample 2/%	蛋白质平均含量/% Average Content of Protein/%
37	威海	3	2.74	2.48	2.61
38		4	2.83	3.03	2.93
39	青岛	3	1.30	1.10	1.20
40		4	1.20	1.12	1.16
41	烟台	3	1.14	1.32	1.23
42		4	1.50	1.40	1.45
43	美国	3	3.02	2.24	2.63
44		4	2.84	2.96	2.90
45	加拿大	3	1.70	1.90	1.80
46		4	1.70	1.78	1.74

2.3 结果分析

2.3.1 相同产地不同参龄西洋参中蛋白质的含量分析

从表2.1可知，从参龄上来看集安、靖宇、安图、图们、蛟河、桦甸、敦化、桦树、新宾、黑河、汪清、清原、延吉、江源、威海、烟台、美国等地区西洋参的蛋白质含量为4年参龄＞3年参龄，而通化、抚松、绥化、北京、青岛、加拿大等地区西洋参的蛋白质含量为3年参龄＞4年参龄。整体趋势来说，4年参龄参龄西洋参中蛋白质的含量高于3年参龄参龄西洋参，见图2.1～图2.3。

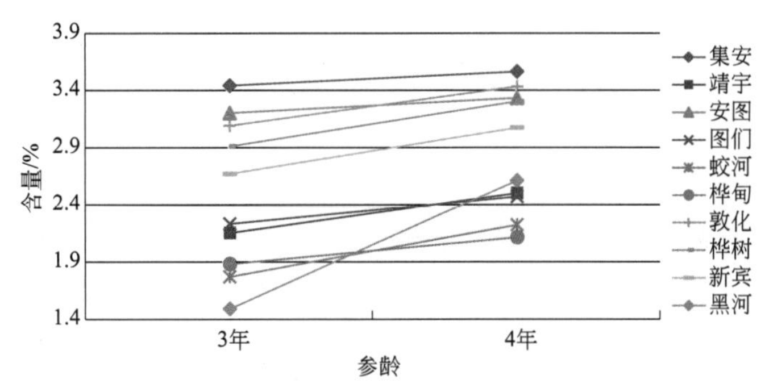

图2.1 相同产地不同参龄西洋参中蛋白质含量趋势（一）

Fig 2.1 Tendency chart of protein contents of American ginsengs from the same region with different cultivation ages

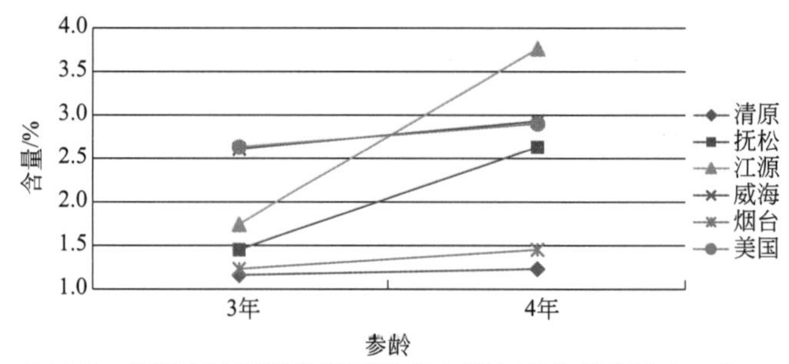

图2.2　相同产地不同参龄西洋参中蛋白质含量趋势（二）

Fig 2.2　Tendency chart of protein contents of American ginsengs from the same region with different cultivation ages

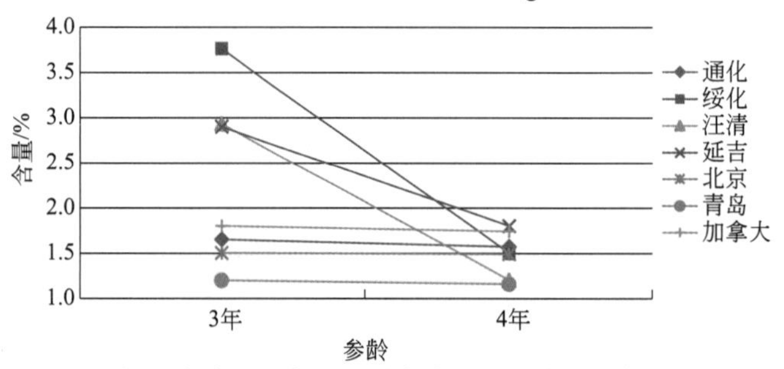

图2.3　相同产地不同参龄西洋参中蛋白质含量趋势（三）

Fig 2.3　Tendency chart of protein contents of American ginsengs from the same region with different cultivation ages

2.3.2　相同参龄不同产地西洋参中蛋白质含量分析

从不同地区来看，3年参龄西洋参中蛋白质含量顺序从大到小依次为：绥化、集安、安图、江源、敦化、黑河、桦树、新宾、美国、威海、图们、靖宇、汪清、桦甸、加拿大、蛟河、抚松、通化、延吉、清原、北京、烟台、青岛。4年参龄西洋参中蛋白质含量顺序从大到小依次为：江源、绥化、集安、敦化、安图、桦树、黑河、新宾、威海、美国、汪清、靖宇、图们、清原、蛟河、抚松、延吉、桦甸、加拿大、通化、北京、烟台、青岛。结果见图2.4和图2.5。

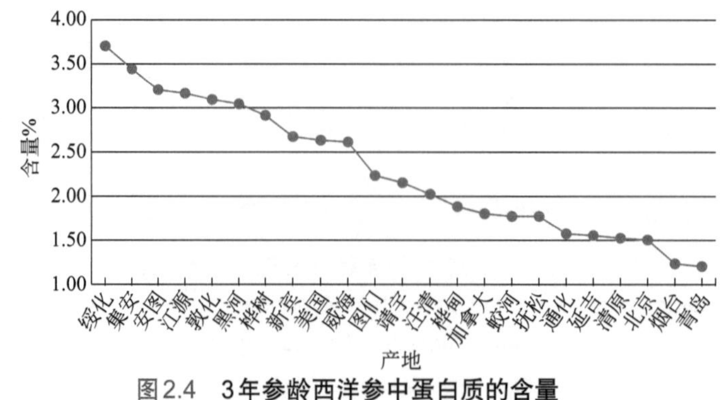

图2.4　3年参龄西洋参中蛋白质的含量

Fig 2.4　Protein contents of 3-year-old American ginsengs

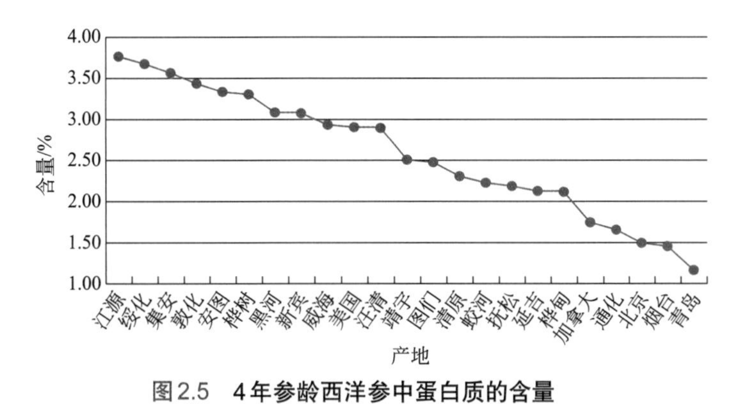

图2.5 **4年参龄西洋参中蛋白质的含量**

Fig 2.5 Protein contents of 4-year-old American ginsengs

3 西洋参中糖类的含量及分析

西洋参中糖类成分是西洋参的主要功能因子及有效成分，发挥着不可小觑的作用。有关多糖的分析方法有蒽酮-硫酸法、苯酚-硫酸法、比色定量法、纸色谱法、离子交换色谱法、酶法、原子吸收法、HPLC法、DNS（还原法）、磷钼比色法等。

本书采用DNS（还原法）对西洋参中总糖、西洋参还原糖进行了分析；采用分光光度法分析了西洋参多糖及糖醛酸；采用HPLC-DAD法分析了西洋参单糖。

3.1 测定方法

见《人参营养成分及功能因子》P13～25。

3.2 测定结果

3.2.1 不同产地不同参龄西洋参多糖中单糖比例

不同产地不同参龄西洋参多糖中单糖比例见表3.1。

表3.1 西洋参多糖中7种单糖的含量比

Tab 3.1 Content ratio of seven monosaccharides in American ginseng polysaccharides

序号 No.	产地 Region	参龄/年 Cultivation Age/Year	木糖：半乳糖醛酸：半乳糖：葡萄糖：阿拉伯糖：甘露糖：鼠李糖的含量比(Xyl:Galacturonic acid:Gala:Glu:Ara:Man:Rha)
1	集安	3	1:7.11:5.48:4.23:3.07:5.81:2.34
2		4	1:6.10:1.07:2.92:2.39:2.40:0.76
3	通化	3	1:0.68:2.09:1.15:1.29:1.88:2.55
4		4	1:3.45:9.53:2.80:1.65:3.26:1.67
5	靖宇	3	1:2.40:1.83:1.32:1.73:0:0.69
6		4	1:2.56:5.70:2.03:0.95:1.11:1.99

续表

序号 No.	产地 Region	参龄/年 Cultivation Age/Year	木糖：半乳糖醛酸：半乳糖：葡萄糖：阿拉伯糖：甘露糖：鼠李糖的含量比(Xyl:Galacturonic acid:Gala:Glu:Ara:Man:Rha)
7	安图	3	1:2.95:3.85:1.74:8.57:2.94:2.98
8		4	1:2.51:13.62:4.74:19.21:2.50:4.53
9	图们	3	1:0.78:2.70:1.61:9.15:1.32:2.94
10		4	1:2.50:1.98:4.64:1.40:1.92:1.33
11	蛟河	3	1:4.41:2.21:1.26:1.99:1.12:0.90
12		4	1:4.66:5.25:5.07:1.40:3.88:2.69
13	桦甸	3	1:5.71:6.86:4.78:1.80:1.76:1.79
14		4	1:10:42:1.94:1.90:12.84:2.03:2.32
15	敦化	3	1:10.42:1.25:0.46:0.78:1.04:0.83
16		4	1:1.39:2.61:2.47:8.58:1.92:4.54
17	桦树	3	1:1.77:2.76:3.10:2.47:1.39:7.22
18		4	1:0.87:12.88:1.81:0.74:5.01:1.33
19	新宾	3	1:3.37:19.92:2.86:2.44:1.28:2.21
20		4	1:2.17:2.47:2.33:1.49:7.11:1.93
21	绥化	3	1:1.34:1.82:7.98:1.06:0.54:0.66
22		4	1:0.46:0.69:0.65:2.05:0:0.64
23	黑河	3	1:1.73:0.77:29.53:0.97:0.50:0.83
24		4	1:2.03:3.07:2.93:4.49:2.99:5.68
25	汪清	3	1:2.18:3.86:2.62:6.79:5.65:1.45
26		4	1:2.21:3.84:5.85:0.23:1.93:0.50
27	清原	3	1:1.62:9.80:1.14:5.19:1.48:5.69
28		4	1:7.18:7.64:3.15:0.96:0.60:1.62
29	抚松	3	1:0.84:3.67:44.13:2.97:2.21:2.30
30		4	1:1.04:4.49:3.23:1.72:1.52:5.41
31	延吉	3	1:1.91:11.65:1.41:4.41:1.67:1.97
32		4	1:1.09:3.21:1.01:1.60:1.51:1.96
33	江源	3	1:0.48:1.56:2.57:0.80:0.71:3.19
34		4	1:13.93:3.45:2.47:1.36:3.03:3.96
35	北京	3	1:2.60:3.66:0.91:3.18:4.44:3.59
36		4	1:1.40:3.18:0.94:1.61:2.17:1.35

续表

序号 No.	产地 Region	参龄/年 Cultivation Age/Year	木糖：半乳糖醛酸：半乳糖：葡萄糖：阿拉伯糖：甘露糖：鼠李糖的含量比(Xyl:Galacturonic acid:Gala:Glu:Ara:Man:Rha)
37	威海	3	1:15.29:15.17:1.42:5.99:3.04:1.53
38		4	1:1.32:4.06:2.22:2.65:1.64:1.29
39	青岛	3	1:3.59:2.22:0.71:0.96:1.46:0.79
40		4	1:6.08:4.30:3.88:1.29:2.26:3.22
41	烟台	3	1:2.64:6.51:2.69:1.26:3.92:0.93
42		4	1:3.92:4.33:0.83:2.11:2.46:1.45
43	美国	3	1:4.76:3.72:1.54:8.08:1.55:2.37
44		4	1:2.09:0.53:0.45:1.73:1.73:0.44
45	加拿大	3	1:16.19:34.42:2.91:3.89:4.19:2.56
46		4	1:3.61:3.51:0.53:1.35:1.51:0.86

3.2.2 西洋参总糖含量结果与分析

3.2.2.1 不同产地不同参龄西洋参总糖含量分析

不同产地不同参龄西洋参总糖含量见表3.2。

表3.2 不同产地不同参龄西洋参中总糖含量

Tab 3.2 Total sugar contents of American ginsengs from different regions with different cultivation ages

序号 No.	产地 Region	参龄/年 Cultivation Age/Year	平行样1/% Sample 1/%	平行样2/% Sample 2/%	总糖含量/% Content of Total Sugar/%
1	集安	3	39.21	37.46	38.34
2		4	76.24	64.00	70.12
3	通化	3	46.78	52.86	49.82
4		4	41.60	45.48	43.54
5	靖宇	3	36.75	54.49	45.62
6		4	42.37	39.69	41.03
7	安图	3	62.69	64.99	63.84
8		4	45.02	52.46	48.74
9	图们	3	28.63	40.28	34.46
10		4	23.30	63.85	43.58
11	蛟河	3	44.68	53.43	49.06
12		4	77.11	70.26	73.69

续表

序号 No.	产地 Region	参龄/年 Cultivation Age/Year	平行样1/% Sample 1/%	平行样2/% Sample 2/%	总糖含量/% Content of Total Sugar/%
13	桦甸	3	43.55	40.24	41.90
14		4	66.75	66.62	66.69
15	敦化	3	58.20	88.03	73.12
16		4	61.29	63.40	62.35
17	桦树	3	43.75	54.49	49.12
18		4	55.37	32.69	44.03
19	新宾	3	34.58	32.61	33.60
20		4	50.46	45.73	48.10
21	绥化	3	28.93	32.07	30.50
22		4	22.01	32.03	27.02
23	黑河	3	45.86	24.95	35.41
24		4	53.66	54.69	54.18
25	汪清	3	43.88	48.04	45.96
26		4	44.80	42.11	43.46
27	清原	3	61.60	78.74	70.17
28		4	77.38	62.43	69.91
29	抚松	3	51.45	25.70	38.58
30		4	84.80	91.52	88.16
31	延吉	3	17.34	68.01	42.68
32		4	76.66	67.93	72.30
33	江源	3	50.22	32.94	41.58
34		4	83.81	70.70	77.26
35	北京	3	34.60	60.22	47.41
36		4	37.00	63.11	50.06
37	威海	3	59.62	78.53	69.08
38		4	45.24	42.95	44.10
39	青岛	3	29.42	20.83	25.13
40		4	43.32	47.27	45.30
41	烟台	3	55.07	48.99	52.03
42		4	21.45	28.30	24.88
43	美国	3	21.64	23.26	22.45
44		4	25.77	28.77	27.27
45	加拿大	3	36.98	28.03	32.51
46		4	52.47	57.00	54.74

3.2.2.2 相同产地不同参龄西洋参总糖含量分析

从表3.2可知，相同产地不同参龄西洋参中总糖含量，3年参龄＞4年参龄的产地：通化、靖宇、安图、敦化、桦树、汪清、清原、绥化、威海、烟台；4年参龄＞3年参龄的产地：集安、图们、蛟河、桦甸、新宾、黑河、抚松、延吉、江源、美国、加拿大、北京、青岛。整体的趋势，4年参龄总糖含量更高（图3.1和图3.2）。

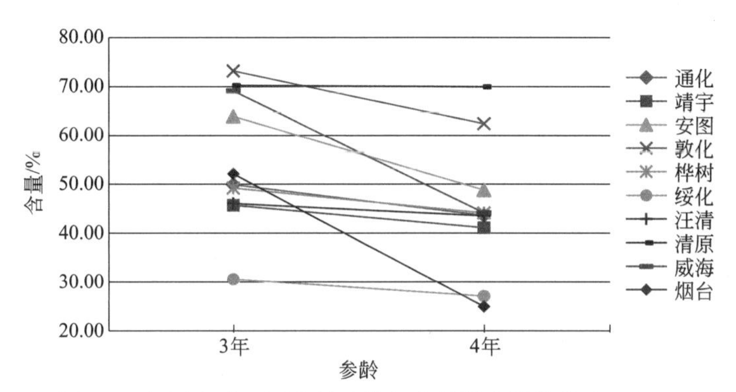

图3.1 相同产地不同参龄西洋参中总糖含量趋势（一）

Fig 3.1 Tendency chart of total sugar contents of American ginsengs from the same region with different cultivation ages

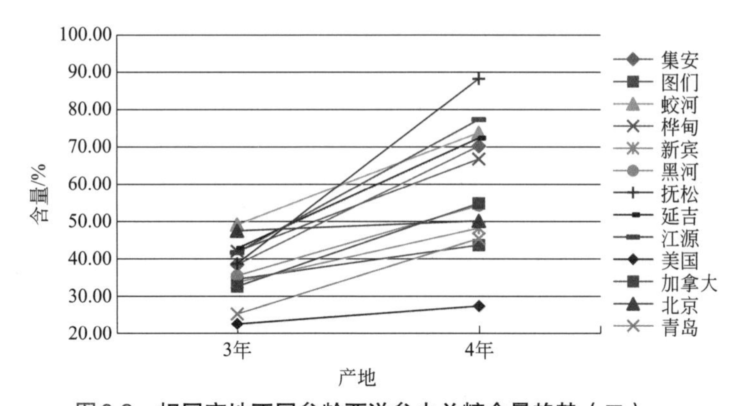

图3.2 相同产地不同参龄西洋参中总糖含量趋势（二）

Fig 3.2 Tendency chart of total sugar contents of American ginsengs from the same region with different cultivation ages

3.2.2.3 相同参龄不同产地西洋参总糖含量分析

从表3.2可知，3年参龄西洋参中总糖含量顺序为敦化＞清原＞威海＞安图＞烟台＞通化＞桦树＞蛟河＞北京＞汪清＞靖宇＞延吉＞桦甸＞江源＞抚松＞集安＞黑河＞图们＞新宾＞加拿大＞绥化＞青岛＞美国，见图3.3；4年参龄西洋参中总糖含量顺序：抚松＞江源＞蛟河＞延吉＞集安＞清原＞桦甸＞敦化＞加拿大＞黑河＞北京＞安图＞新宾＞青岛＞威海＞桦树＞图们＞通化＞汪清＞靖宇＞美国＞绥化＞烟台，见图3.4。

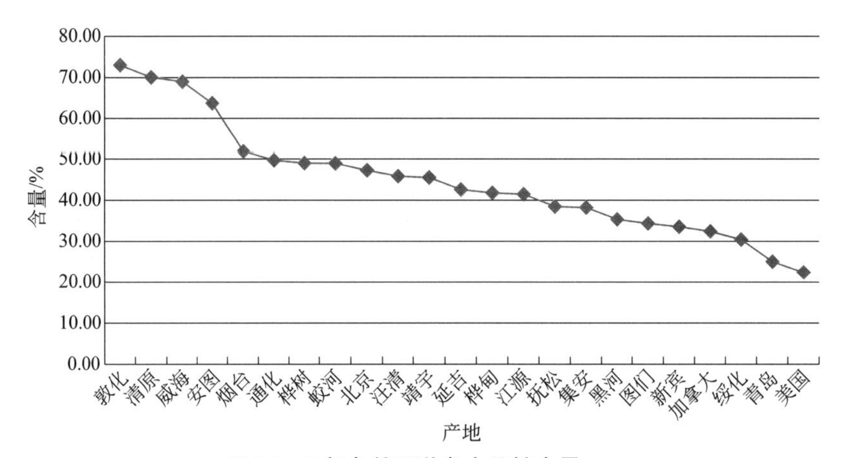

图3.3 3年参龄西洋参中总糖含量

Fig 3.3 Total sugar contents of 3-year-old American ginsengs

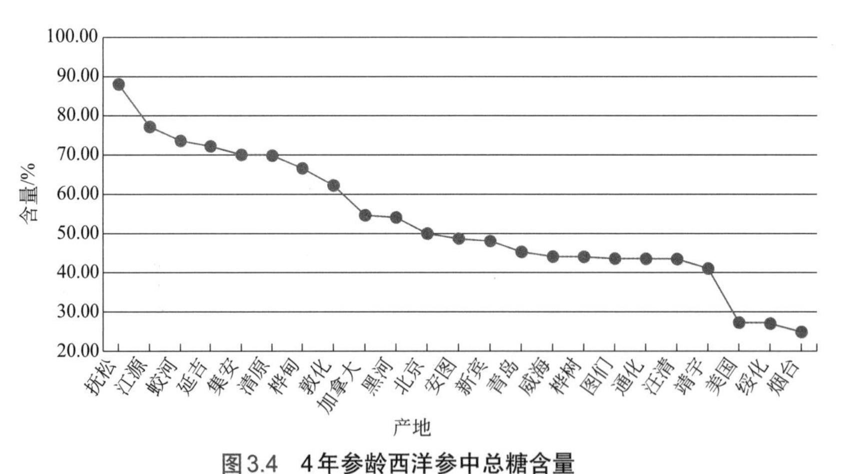

图3.4 4年参龄西洋参中总糖含量

Fig 3.4 Total sugar contents of 4-year-old American ginsengs

3.3 西洋参中多糖含量结果与分析

3.3.1 不同产地不同参龄西洋参中多糖含量分析

不同产地不同参龄西洋参中多糖含量见表3.3。

表3.3 不同产地不同参龄西洋参中多糖含量

Tab 3.3 Polysaccharide contents of American ginsengs from different regions with different cultivation ages

序号 No.	产地 Region	参龄/年 Cultivation Age/Year	平行样1/% Sample 1/%	平行样2/% Sample 2/%	多糖含量/% Content of Polysaccharide/%
1	集安	3	7.22	9.68	8.45
2		4	10.38	7.91	9.15
3	通化	3	12.03	3.90	7.97
4		4	7.43	5.04	6.24
5	靖宇	3	5.77	5.53	5.65
6		4	6.74	6.10	5.42
7	安图	3	19.37	27.82	23.60
8		4	14.25	10.15	12.20
9	图们	3	11.92	10.98	11.45
10		4	13.59	16.08	14.84
11	蛟河	3	29.50	23.14	26.32
12		4	11.08	15.68	13.38
13	桦甸	3	13.45	9.33	11.39
14		4	34.40	32.40	33.40
15	敦化	3	17.01	13.50	15.26
16		4	33.62	31.00	37.31
17	桦树	3	20.29	15.18	17.74
18		4	17.15	11.21	14.18
19	新宾	3	7.13	7.40	7.27
20		4	12.01	8.66	10.34
21	绥化	3	8.09	18.27	13.18
22		4	23.36	22.53	22.95
23	黑河	3	10.50	8.80	9.65
24		4	16.42	23.25	19.84
25	汪清	3	21.93	19.83	20.88
26		4	6.18	4.93	5.56
27	清原	3	17.21	14.21	15.71
28		4	13.75	9.97	11.86
29	抚松	3	5.05	8.41	6.73
30		4	16.97	15.64	16.31

续表

序号 No.	产地 Region	参龄/年 Cultivation Age/Year	平行样1/% Sample 1/%	平行样2/% Sample 2/%	多糖含量/% Content of Polysaccharide/%
31	延吉	3	14.36	7.52	10.94
32		4	24.19	10.07	17.13
33	江源	3	18.40	21.57	19.99
34		4	22.14	22.78	22.46
35	北京	3	18.63	24.28	21.46
36		4	30.08	24.22	27.15
37	威海	3	16.91	22.50	19.71
38		4	17.90	24.35	21.13
39	青岛	3	24.19	12.79	18.49
40		4	16.99	20.43	18.71
41	烟台	3	10.39	13.82	12.11
42		4	11.01	14.75	12.88
43	美国	3	13.54	10.87	12.21
44		4	16.03	9.40	12.72
45	加拿大	3	28.40	27.03	27.72
46		4	28.20	29.85	29.03

3.3.2 相同产地不同参龄西洋参中多糖含量分析

从表3.2可知，相同产地不同参龄的西洋参中多糖含量，3年参龄>4年参龄的产地：通化、靖宇、安图、蛟河、桦树、汪清、清原；4年参龄>3年参龄的产地：集安、图们、桦甸、敦化、新宾、绥化、黑河、抚松、延吉、江源、北京、威海、青岛、烟台、美国、加拿大。西洋参中多糖含量整体的趋势为4年参龄>3年参龄（图3.5和图3.6）。

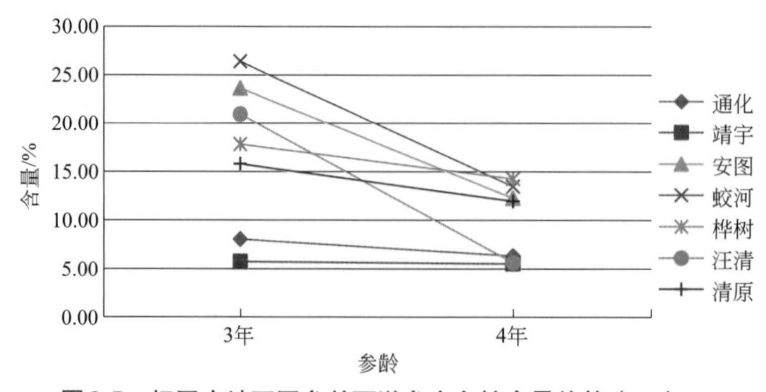

图3.5 相同产地不同参龄西洋参中多糖含量趋势（一）

Fig 3.5 Tendency chart of polysaccharide contents of American ginsengs from the same region with different cultivation ages

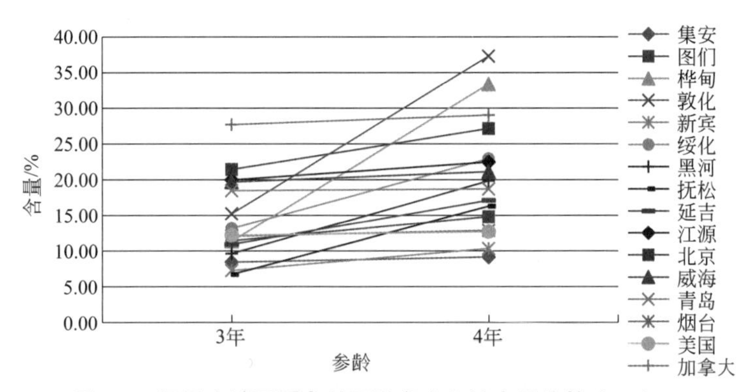

图3.6 相同产地不同参龄西洋参中多糖含量趋势（二）

Fig 3.6 Tendency chart of polysaccharide contents of American ginsengs from the same region with different cultivation ages

3.3.3 相同参龄不同产地西洋参中多糖含量分析

从表3.3可知，3年参龄西洋参中多糖含量顺序为加拿大>蛟河>安图>北京>汪清>江源>威海>青岛>桦树>清原>敦化>绥化>美国>烟台>图们>桦甸>延吉>黑河>集安>通化>新宾>抚松>靖宇，见图3.7；4年参龄西洋参中多糖含量顺序为敦化>桦甸>加拿大>北京>绥化>江源>威海>黑河>青岛>延吉>抚松>图们>桦树>蛟河>烟台>美国>安图>清原>新宾>集安>通化>汪清>靖宇，见图3.8。

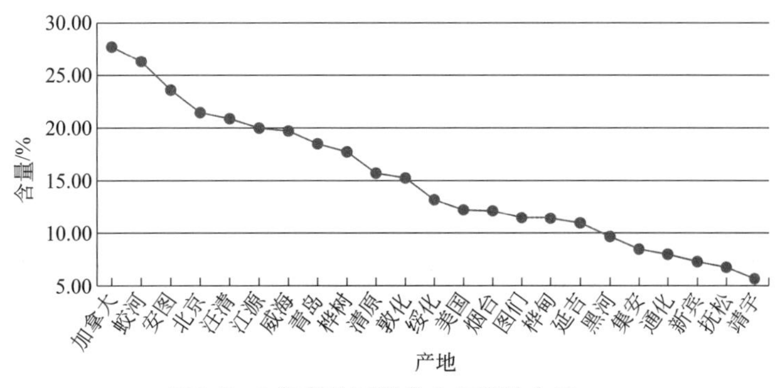

图3.7 3年参龄西洋参中多糖的含量

Fig3.7 Polysaccharide contents of 3-year-old American ginsengs

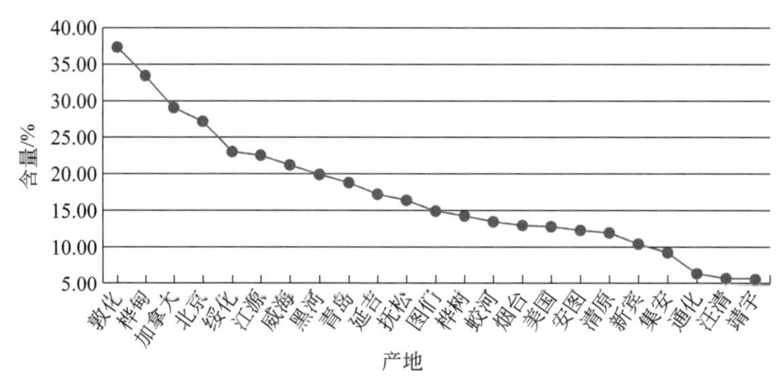

图3.8 4年参龄西洋参中多糖的含量

Fig 3.8 Polysaccharide contents of 4-year-old American ginsengs

3.4 西洋参中还原糖含量结果与分析

3.4.1 不同产地不同参龄西洋参中还原糖含量分析

不同产地不同参龄西洋参还原糖含量见表3.4。

表3.4 不同产地不同参龄西洋参中还原糖含量

Tab 3.4 Reducing sugar contents of American ginsengs from different regions with different cultivation ages

序号 No.	产地 Region	参龄/年 Cultivation Age/Year	平行样1/% Sample 1/%	平行样2/% Sample 2/%	还原糖含量/% Content of Reducing Sugar/%
1	集安	3	1.54	1.26	1.40
2		4	14.77	2.90	8.84
3	通化	3	3.64	8.03	5.84
4		4	4.69	6.56	5.63
5	靖宇	3	5.91	3.40	4.66
6		4	6.96	1.95	4.46
7	安图	3	2.55	2.50	2.53
8		4	1.47	2.98	2.23
9	图们	3	3.04	1.29	2.17
10		4	3.35	1.39	2.37
11	蛟河	3	7.45	19.04	13.25
12		4	3.48	6.77	5.13
13	桦甸	3	1.45	1.31	1.38
14		4	1.44	2.24	1.84

续表

序号 No.	产地 Region	参龄/年 Cultivation Age/Year	平行样1/% Sample 1/%	平行样2/% Sample 2/%	还原糖含量/% Content of Reducing Sugar/%
15	敦化	3	1.19	3.22	2.21
16		4	1.47	10.72	6.10
17	桦树	3	8.09	10.70	9.40
18		4	1.27	1.16	1.22
19	新宾	3	2.55	1.94	2.25
20		4	1.77	1.37	1.57
21	绥化	3	1.18	4.16	2.67
22		4	1.60	2.65	2.13
23	黑河	3	1.29	1.32	1.31
24		4	1.17	1.22	1.20
25	汪清	3	4.95	1.53	3.24
26		4	9.30	2.21	5.76
27	清原	3	5.84	16.02	10.93
28		4	1.55	1.16	1.36
29	抚松	3	9.15	2.89	6.02
30		4	10.93	1.70	6.32
31	延吉	3	1.18	4.16	2.67
32		4	1.60	2.65	2.13
33	江源	3	1.22	1.28	1.25
34		4	1.68	1.55	1.62
35	北京	3	1.40	4.55	2.98
36		4	5.36	1.41	3.39
37	威海	3	1.75	1.28	1.52
38		4	5.98	1.81	3.90
39	青岛	3	1.29	3.84	2.57
40		4	7.18	1.19	4.19
41	烟台	3	1.33	5.14	3.24
42		4	11.66	1.30	6.48
43	美国	3	4.22	2.20	3.21
44		4	1.36	5.50	3.43
45	加拿大	3	14.54	5.85	10.20
46		4	7.12	4.68	5.90

3.4.2 相同产地不同参龄西洋参中还原糖含量分析

从表3.4可知，不同参龄的西洋参还原糖含量，3年参龄＞4年参龄的产地：通化、靖宇、安图、蛟河、桦树、新宾、绥化、黑河、清原、延吉、加拿大；4年参龄＞3年参龄的产地：集安、图们、桦甸、敦化、汪清、抚松、江源、美国、北京、威海、青岛、烟台。其趋势见图3.9和图3.10。

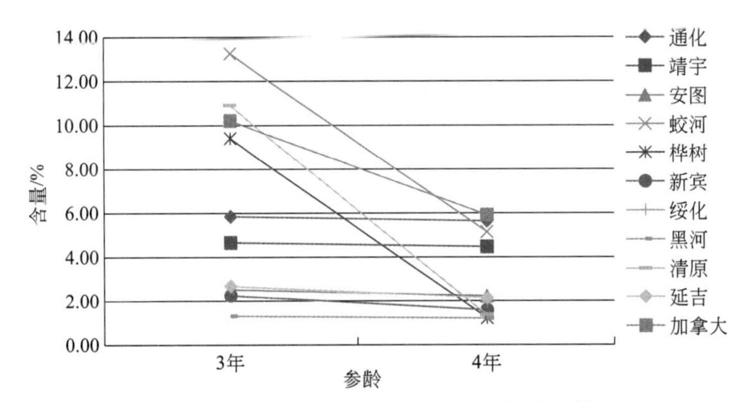

图3.9 同一产地不同参龄西洋参中还原糖含量趋势（一）

Fig 3.9 Tendency chart of reducing sugar contents of American ginsengs from the same region with different cultivation ages

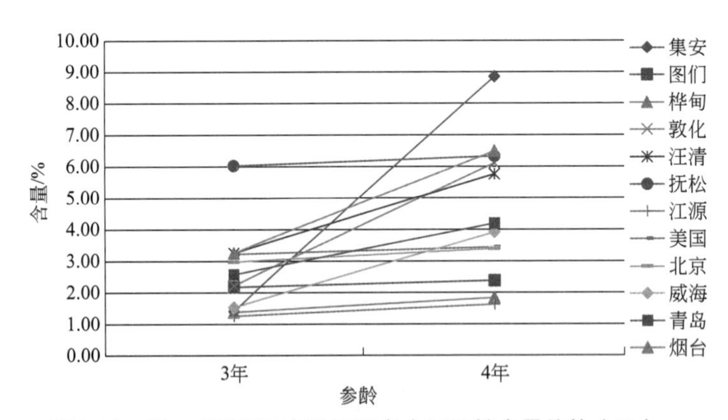

图3.10 同一产地不同参龄西洋参中还原糖含量趋势（二）

Fig 3.10 Tendency chart of reducing sugar contents of American ginsengs from the same region with different cultivation ages

3.4.3 相同参龄不同产地西洋参中还原糖含量分析

从表3.4可知，3年参龄西洋参中还原糖含量顺序为蛟河＞清原＞加拿大＞桦树＞抚松＞通化＞靖宇＞烟台＞汪清＞美国＞北京＞绥化＞延吉＞青岛＞安图＞新宾＞敦化＞图们＞威海＞集安＞桦甸＞黑河＞江源，见图3.11和图3.12；4年参龄西洋参中还原糖含量顺序为集安＞烟台＞抚松＞敦化＞加拿大＞汪清＞通化＞蛟河＞靖宇＞青岛＞威海＞美国＞北京＞图们＞安图＞绥化＞延吉＞桦甸＞江源＞新宾＞清原＞桦树＞黑河，见图3.13和图3.14。

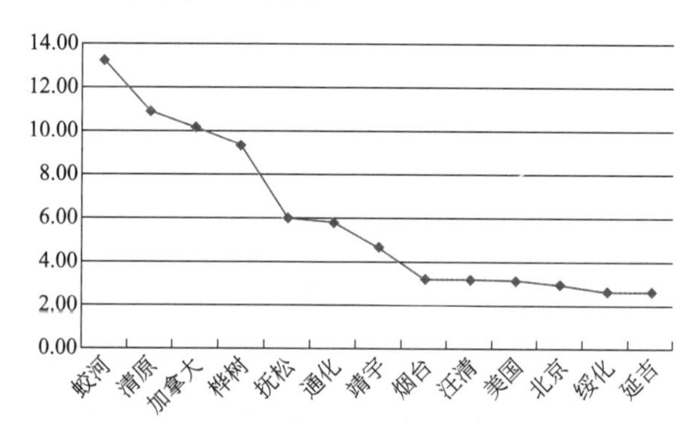

图3.11 3年参龄西洋参中还原糖的含量（一）

Fig 3.11 Reducing sugar contents of 3-year-old American ginsengs

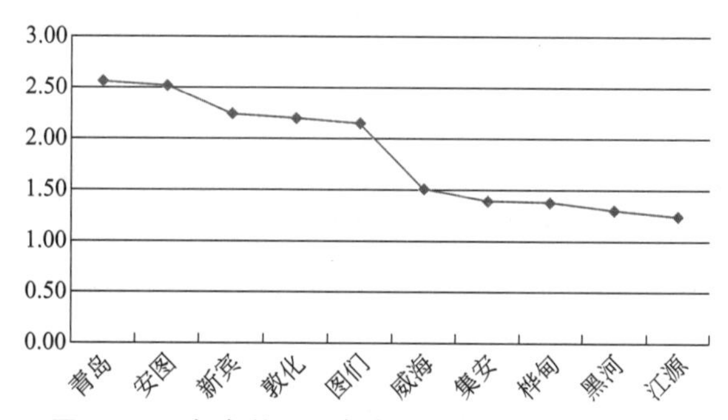

图3.12 3年参龄西洋参中还原糖的含量（二）

Fig 3.12 Reducing sugar contents of 3-year-old American ginsengs

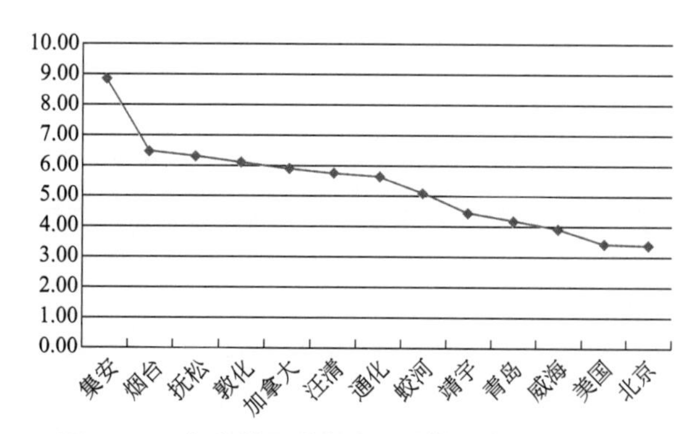

图3.13 4年参龄西洋参中还原糖的含量（一）

Fig 3.13 Reducing sugar contents of 4-year-old American ginsengs

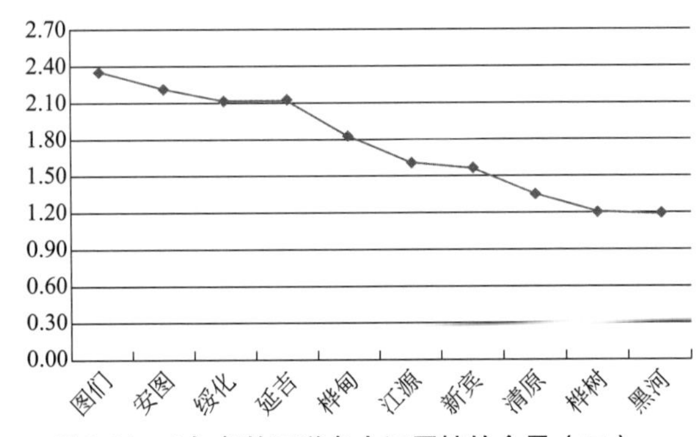

图3.14 4年参龄西洋参中还原糖的含量（二）

Fig 3.14 Reducing sugar contents of 4-year-old American ginsengs

3.5 西洋参中糖醛酸含量结果与分析

3.5.1 不同产地不同参龄西洋参中糖醛酸含量分析

不同产地不同参龄西洋参中糖醛酸含量见表3.5。

表3.5 不同产地不同参龄西洋参中糖醛酸的含量

Tab 3.5 Uronic acid contents of American ginsengs from different regions with different cultivation ages

序号 No.	产地 Region	参龄/年 Cultivation Age/Year	平行样1/% Sample 1/%	平行样2/% Sample 2/%	糖醛酸含量/% Content of Uronic Acid/%
1	集安	3	0.19	0.36	0.28
2		4	0.30	0.45	0.38
3	通化	3	1.17	0.61	0.89
4		4	0.59	0.32	0.46
5	靖宇	3	0.43	0.57	0.50
6		4	0.52	0.46	0.49
7	安图	3	0.93	0.51	0.72
8		4	0.29	0.37	0.33
9	图们	3	0.20	0.24	0.22
10		4	0.27	0.33	0.30
11	蛟河	3	0.85	0.43	0.64
12		4	0.73	0.51	0.62
13	桦甸	3	1.65	1.83	1.74
14		4	1.48	1.06	1.27

续表

序号 No.	产地 Region	参龄/年 Cultivation Age/Year	平行样1/% Sample 1/%	平行样2/% Sample 2/%	糖醛酸含量/% Content of Uronic Acid/%
15	敦化	3	0.68	0.75	0.72
16		4	1.78	1.27	1.53
17	桦树	3	1.63	0.65	1.14
18		4	0.57	0.37	0.47
19	新宾	3	0.50	0.90	0.70
20		4	0.26	0.34	0.30
21	绥化	3	0.39	0.56	0.48
22		4	0.61	1.04	0.83
23	黑河	3	0.46	0.61	0.54
24		4	0.63	0.77	0.70
25	汪清	3	0.52	0.40	0.46
26		4	0.64	0.38	0.51
27	清原	3	0.51	0.40	0.46
28		4	1.41	1.20	1.31
29	抚松	3	0.34	0.12	0.23
30		4	0.84	0.86	0.85
31	延吉	3	0.57	0.29	0.43
32		4	1.36	1.39	1.38
33	江源	3	1.04	0.81	0.93
34		4	3.40	3.09	3.25
35	北京	3	0.59	0.90	0.75
36		4	1.16	0.88	1.02
37	威海	3	0.42	0.54	0.48
38		4	0.94	0.57	0.76
39	青岛	3	0.67	0.78	0.73
40		4	0.41	0.25	0.33
41	烟台	3	0.35	0.40	0.38
42		4	1.02	0.78	0.90
43	美国	3	0.56	0.36	0.46
44		4	0.45	0.71	0.58
45	加拿大	3	1.71	2.12	1.92
46		4	4.26	4.35	4.31

3.5.2 相同产地不同参龄西洋参中糖醛酸含量分析

从表3.5可知，不同参龄的西洋参糖醛酸含量，4年参龄＞3年参龄的产地：集安、图们、敦化、绥化、黑河、汪清、清原、抚松、延吉、江源、北京、威海、烟台、美国、加拿大；3年参龄＞4年参龄的产地：通化、靖宇、安图、蛟河、桦甸、桦树、新宾、青岛。其趋势分别见图3.15和图3.16。

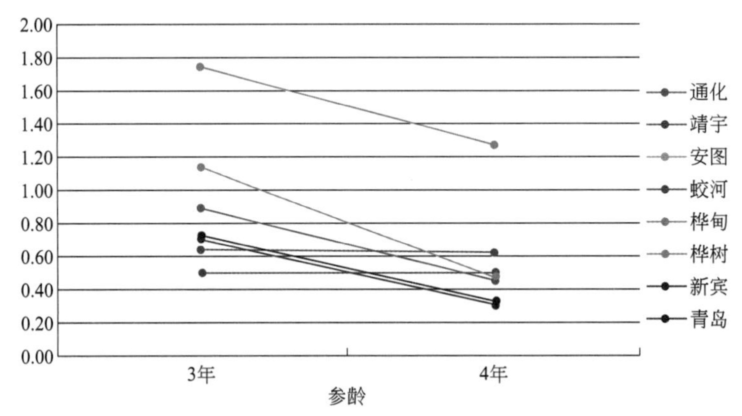

图3.15 同一产地不同参龄西洋参糖醛酸含量趋势（一）

Fig 3.15 Tendency chart of uronic acid contents of American ginsengs from the same region with different cultivation ages

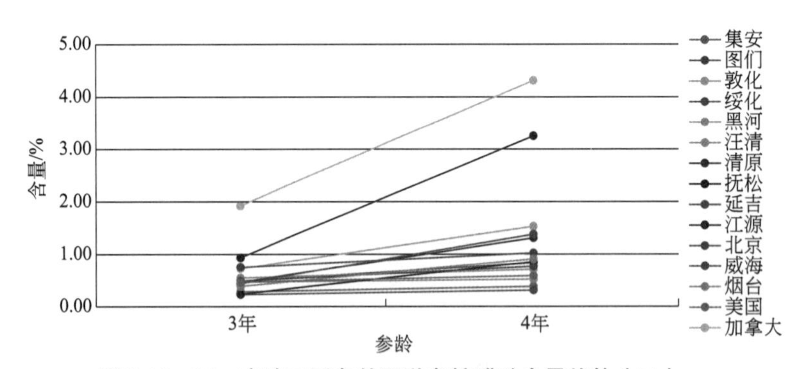

图3.16 同一产地不同参龄西洋参糖醛酸含量趋势（二）

Fig 3.16 Tendency chart of uronic acid contents of American ginsengs from the same region with different cultivation ages

3.5.3 相同参龄不同产地西洋参中糖醛酸含量分析

从表3.5可知，3年参龄西洋参糖醛酸含量顺序为加拿大＞桦甸＞桦树＞江源＞通化＞北京＞青岛＞安图＞敦化＞新宾＞蛟河＞黑河＞靖宇＞威海＞绥化＞美国＞汪清＞清原＞延吉＞烟台＞集安＞抚松＞图们，见图3.17；4年参龄西洋参中糖醛酸含量顺序为加拿大＞江源＞敦化＞延吉＞清原＞桦甸＞北京＞烟台＞抚松＞绥化＞威海＞黑河＞蛟河＞美国＞汪清＞靖宇＞桦树＞通化＞集安＞安图＞青岛＞图们＞新宾，见图3.18。

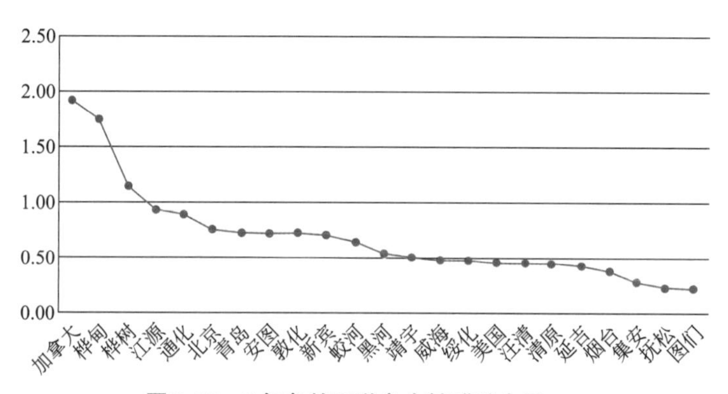

图3.17 3年参龄西洋参中糖醛酸含量

Fig 3.17 Uronic acid contents of 3-year-old American ginsengs

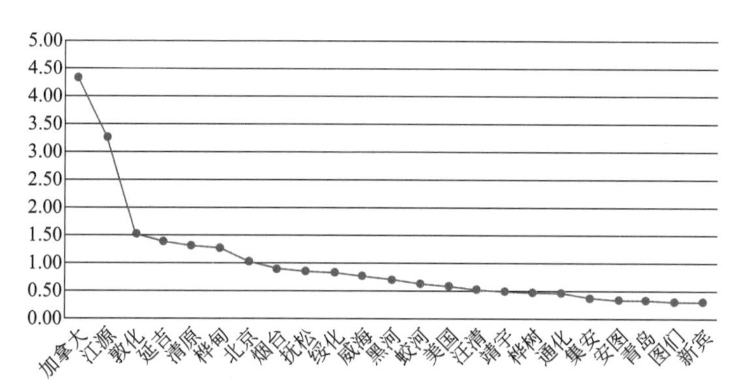

图3.18 4年参龄西洋参中糖醛酸含量

Fig 3.18 Uronic acid contents of 4-year-old American ginsengs

4 西洋参中挥发性成分的含量及分析

西洋参挥发性成分是西洋参的主要营养成分和功能因子之一，不同产地、不同参龄具有较大的差异，尤其是参龄长的西洋参挥发性成分，往往会散发出香气宜人的独特气味，是值得深入研究的特色成分。常见挥发性成分分析方法有顶空固相微萃取法（HS-SPME）、水蒸气蒸馏法（SD）结合气质联用技术（GC-MS）等。

本书采用GC-MS技术对人参中挥发性成分进行了分析。

4.1 分析方法

见《人参营养成分及功能因子》P27 ~ 28。

4.2 结果分析

4.2.1 集安西洋参中挥发性成分结果分析

4.2.1.1 集安3年参龄、4年参龄西洋参中挥发性成分及相对含量

集安3年参龄、4年参龄西洋参中挥发性成分及相对含量见表4.1。

表4.1 集安西洋参中挥发性成分及相对含量

Tab 4.1 The composition of volatile components and its relative contents of Ji'an American ginsengs

序号 No.	保留时间 /min Retention Time/min	化合物名称 Compound Name		分子式 Molecular Formula	相对含量/% Relative Content/%	
					3年参龄	4年参龄
1	2.751	3,5-dipropyl-1,2,4-trioxolane	3,5-二丙基-1,2,4-三氧杂环戊烷	$C_8H_{16}O_3$	0.28	—
2	2.790	2,3-butanediol	2,3-丁二醇	$C_4H_{10}O_2$	3.94	0.32

续表

序号 No.	保留时间 /min Retention Time/min	化合物名称 Compound Name		分子式 Molecular Formula	相对含量/% Relative Content/%	
					3年参龄	4年参龄
3	2.974	(2*S*,3*S*)-2,3-butanediol	(2*S*,3*S*)-2,3-丁二醇	$C_4H_{10}O_2$	—	1.72
4	4.289	1-hexanol	1-己醇	$C_6II_{14}O$	1.44	0.27
5	4.763	2-heptanone	2-庚酮	$C_7H_{14}O$	—	0.28
6	4.966	(*E*)-2-pentene	(*E*)-2-戊烯	C_5H_{10}	0.20	—
7	5.611	*α*-phellandrene	*α*-水芹烯	$C_{10}H_{16}$	0.51	—
8	5.650	*α*-thujene	*α*-侧柏烯	$C_{10}H_{16}$	—	0.22
9	5.848	(1*R*)-*α*-pinene	(1*R*)-*α*-蒎烯	$C_{10}H_{16}$	9.47	3.37
10	5.940	*α*-pinene	*α*-蒎烯	$C_{10}H_{16}$	—	0.17
11	6.229	*dl*-camphene	*dl*-莰烯	$C_{10}H_{16}$	2.63	1.00
12	6.827	1-heptanol	1-庚醇	$C_7H_{16}O$	1.03	—
13	6.998	(1*S*)-*β*-pinene	(1*S*)-*β*-蒎烯	$C_{10}H_{16}$	3.49	0.49
14	7.084	3-hydroxy-1,7-octadiene	3-羟基-1,7-辛二烯	$C_8H_{14}O$	0.17	—
15	7.340	2,2,4,6,6-pentamethyl heptane	2,2,4,6,6-五甲基庚烷	$C_{12}H_{26}$	—	0.18
16	7.373	*β*-myrcene	*β*-月桂烯	$C_{10}H_{16}$	0.41	—
17	7.406	tricyclene	三环萜	$C_{10}H_{16}$	—	0.36
18	7.531	3-octanol	3-辛醇	$C_8H_{18}O$	0.34	—
19	7.603	octamethyl-cyclotetrasiloxanes	八甲基环四硅氧烷	$C_8H_{24}O_4Si_4$	—	0.22
20	7.735	*cis*-1-methyl-2-ethylcyclopropane	顺-1-甲基-2-乙基环丙烷	C_6H_{12}	0.59	—
21	7.761	octanal	辛醛	$C_8H_{16}O$	—	0.29
22	7.958	(1*S*)-*α*-pinene	(1*S*)-*α*-蒎烯	$C_{10}H_{16}$	3.27	1.92
23	8.386	*p*-isopropyltoluene	对甲基异丙基苯	$C_{10}H_{14}$	0.56	0.23
24	8.478	(*R*)-(+)-limonene	(*R*)-(+)-柠檬烯	$C_{10}H_{16}$	2.43	—
25	8.497	*dl*-limonene	*dl*-柠檬烯	$C_{10}H_{16}$	—	0.94
26	9.819	1-octanol	1-辛醇	$C_8H_{18}O$	3.77	1.29
27	9.951	1-nonanol	1-壬醇	$C_9H_{29}O$	—	0.14
28	11.272	phenylethanol	苯乙醇	$C_8H_{10}O$	—	0.36
29	11.344	octanoicacidmethylester	辛酸甲酯	$C_9H_{18}O_2$	0.34	—
30	12.331	bicyclo[2.2.1]hepta-2,5-diene-2-methanol	双环[2.2.1]庚-2,5-二烯-2-甲醇	$C_8H_{10}O$	—	0.14

续表

序号 No.	保留时间 /min Retention Time/min	化合物名称 Compound Name		分子式 Molecular Formula	相对含量/% Relative Content/%	
					3年参龄	4年参龄
31	12.423	1-heptene	1-庚烯	C_7H_{14}	0.30	—
32	12.607	2-borneol	2-莰醇	$C_{10}H_{18}O$	0.17	0.62
33	12.765	2-methoxy-3-(1-methylpropyl)-pyrazine	2-甲氧基-3-(1-甲基丙基)吡嗪	$C_9H_{14}N_2O$	1.21	0.80
34	13.008	2-methoxy-3-(2-methylpropyl)-pyrazine	2-甲氧基-3-(2-甲基丙基)吡嗪	$C_9H_{14}N_2O$	0.51	0.25
35	13.094	4-ethylphenol	4-乙基苯酚	$C_8H_{10}O$	—	0.36
36	13.482	octanoic acid ethylester	辛酸乙酯	$C_{10}H_{20}O_2$	0.40	0.21
37	13.883	1,4,4a,5,6,7-hexahydro-2,4-dimethylnaphthalene	1,4,4a,5,6,7-六氢-2,4-二甲基萘	$C_{12}H_{19}$	1.97	0.14
38	13.948	7-exo-ethenyl-bicyclo[4.2.0]oct-1-ene	7-乙烯基双环[4.2.0]-辛-1-烯	$C_{10}H_{14}$	0.17	—
39	14.257	1,5-decadiyne	1,5-癸二炔	$C_{10}H_{14}$	—	0.27
40	15.066	2,3-dihydro-7-hydroxy-3-methyl-1*H*-inden-1-one	2,3-二氢-7-羟基-3-甲基-1*H*-茚-1-酮	$C_{10}H_{10}O_2$	—	1.76
41	17.196	1-(2,4,5-triethylphenyl)-ethanone	1-(2,4,5-三乙基苯基)乙酮	$C_{14}H_{20}O$	0.99	—
42	17.197	(1*R*,3a*S*,7a*S*)-1,2,3,6,7,7a-hexahydro-2,2,4,5-tetramethyl-1,3a-ethano-3a*H*-indene	(1*R*,3a*S*,7a*S*)-1,2,3,6,7,7a-六氢-2,2,4,5-四甲基-1,3a-乙醇-3a*H*-茚	$C_{15}H_{24}$	—	0.48
43	17.670	*β*-clovene	*β*-丁香烯	$C_{15}H_{24}$	2.57	—
44	17.670	4-(2,7,7-trimethylbicyclo[3.2.0] hept-2-en-1-yl)-3-buten-2-one	4-(2,7,7-三甲基双环[3.2.0]庚-2-烯-1-基）-3-丁烯-2-酮	$C_{14}H_{20}O$	—	1.37
45	18.196	3-(3-tertbutylphenyl)-2-methylpropanal	3-（3-叔丁基苯基）-2-甲基丙醛	$C_{14}H_{20}O$	—	0.37
46	18.196	cedrene	雪松烯	$C_{15}H_{24}$	0.51	—
47	18.327	1,2-diethyl-3,4-dimethylbenzene	1,2-二乙基-3,4-二甲苯	$C_{12}H_{18}$	0.89	—
48	18.328	1,2,4-triethylbenzene	1,2,4-三乙苯	$C_{12}H_{18}$	1.49	0.45
49	18.406	*α*-cubebene	*α*-荜澄茄油烯	$C_{15}H_{24}$	—	0.77
50	18.413	(−)-*α*-copaene	(−)-*α*-蒎烯	$C_{15}H_{24}$	0.69	—
51	18.551	*β*-panasinsanene	*β*-人参烯	$C_{15}H_{24}$	7.02	3.13

续表

序号 No.	保留时间 /min Retention Time/min	化合物名称 Compound Name		分子式 Molecular Formula	相对含量/% Relative Content/%	
					3年参龄	4年参龄
52	18.643	1,3,5-triethylbenzene	1,3,5-三乙苯	$C_{12}H_{18}$	—	0.76
53	18.814	*β*-elemene	*β* 榄香烯	$C_{15}H_{24}$	0.74	—
54	18.821	1-ethenyl-1-methyl-2,4-bis(1-methylethenyl)-cyclohexane	1-乙烯基-1-甲基-2,4-双（1-甲基乙烯基）环己烷	$C_{15}H_{24}$	—	0.80
55	18.978	1-ethyl-3-(1-methylethyl)-benzene	1-乙基-3-(1-甲基乙基)苯	$C_{11}H_{16}$	0.48	—
56	19.301	(±)-cadinene	(±)-杜松烯	$C_{15}H_{24}$	—	1.49
57	19.307	*β*-maaliene	*β*-橄榄烯	$C_{15}H_{24}$	1.70	—
58	19.386	*α*-gurjunene	*α*-古芸烯	$C_{15}H_{24}$	—	0.28
59	19.524	(−)-alloaromadendrene	香树烯	$C_{15}H_{24}$	1.11	0.90
60	19.768	valencene	瓦伦烯	$C_{15}H_{24}$	—	0.29
61	19.912	calarene	白菖烯	$C_{15}H_{24}$	9.21	8.74
62	20.379	clovene	丁香三环烯	$C_{15}H_{24}$	9.69	3.54
63	20.583	*β*-farnesene	*β*-金合欢烯	$C_{15}H_{24}$	11.04	38.63
64	20.780	*γ*-caryophyllene	*γ*-石竹烯	$C_{5}H_{24}$	0.58	—
65	20.800	*β*-caryophyllene	*β*-石竹烯	$C_{15}H_{24}$	—	0.46
66	20.898	*β*-neoclovene	*β*-新丁香三环烯	$C_{15}H_{24}$	1.31	0.61
67	20.984	1,2,3,4,4a,5,6,7-octahydro-4a,8-dimethyl-2-(1-methylethenyl)-naphthalene	1,2,3,4,4a,5,6,7-八氢-4a,8-二甲基-2-（1-甲基乙烯基）萘	$C_{15}H_{24}$	0.67	0.52
68	21.122	curcumene	姜黄烯	$C_{15}H_{24}$	—	0.35
69	21.181	*β*-sesquiphellandrene	*β*-倍半水芹烯	$C_{15}H_{24}$	—	0.61
70	21.234	*α*-selinine	*α*-芹子烯	$C_{15}H_{24}$	0.32	—
71	21.431	*γ*-selinene	*γ*-芹子烯	$C_{15}H_{24}$	0.60	—
72	21.451	*γ*-gurjunene	*γ*-古芸烯	$C_{15}H_{24}$	—	0.56
73	21.563	(*Z*)-*α*-bisabolene	(*Z*)-*α*-红没药烯	$C_{15}H_{24}$	0.70	1.06
74	21.773	(*S*)-*β*-bisabolene	(*S*)-*β*-红没药烯	$C_{15}H_{24}$	4.80	12.63
75	22.049	*δ*-cadinene	*δ*-杜松烯	$C_{15}H_{24}$	0.69	2.07
76	22.818	nerolidol	橙花叔醇	$C_{15}H_{26}O$	0.34	0.61
77	23.259	(±)-globulol	(±)-蓝桉醇	$C_{15}H_{26}O$	0.44	—
78	24.120	(+)-cyclosativene	(+)-环苜蓿烯	$C_{5}H_{24}$	0.34	—

注："—" 表示未检出。

4.2.1.2 集安3年参龄、4年参龄西洋参中挥发性成分结果分析

从表4.1可知，从集安3年参龄、4年参龄西洋参中共鉴定出78种成分，其中3年参龄生西洋参鉴别出50种化合物，占挥发性成分总量的98.52%，相对含量超过1%的有15种。其中相对含量最高的为*β*-金合欢烯（11.04%），其次含量较高的有丁香三环烯（9.69%）、(1*R*)-*α*-蒎烯（9.47%）、白菖烯（9.21%）、*β*-人参烯（7.02%）、(*S*)-*β*-红没药烯（4.80%）、2,3-丁二醇（3.94%）、1-辛醇（3.77%）、(1*S*)-*β*-蒎烯（3.49%）及1*S*-*α*-蒎烯（3.27%）等，占总挥发性组分的65.70%。

4年参龄西洋参鉴定出53种化合物，占挥发性成分总量的99.80%，相对含量超过1%的有14种。其中相对含量较高的有*β*-金合欢烯（38.63%）、(*S*)-*β*-红没药烯（12.63%）、白菖烯（8.74%）、丁香三环烯（3.54%）、(1*R*)-*α*-蒎烯（3.37%）及*β*-人参烯（3.13%）等，占总挥发性组分的70.04%。

4.2.2 通化西洋参中挥发性成分结果分析

4.2.2.1 通化3年参龄、4年参龄西洋参中挥发性成分及相对含量

通化3年参龄、4年参龄西洋参中挥发性成分及相对含量见表4.2。

表4.2 通化西洋参中挥发性成分及相对含量

Tab 4.2 The composition of volatile components and its relative contents of Tonghua American ginsengs

序号 No.	保留时间 /min Retention Time/min	化合物名称 Compound Name		分子式 Molecular Formula	相对含量/% Relative Content/%	
					3年参龄	4年参龄
1	2.750	1-propanesulfonyl chloride	1-丙基磺酰氯	$C_3H_7ClO_2S$	—	0.18
2	2.757	1-methoxy-2-propanol	1-甲氧基-2-丙醇	$C_4H_{10}O_2$	0.31	—
3	2.948	(2*R*,3*R*)-butanediol	(2*R*,3*R*)-丁二醇	$C_4H_{10}O_2$	—	1.37
4	2.981	2,3-butanediol	2,3-丁二醇	$C_4H_{10}O_2$	2.12	—
5	4.256	1-hexanol	1-己醇	$C_6H_{14}O$	0.35	0.29
6	5.617	*α*-phellandrene	*α*-水芹烯	$C_{10}H_{16}$	0.25	—
7	5.624	*α*-thujene	*α*-侧柏烯	$C_{10}H_{16}$	0.15	0.15
8	5.815	(1*R*)-*α*-pinene	(1*R*)-*α*-蒎烯	$C_{10}H_{16}$	4.86	2.22
9	6.203	*dl*-camphene	*dl*-莰烯	$C_{10}H_{16}$	1.36	—
10	6.209	(−)-camphene	(−)-莰烯	$C_{10}H_{16}$	—	0.58
11	6.84	2,3,3-trimethylcyclobutanone	2,3,3-三甲基环丁酮	$C_7H_{12}O$	0.14	—
12	6.847	1-heptanol	1-庚醇	$C_7H_{16}O$	—	0.28
13	6.979	(1*S*)-*β*-pinene	(1S)-*β*-蒎烯	$C_{10}H_{16}$	1.19	—
14	7.103	1-octen-3-ol	1-辛烯-3-醇	$C_8H_{16}O$	0.11	—

续表

序号 No.	保留时间 /min Retention Time/min	化合物名称 Compound Name		分子式 Molecular Formula	相对含量/% Relative Content/%	
					3年参龄	4年参龄
15	7.314	sulcatone	甲基庚烯酮	$C_8H_{14}O$	0.18	—
16	7.32	2,2,4,6,6-pentamethylheptane	2,2,4,6,6-五甲基庚烷	$C_{12}H_{26}$	—	0.19
17	7.379	*β*-pinene	*β*-蒎烯	$C_{10}H_{16}$	0.30	1.33
18	7.596	octamethyl-cyclotetrasiloxanes	八甲基环四硅氧烷	$C_8H_{24}O_4Si_4$	0.13	0.14
19	7.741	octanal	辛醛	$C_8H_{16}O$	0.39	—
20	7.748	methycyclopentane	甲基环戊烷	C_6H_{12}	—	0.23
21	7.932	(1*S*)-*α*-pinene	(1*S*)-*α*-蒎烯	$C_{10}H_{16}$	1.32	—
22	7.938	3-carene	3-蒈烯	$C_{10}H_{16}$	—	1.54
23	8.366	*m*-isopropyltoluene	间甲基异丙基苯	$C_{10}H_{14}$	0.21	—
24	8.372	*p*-isopropyltoluene	对甲基异丙基苯	$C_{10}H_{14}$	—	0.24
25	8.478	(*R*)-(+)-limonene	(*R*)-(+)-柠檬烯	$C_{10}H_{16}$	—	0.72
26	8.484	*dl*-limonene	*dl*-柠檬烯	$C_{10}H_{16}$	1.23	—
27	9.819	1-octanol	1-辛醇	$C_8H_{18}O$	1.55	1.69
28	11.358	octanoic acid methyl ester	辛酸甲酯	$C_9H_{18}O_2$	0.12	—
29	12.429	2-hexyn-1-ol	2-己炔-1-醇	$C_6H_{10}O$	0.18	—
30	12.436	(2*E*)-2-nonenal	(2*E*)-壬烯醛	$C_9H_{16}O$	—	0.13
31	12.600	2-borneol	2-莰醇	$C_{10}H_{18}O$	0.23	—
32	12.758	2-methoxy-3-(1-methylpropyl) pyrazine	2-甲氧基-3-(1-甲基丙基)吡嗪	$C_9H_{14}N_2O$	0.68	0.73
33	13.008	2-methoxy-3-(2-methylpropyl) pyrazine	2-甲氧基-3-(2-甲基丙基)吡嗪	$C_9H_{14}N_2O$	0.35	0.32
34	13.199	3-decanone	3-癸酮	$C_{10}H_{20}O$	0.15	0.14
35	13.468	undecanoic acidethyl ester	十一酸乙酯	$C_{13}H_{26}O_2$	0.28	—
36	13.876	1,5-decadiyne	1,5-癸二炔	$C_{10}H_{14}$	0.11	0.14
37	13.955	3-methylenecycloheptene	3-亚甲基环庚烯	C_8H_{12}	—	0.12
38	13.955	2-methyl-5-(2-propen-1-yl) pyrazine	2-甲基-5-(2-丙烯-1-基)吡嗪	$C_8H_{10}N_2$	0.11	—
39	14.251	1-phenyl-1,3-butanedione	1-苯基-1,3-丁二酮	$C_{10}H_{10}O_2$	—	0.35
40	14.251	1,2,3,5,8,8a-hexahydro-6-methylnaphthalene	1,2,3,5,8,8a-六氢-6-甲基萘	$C_{11}H_{16}$	0.29	—
41	15.073	5-hydroxy-3-methyl-1-indanone	5-羟基-3-甲基-1-茚酮	$C_{10}H_{10}O_2$	1.48	2.07
42	16.947	(*E*,*E*)-2,4-decadienal	(*E*,*E*)-2,4-癸二烯醛	$C_{10}H_{16}O$	0.23	—

续表

序号 No.	保留时间 /min Retention Time/min	化合物名称 Compound Name		分子式 Molecular Formula	相对含量/% Relative Content/%	
					3年参龄	4年参龄
43	17.197	1,3-*bis*(1,1-dimethylethyl)-5-methylbenzene	1,3-双(1,1-二甲基乙基)-5-甲基苯	$C_{15}H_{24}$	0.48	—
44	17.677	4-(2,7,7-trimethylbicyclo[3.2.0] hept-2-en-1-yl)-3-buten-2-one	4-(2,7,7-三甲基双环[3.2.0]庚-2-烯-1-基)-3-丁烯-2-酮	$C_{14}H_{20}O$	1.96	—
45	17.690	*α*-cubebene	*α*-荜澄茄油烯	$C_{15}H_{24}$	2.28	1.83
46	18.203	(1*R*,3a*S*,7a*S*)-1,2,3,6,7,7a-hexahydro-2,2,4,5-tetramethyl-1,3a-ethano-3a*H*-indene	(1*R*,3a*S*,7a*S*)-1,2,3,6,7,7a-六氢-2,2,4,5-四甲基-1,3a-乙醇-3a*H*-茚	$C_{15}H_{24}$	0.30	—
47	18.328	1,2,3,4-tetramethyl-5-(3-methylbutyl)benzene	1,2,3,4-四甲基-5-(3-甲基丁基)苯	$C_{15}H_{24}$	0.43	—
48	18.419	(−)-*α*-copaene	(−)-*α*-蒎烯	$C_{15}H_{24}$	—	2.12
49	18.544	*β*-panasinsanene	*β*-人参烯	$C_{15}H_{24}$	3.17	1.50
50	18.643	1,2,4-triethylbenzene	1,2,4-三乙苯	$C_{12}H_{18}$	—	0.39
51	18.650	1,2-diethyl-3,4-dimethylbenzene	1,2-二乙基-3,4-二甲苯	$C_{12}H_{18}$	0.74	—
52	18.761	*β*-cubebene	*β*-荜澄茄油烯	$C_{15}H_{24}$	—	0.55
53	18.768	(1*E*,6*E*,8*S*)-1-methyl-5-methylene-8-(1-methylethyl)-1,6-cyclodecadiene	(1*E*,6*E*,8*S*)-1-甲基-5-亚甲基-8-(1-甲基乙基)-1,6-环癸二烯	$C_{15}H_{24}$	0.35	—
54	18.820	*β*-elemene	*β*-榄香烯	$C_{15}H_{24}$	0.47	0.55
55	18.978	1,2,4-trimethyl-5-ethylbenzene	1,2,4-三甲基-5-乙基苯	$C_{11}H_{16}$	0.27	—
56	19.300	*α*-gurjunene	*α*-古芸烯	$C_{15}H_{24}$	1.49	1.47
57	19.524	(−)-aristolene	(−)-马兜铃烯	$C_{15}H_{24}$	—	0.84
58	19.531	cedrene	雪松烯	$C_{15}H_{24}$	1.03	—
59	19.774	valencene	瓦伦烯	$C_{15}H_{24}$	0.32	—
60	19.774	*γ*-maaliene	*γ*-橄榄烯	$C_{15}H_{24}$	—	0.27
61	19.919	calarene	白菖烯	$C_{15}H_{24}$	9.24	7.71
62	20.366	*α*-neoclovene	*α*-新丁香三环烯	$C_{15}H_{24}$	—	1.74
63	20.399	4-ethenyl-4,8,8-trimethyl-2-methylenebicyclo[5.2.0] nonane	4-乙烯基-4,8,8-三甲基-2-亚甲基双环[5.2.0]壬烷	$C_{15}H_{24}$	4.55	—
64	20.609	*β*-farnesene	*β*-金合欢烯	$C_{15}H_{24}$	29.83	40.45

续表

序号 No.	保留时间/min Retention Time/min	化合物名称 Compound Name		分子式 Molecular Formula	相对含量/% Relative Content/%	
					3年参龄	4年参龄
65	20.800	*β*-caryophyllene	*β*-石竹烯	$C_{15}H_{24}$	—	0.34
66	20.800	4,11,11-trimethyl-8-methylenebicyclo[7.2.0]undec-4-ene	4,11,11-三甲基-8-亚甲基双环[7.2.0]十一碳-4-烯	$C_{15}H_{24}$	0.47	—
67	20.905	*β*-neoclovene	*β*-新丁香三环烯	$C_{15}H_{24}$	0.70	0.37
68	21.128	curcumene	姜黄烯	$C_{15}H_{24}$	0.33	0.44
69	21.194	(*Z*)-*β*-farnesene	(*Z*)-*β*-金合欢烯	$C_{15}H_{24}$	0.48	0.52
70	21.273	*α*-selinine	*α*-芹子烯	$C_{15}H_{24}$	0.72	—
71	21.398	*α*-bergamotene	*α*-香柠檬烯	$C_{15}H_{24}$	—	0.33
72	21.457	*β*-patchoulene	*β*-广藿香烯	$C_{15}H_{24}$	—	0.45
73	21.549	*α*-ylangene	*α*-衣兰烯	$C_{15}H_{24}$	1.11	—
74	21.549	(−)-alloaromadendrene	香树烯	$C_{15}H_{24}$	0.27	1.16
75	21.793	(*S*)-*β*-bisabolene	(*S*)-*β*-红没药烯	$C_{15}H_{24}$	10.35	12.22
76	21.950	*γ*-cadinene	*γ*-杜松烯	$C_{15}H_{24}$	—	0.52
77	22.075	*δ*-cadinene	*δ*-杜松烯	$C_{15}H_{24}$	3.14	5.03
78	22.253	1,2,3,4,4a,7-hexahydro-1,6-dimethyl-4-(1-methylethyl)naphthalene	1,2,3,4,4a,7-六氢-1,6-二甲基-4-(1-甲基乙基)萘	$C_{15}H_{24}$	0.22	0.37
79	22.818	(*E*)-nerolidol	(*E*)-橙花叔醇	$C_{15}H_{26}O$	0.35	0.40
80	22.989	3-[(3*E*)-4,8-dimethyl-3,7-nonadien-1-yl]furan	3-[(3*E*)-4,8-二甲基-3,7-壬二烯-1-基]呋喃	$C_{15}H_{22}O$	0.33	—
81	23.266	(±)-globulol	(±)-蓝桉醇	$C_{15}H_{26}O$	0.47	—
82	23.384	hexadecane	十六烷	$C_{16}H_{34}$	0.24	—
83	23.700	7-methyl-3,4-octadiene	7-甲基-3,4-辛二烯	C_9H_{16}	0.22	—
84	23.805	guaiol	愈创醇	$C_{15}H_{26}O$	0.33	—
85	23.811	*γ*-selinene	*γ*-芹子烯	$C_{15}H_{24}$	0.61	0.27
86	23.923	1-chloro-1-(1-chloroethanesulfonyl)ethane	1-氯-1-(1-氯乙烷磺酰基)乙烷	$C_4H_8Cl_2O_2S$	—	0.71
87	24.015	*β*-chamigrene	*β*-花柏烯	$C_{15}H_{24}$	0.32	—
88	24.022	azidobenzene	叠氮苯	$C_6H_5N_3$	—	0.97
89	24.114	1,2,4a,5,6,8a-hexahydro-4,7-dimethyl-1-(1-methylethyl)naphthalene	1,2,4a,5,6,8a-六氢-4,7-二甲基-1-(1-甲基乙基)萘	$C_{15}H_{24}$	0.28	—
90	27.763	methyl isopalmitate	异棕榈酸甲酯	$C_{17}H_{34}O_2$	0.22	—

注：“—”表示未检出。

4.2.2.2 通化3年参龄、4年参龄西洋参中挥发性成分结果分析

从表4.2可知，从通化3年参龄、4年参龄生西洋参中共鉴定出90种成分，其中3年参龄西洋参鉴别出66种化合物，占挥发性成分总量的98.43%，相对含量超过1%的有19种。其中相对含量较高的有β-金合欢烯（29.83%）、(S)-β-红没药烯（10.35%）、白菖烯（9.24%）、(1R)-α-蒎烯（4.86%）、4-乙烯基-4,8,8-三甲基-2-亚甲基双环[5.2.0]壬烷（4.55%）、β-人参烯（3.17%）和δ-杜松烯（3.14%），占总挥发性组分的65.14%。

4年参龄西洋参鉴别出50种化合物，占挥发性成分总量的98.67%，相对含量超过1%的有16种。其中相对含量较高的有β-金合欢烯（40.45%）、(S)-β-红没药烯（12.22%）、白菖烯（7.71%）和δ-杜松烯（5.03%），占总挥发性组分的65.41%。

4.2.3 靖宇西洋参中挥发性成分结果分析

4.2.3.1 靖宇3年参龄、4年参龄西洋参中挥发性成分及相对含量

靖宇3年参龄、4年参龄西洋参中挥发性成分及相对含量见表4.3。

表4.3 靖宇西洋参中挥发性成分及相对含量

Tab 4.3 The composition of volatile components and its relative contents of Jingyu American ginsengs

序号 No.	保留时间 /min Retention Time/min	化合物名称 Compound Name		分子式 Molecular Formula	相对含量/% Relative Content /%	
					3年参龄	4年参龄
1	2.770	isopentane	异戊烷	C_5H_{12}	0.22	—
2	2.770	2,3-epoxybutane	2,3-环氧丁烷	C_4H_8O	—	0.29
3	2.974	2,3-butanediol	2,3-丁二醇	$C_4H_{10}O_2$	0.96	1.09
4	4.256	1-hexanol	1-己醇	$C_6H_{14}O$	0.49	0.31
5	4.973	4-methyl-4-nitro-1-pentanol	4-甲基-4-硝基-1-戊醇	$C_6H_{13}NO_3$	0.13	—
6	5.624	α-phellandrene	α-水芹烯	$C_{10}H_{16}$	—	0.12
7	5.637	sabinane	桧烷	$C_{10}H_{16}$	0.44	—
8	5.821	(1R)-α-pinene	(1R)-α-蒎烯	$C_{10}H_{16}$	6.72	2.05
9	6.209	dl-camphene	dl-莰烯	$C_{10}H_{16}$	1.92	0.56
10	6.847	1-heptanol	1-庚醇	$C_7H_{16}O$	—	0.20
11	6.847	2,3,3-trimethylcyclobutanone	2,3,3-三甲基环丁酮	$C_7H_{12}O$	0.35	—
12	6.893	β-terpinene	β-松油烯	$C_{10}H_{16}$	0.20	—
13	6.979	(1S)-β-pinene	(1S)-β-蒎烯	$C_{10}H_{16}$	1.62	0.33
14	7.327	2,2,4,6,6-pentamethylheptane	2,2,4,6,6-五甲基庚烷	$C_{12}H_{26}$	0.14	—

续表

序号 No.	保留时间 /min Retention Time/min	化合物名称 Compound Name		分子式 Molecular Formula	相对含量 /% Relative Content /%	
					3年参龄	4年参龄
15	7.386	*β*-myrcene	*β*-月桂烯	$C_{10}H_{16}$	0.60	—
16	7.386	2-(bromomethyl)-3-methyl-1,3-butadiene	2-（溴甲基）-3-甲基-1,3-丁二烯	C_6H_9Br	—	0.16
17	7.597	octamethyl-cyclotetrasiloxanes	八甲基环四硅氧烷	$C_8H_{24}O_4Si_4$	0.24	0.09
18	7.748	octanal	辛醛	$C_8H_{16}O$	—	0.10
19	7.939	(1*S*)-3-carene	(1*S*)-3-蒈烯	$C_{10}H_{16}$	—	1.09
20	7.958	(1*S*)-*α*-pinene	(1*S*)-*α*-蒎烯	$C_{10}H_{16}$	3.55	—
21	8.373	*m*-isopropyltoluene	间甲基异丙基苯	$C_{10}H_{14}$	—	0.14
22	8.379	1-isopropyl-2-methylbenzene	1-异丙基-2-甲基苯	$C_{10}H_{14}$	0.49	—
23	8.484	(*R*)-(+)-limonene	(*R*)-(+)-柠檬烯	$C_{10}H_{16}$	2.28	0.57
24	9.819	1-octanol	1-辛醇	$C_8H_{18}O$	—	1.07
25	9.819	formic acid octyl ester	甲酸辛酯	$C_9H_{18}O_2$	1.68	—
26	9.951	3-methylenepentane	3-亚甲基戊烷	C_6H_{12}	0.19	—
27	12.600	(−)-borneol	(−)-莰醇	$C_{10}H_{18}O$	0.28	—
28	12.600	2-borneol	2-莰醇	$C_{10}H_{18}O$	—	0.13
29	12.758	2-methoxy-3-(1-methylpropyl)-pyrazine	2-甲氧基-3-(1-甲基丙基)吡嗪	$C_9H_{14}N_2O$	0.58	0.57
30	13.008	2-methoxy-3-(2-methylpropyl)-pyrazine	2-甲氧基-3-(2-甲基丙基)吡嗪	$C_9H_{14}N_2O$	0.34	0.24
31	13.205	3-decanone	3-癸酮	$C_{10}H_{20}O$	0.16	—
32	13.475	octanoic acid ethylester	辛酸乙酯	$C_{10}H_{20}O_2$	—	0.14
33	13.883	1,2,3,5,8,8a-hexahydro-7-methylnaphthalene	1,2,3,5,8,8a-六氢-7-甲基萘	$C_{11}H_{16}$	—	0.14
34	13.955	7-ethenylbicyclo[4.2.0]oct-1-ene	7-乙烯基双环[4.2.0]-辛-1-烯	$C_{10}H_{14}$	0.17	0.08
35	14.251	1,4,4a,5,6,7-hexahydro-2,3-dimethylnaphthalene	1,4,4a,5,6,7-六氢-2,3-二甲基萘	$C_{12}H_{18}$	0.19	0.28
36	14.257	(1-methylpentyl)benzene	（1-甲基戊基）苯	$C_{12}H_{18}$	0.44	—
37	15.073	1-(2,3,4-trimethylphenyl)-ethanone	1-（2,3,4-三甲基苯基）乙酮	$C_{11}H_{14}O$	2.33	1.58
38	17.203	1-[4-(1,1-dimethylethyl)-2,6-dimethylphenyl]ethanone	1-[4-（1,1-二甲基乙基）-2,6-二甲基苯基]乙酮	$C_{14}H_{20}O$	0.63	—

续表

序号 No.	保留时间 /min Retention Time/min	化合物名称 Compound Name		分子式 Molecular Formula	相对含量 /% Relative Content /%	
					3年参龄	4年参龄
39	17.670	4-(2,7,7-trimethylbicyclo[3.2.0]hept-2-en-1-yl)-3-buten-2-one	4-（2,7,7-三甲基双环[3.2.0]庚-2-烯-1-基）-3-丁烯-2-酮	$C_{14}H_{20}O$	1.73	0.97
40	17.933	trichloroethenylsilane	三氯乙烯基硅烷	$C_2H_3Cl_3Si$	0.30	—
41	17.933	2,3,4,5-tetramethylbenzaldehyde	2,3,4,5-四甲基苯甲醛	$C_{11}H_{14}O$	—	0.15
42	18.051	2,3-dihydro-4*H*-1-benzoselenin-4-one	2,3-二氢-4*H*-1-苯并硒-4-酮	C_9H_8OSe	—	0.28
43	18.203	(1*R*,3a*S*,7a*S*)-1,2,3,6,7,7a-hexahydro-2,2,4,5-tetramethyl-1,3a-ethano-3a*H*-indene	(1*R*,3a*S*,7a*S*)-1,2,3,6,7,7a-六氢-2,2,4,5-四甲基-1,3a-乙醇-3a*H*-茚	$C_{15}H_{24}$	0.33	0.22
44	18.328	2-(3-isopropyl-4-methyl-pent-3-en-1-ynyl)-2-methyl-cyclobutanone	2-(3-异丙基-4-甲基-戊-3-烯-1-炔基)-2-甲基环丁酮	$C_{14}H_{20}O$	0.51	—
45	18.328	1,2,3,4-tetramethyl-5-(3-methylbutyl)benzene	1,2,3,4-四甲基-5-（3-甲基丁基）苯	$C_{15}H_{24}$	—	0.32
46	18.413	*α*-cubebene	*α*-荜澄茄油烯	$C_{15}H_{24}$	1.07	0.53
47	18.558	*β*-panasinsanene	*β*-人参烯	$C_{15}H_{24}$	3.85	2.19
48	18.650	1,2,4-triethylbenzene	1,2,4-三乙苯	$C_{12}H_{18}$	0.89	0.57
49	18.827	*β*-elemene	*β*-榄香烯	$C_{15}H_{24}$	0.59	0.99
50	18.978	1-ethyl-4-(1-methylethyl)benzene	1-乙基-4-（1-甲基乙基）苯	$C_{11}H_{16}$	—	0.17
51	18.978	1,4-diethyl-2-methylbenzene	1,4-二乙基-2-甲基苯	$C_{11}H_{16}$	0.26	—
52	19.314	*α*-gurjunene	*α*-古芸烯	$C_{15}H_{24}$	1.89	1.96
53	19.531	(−)-aristolene	(−)-马兜铃烯	$C_{15}H_{24}$	1.15	0.97
54	19.952	calarene	白菖烯	$C_{15}H_{24}$	12.60	11.41
55	19.991	*α*-panasinsene	*α*-人参烯	$C_{15}H_{24}$	—	0.97
56	20.155	*cis*-(−)-2,4a,5,6,9,9a-hexahydro-3,5,5,9-tetramethyl (1*H*) benzocycloheptene	顺-（−）-2,4a,5,6,9,9a-六氢-3,5,5,9-四甲基（1*H*）苯并环庚烯	$C_{15}H_{24}$	—	0.27
57	20.392	clovene	丁香三环烯	$C_{15}H_{24}$	4.73	—
58	20.405	3,3,7,7-tetramethyl-5-(2-methyl-1-propen-1-yl)tricyclo[4.1.0.02,4]heptane	3,3,7,7-四甲基-5-（2-甲基-1-丙烯-1-基）三环[4.1.0.02,4]庚烷	$C_{15}H_{24}$	—	3.41
59	20.629	*β*-farnesene	*β*-金合欢烯	C_5H_{24}	28.59	32.19

续表

序号 No.	保留时间/min Retention Time/min	化合物名称 Compound Name		分子式 Molecular Formula	相对含量/% Relative Content/%	
					3年参龄	4年参龄
60	20.793	*β*-caryophyllene	*β*-石竹烯	$C_{15}H_{24}$	0.59	—
61	20.820	4-ethenyl-4,8,8-trimethyl-2-methylenebicyclo[5.2.0]nonane	4-乙烯基-4,8,8-三甲基-2-亚甲基双环[5.2.0]壬烷	$C_{15}H_{24}$	—	0.49
62	20.918	*β*-neoclovene	*β*-新丁香三环烯	$C_{15}H_{24}$	0.73	0.49
63	21.010	1,2,3,4,4a,5,6,7-octahydro-4a,8-dimethyl-2-(1-methylethenyl) naphthalene	1,2,3,4,4a,5,6,7-八氢-4a,8-二甲基-2-（1-甲基乙烯基）萘	$C_{15}H_{24}$	0.54	0.34
64	21.056	*α*-longipinene	*α*-长叶蒎烯	$C_{15}H_{24}$	—	0.19
65	21.148	curcumene	姜黄烯	$C_{15}H_{24}$	—	0.54
66	21.208	(*Z*)-*β*-farnesene	(*Z*)-*β*-金合欢烯	$C_{15}H_{24}$	—	0.78
67	21.293	*γ*-maaliene	*γ*-橄榄烯	$C_{15}H_{24}$	—	0.17
68	21.411	*α*-zingiberene	*α*-姜烯	$C_{15}H_{24}$	—	0.30
69	21.444	*γ*-selinene	*γ*-芹子烯	$C_{15}H_{24}$	0.61	—
70	21.471	*β*-maaliene	*β*-橄榄烯	$C_{15}H_{24}$	0.38	0.62
71	21.582	(*Z*)-*α*-bisabolene	(*Z*)-*α*-红没药烯	$C_{15}H_{24}$	0.80	0.92
72	21.852	(*S*)-*β*-bisabolene	(*S*)-*β*-红没药烯	$C_{15}H_{24}$	7.71	19.20
73	22.043	*δ*-cadinene	*δ*-杜松烯	$C_{15}H_{24}$	1.59	—
74	22.089	*β*-sesquiphellandrene	*β*-倍半水芹烯	$C_{15}H_{24}$	0.40	3.93
75	22.818	nerolidol	橙花叔醇	$C_{15}H_{26}O$	—	0.28
76	23.266	(−)-globulol	(−)-蓝桉醇	$C_{15}H_{26}O$	0.27	—
77	23.266	(±)-globulol	(±)-蓝桉醇	$C_{15}H_{26}O$	—	0.33
78	23.811	*δ*-guaiene	*δ*-愈创木烯	$C_{15}H_{27}O$	—	0.35
79	24.114	valencene	瓦伦烯	$C_{15}H_{24}$	0.29	—
80	24.114	*α*-elemene	*α*-榄香烯	$C_{15}H_{24}$	—	0.24
81	24.252	agarospirol	沉香螺醇	$C_{15}H_{26}O$	—	0.20
82	25.994	propanedioic acid (ethoxyimino) diethyl ester	丙二酸（乙氧基亚氨基）二乙基酯	$C_9H_{15}NO_5$	—	0.16
83	26.119	1,2,3,4,5-pentachloronitrobenz	1,2,3,4,5-五氯硝基苯	$C_6Cl_5NO_2$	—	0.16

注："—"表示未检出。

4.2.3.2 靖宇3年参龄、4年参龄西洋参中挥发性成分结果分析

从表4.3可知，从靖宇3年参龄、4年参龄西洋参中共鉴定出83种成分，其中3年参龄西洋参鉴别出52种化合物，占挥发性成分总量的99.74%，相对含量超过

1%的有17种。其中相对含量较高的有β-金合欢烯（28.59%）、白菖烯（12.60%）、(S)-β-红没药烯（7.71%）、(1R)-α-蒎烯（6.72%）、丁香三环烯（4.73%）、β-人参烯（3.85%）和(1S)-α-蒎烯（3.55%），占总挥发性组分的67.75%。

4年参龄西洋参鉴别出59种化合物，占挥发性成分总量的98.59%，相对含量超过1%的有12种。其中相对含量较高的有β-金合欢烯（32.19%）、(S)-β-红没药烯（19.20%）、白菖烯（11.41%）、β-倍半水芹烯（3.93%）和3,3,7,7-四甲基-5-（2-甲基-1-丙烯-1-基）三环[4.1.0.02,4]庚烷（3.41%），占总挥发性组分的70.14%。

4.2.4 安图西洋参中挥发性成分结果分析

4.2.4.1 安图3年参龄、4年参龄西洋参中挥发性成分及相对含量

安图3年参龄、4年参龄西洋参中挥发性成分及相对含量见表4.4。

表4.4 安图西洋参中挥发性成分及相对含量

Tab4.4 The composition of volatile components and its relative contents of Antu American ginsengs

序号 No.	保留时间 /min Retention Time/min	化合物名称 Compound Name		分子式 Molecular Formula	相对含量/% Relative Content /%	
					3年参龄	4年参龄
1	2.764	3,6-octadecadiynoic acid methyl ester	3,6-十八碳二炔酸甲酯	$C_{19}H_{30}O_2$	—	0.29
2	2.783	1-methoxy-2-methylbutane	1-甲氧基-2-甲基丁烷	$C_6H_{14}O$	0.33	—
3	2.994	2,3-butanediol	2,3-丁二醇	$C_4H_{10}O_2$	1.02	2.10
4	4.276	1-hexanol	1-己醇	$C_6H_{14}O$	—	0.14
5	4.282	1,3-dimethylbenzene	1,3-二甲苯	C_8H_{10}	0.27	—
6	4.782	1,2-dihydrobenzocyclobutene	1,2-二氢苯并环丁烯	C_8H_8	0.31	—
7	5.624	α-thujene	α-侧柏烯	$C_{10}H_{16}$	—	0.15
8	5.624	sabinane	桧烷	$C_{10}H_{16}$	0.11	—
9	6.203	dl-camphene	dl-莰烯	$C_{10}H_{16}$	0.54	0.60
10	6.978	β-pinene	β-蒎烯	$C_{10}H_{16}$	0.35	—
11	6.985	(1S)-β-pinene	(1S)-β-蒎烯	$C_{10}H_{16}$	—	1.44
12	7.380	β-terpinene	β-松油烯	$C_{10}H_{16}$	0.19	0.37
13	7.583	octamethyl-cyclotetrasiloxanes	八甲基环四硅氧烷	$C_8H_{24}O_4Si_4$	0.08	0.13
14	7.748	octanal	辛醛	$C_8H_{16}O$	0.10	0.17
15	7.932	3-carene	3-蒈烯	$C_{10}H_{16}$	0.78	—

续表

序号 No.	保留时间/min Retention Time/min	化合物名称 Compound Name		分子式 Molecular Formula	相对含量/% Relative Content /%	
					3年参龄	4年参龄
16	7.938	(1*R*)-*α*-pinene	(1*R*)-*α*-蒎烯	$C_{10}H_{16}$	2.03	1.61
17	8.366	1-isopropyl-2-methylbenzene	1-异丙基-2-甲基苯	$C_{10}H_{14}$	0.09	0.18
18	8.478	*dl*-limonene	*dl*-柠檬烯	$C_{10}H_{16}$	—	0.65
19	8.478	(R)-(+)-limonene	(*R*)-(+)-柠檬烯	$C_{10}H_{16}$	0.50	—
20	9.806	1-octanol	1-辛醇	$C_8H_{18}O$	0.59	0.77
21	9.944	4-pentenal	4-戊烯醛	C_5H_8O	—	0.13
22	11.266	phenylethanol	苯乙醇	$C_8H_{10}O$	—	0.26
23	12.600	2-borneol	2-莰醇	$C_{10}H_{18}O$	—	0.30
24	12.752	2-methoxy-3-(1-methylpropyl) pyrazine	2-甲氧基-3-(1-甲基丙基)吡嗪	$C_9H_{14}N_2O$	0.32	0.44
25	13.001	2-methoxy-3-methyl pyrazine	2-甲氧基-3-甲基吡嗪	$C_6H_8N_2O$	0.18	—
26	13.001	2-methoxy-3-(2-methyl propyl) pyrazine	2-甲氧基-3-(2-甲基丙基)吡嗪	$C_9H_{14}N_2O$	—	0.24
27	13.199	3-decanone	3-癸酮	$C_{10}H_{20}O$	—	0.11
28	13.475	octanoic acid ethylester	辛酸乙酯	$C_{10}H_{20}O_2$	0.07	0.09
29	13.876	2,2-dimethyl-3,5-decadiyne	2,2-二甲基-3,5-癸二炔	$C_{12}H_{18}$	0.10	—
30	13.955	10,12-octadecadiynoic acid	10,12-十八碳二炔酸	$C_{18}H_{28}O_2$	0.07	—
31	14.251	1,5-decadiyne	1,5-癸二炔	$C_{10}H_{14}$	0.32	—
32	14.251	1,4,4a,5,6,7-hexahydro-2,3-dimethyl naphthalene	1,4,4a,5,6,7-六氢-2,3-二甲基萘	$C_{10}H_{14}$	—	0.18
33	15.059	5-hydroxy-3-methyl-1-indanone	5-羟基-3-甲基-1-茚酮	$C_{10}H_{10}O_2$	1.34	0.74
34	17.078	dodecamethyl- cyclohexasiloxane	十二甲基环己硅氧烷	$C_{12}H_{36}O_6Si_6$	0.21	0.19
35	17.196	1,3-bis(1,1-dimethylethyl)-5-methylbenzene	1,3-双（1,1-二甲基乙基）-5-甲基苯	$C_{15}H_{24}$	—	0.24
36	17.196	(1*R*,3a*S*,7a*S*)-1,2,3,6,7,7a-hexahydro-2,2,4,5-tetramethyl-1,3a-ethano-3a*H*-indene	(1*R*,3a*S*,7a*S*)-1,2,3,6,7,7a-六氢-2,2,4,5-四甲基-1,3a-乙醇-3a*H*-茚	$C_{15}H_{24}$	0.19	—
37	18.084	4-allenylguaiacol	丁香酚	$C_{10}H_{12}O_2$	—	0.19
38	18.196	*β*-chamigrene	*β*-花柏烯	$C_{15}H_{24}$	—	0.20
39	18.321	2,3,4,5-tetramethyl benzaldehyde	2,3,4,5-四甲基苯甲醛	$C_{11}H_{14}O$	0.16	—
40	18.419	*α*-cubebene	*α*-荜澄茄油烯	$C_{15}H_{24}$	1.04	1.39
41	18.551	*β*-panasinsene	*β*-人参烯	$C_{15}H_{24}$	1.12	1.67

续表

序号 No.	保留时间 /min Retention Time/min	化合物名称 Compound Name		分子式 Molecular Formula	相对含量 /% Relative Content /%	
					3年参龄	4年参龄
42	18.643	1,2-diethyl-3,4-dimethylbenzene	1,2-二乙基-3,4-二甲苯	$C_{12}H_{18}$	—	0.45
43	18.643	2,3,4,5-tetramethyltricyclo $[3.2.1.0^{2,7}]$oct-3-ene	2,3,4,5-四甲基三环 $[3.2.1.0^{2,7}]$辛-3-烯	$C_{12}H_{18}$	0.32	—
44	18.768	*β*-cubebene	*β*-荜澄茄油烯	$C_{15}H_{24}$	—	0.29
45	18.821	*β*-elemene	*β*-榄香烯	$C_{15}H_{24}$	0.71	0.58
46	18.978	1-ethyl-3-(1-methylethyl) benzene	1-乙基-3-(1-甲基乙基)苯	$C_{11}H_{16}$	—	0.17
47	19.307	(±)-cadinene	(±)-杜松烯	$C_{15}H_{24}$	—	1.71
48	19.393	*α*-gurjunene	*α*-古芸烯	$C_{15}H_{24}$	1.48	0.26
49	19.531	(−)-aristolene	(−)-马兜铃烯	$C_{15}H_{24}$	0.80	0.86
50	19.787	valencene	瓦伦烯	$C_{15}H_{24}$	0.20	—
51	19.787	*γ*-maaliene	*γ*-橄榄烯	$C_{15}H_{24}$	—	0.24
52	19.938	calarene	白菖烯	$C_{15}H_{24}$	7.96	10.29
53	19.978	*α*-panasinsene	*α*-人参烯	$C_{15}H_{24}$	0.72	—
54	20.149	*β*-selinene	*β*-芹子烯	$C_{15}H_{24}$	—	0.18
55	20.149	neoisolongifolene	新异长叶烯	$C_{15}H_{24}$	0.19	—
56	20.385	clovene	丁香三环烯	$C_{15}H_{24}$	1.34	2.30
57	20.655	*β*-farnesene	*β*-金合欢烯	$C_{15}H_{24}$	48.44	46.14
58	20.819	*β*-caryophyllene	*β*-石竹烯	$C_{15}H_{24}$	—	0.32
59	20.826	4,11,11-trimethyl-8-methylenebicyclo[7.2.0]undec-4-ene	4,11,11-三甲基-8-亚甲基双环[7.2.0]十一碳-4-烯	$C_{15}H_{24}$	0.31	—
60	20.912	*β*-neoclovene	*β*-新丁香三环烯	$C_{15}H_{24}$	0.31	0.42
61	21.030	*β*-patchoulene	*β*-广藿香烯	$C_{15}H_{24}$	0.60	0.44
62	21.063	*α*-elemene	*α*-榄香烯	$C_{15}H_{24}$	0.40	—
63	21.142	curcumene	姜黄烯	$C_{15}H_{24}$	0.46	0.26
64	21.207	(*Z*)-*β*-farnesene	(*Z*)-*β*-金合欢烯	$C_{15}H_{24}$	0.63	0.36
65	21.424	*α*-zingiberene	*α*-姜烯	$C_{15}H_{24}$	0.38	—
66	21.477	tetradecamethyl-cycloheptasiloxane	十四甲基环庚硅氧烷	$C_{14}H_{42}O_7Si_7$	—	0.68
67	21.569	(*Z*)-*α*-bisabolene	(*Z*)-*α*-红没药烯	C_5H_{24}	0.79	1.23
68	21.786	(*S*)-*β*-bisabolene	(*S*)-*β*-红没药烯	C_5H_{24}	14.17	8.15
69	21.944	(−)-*α*-copaene	(−)-*α*-蒎烯	$C_{15}H_{24}$	—	0.32

续表

序号 No.	保留时间 /min Retention Time/min	化合物名称 Compound Name		分子式 Molecular Formula	相对含量/% Relative Content /%	
					3年参龄	4年参龄
70	21.977	2-isopropyl-5-methyl-9-methylene-bicyclo[4.4.0]dec-1-ene	2-异丙基-5-甲基-9-亚甲基-双环[4.4.0]癸-1-烯	$C_{15}H_{24}$	0.20	—
71	22.075	*δ*-cadinene	*δ*-杜松烯	$C_{15}H_{24}$	4.69	3.31
72	22.253	1,2,3,4,4a,7-hexahydro-1,6-dimethyl-4-(1-methylethyl) naphthalene	1,2,3,4,4a,7-六氢-1,6-二甲基-4-（1-甲基乙基）萘	$C_{15}H_{24}$	—	0.19
73	22.818	(+)-nerolidol	(+)-橙花叔醇	$C_{15}H_{26}O$	—	0.45
74	22.825	farnesene	金合欢烯	$C_{15}H_{24}$	0.25	—
75	22.943	(+)-aromadendrene	(+)-香橙烯	C_5H_{24}	—	0.18
76	22.950	(±)-globulol	(±)-蓝桉醇	$C_{15}H_{26}O$	0.15	—
77	22.989	3-[(3*E*)-4,8-dimethyl-3,7-nonadien-1-yl]furan	3-[(3*E*)-4,-8-二甲基-3,7-壬二烯-1-基]呋喃	$C_{15}H_{22}O$	—	0.26
78	23.265	(-)-globulol	(-)-蓝桉醇	$C_{15}H_{26}O$	0.30	0.27
79	23.384	hexadecane	十六烷	$C_{16}H_{34}$	0.22	—
80	23.811	*α*-longifolene	*α*-长叶烯	$C_{15}H_{24}$	0.18	—
81	27.756	palmitic acid methyl ester	棕榈酸甲酯	$C_{17}H_{34}O_2$	—	0.18
82	28.473	palmitic acid ethyl ester	棕榈酸乙酯	$C_{18}H_{36}O_2$	—	0.20

注："—"表示未检出。

4.2.4.2 安图3年参龄、4年参龄西洋参中挥发性成分结果分析

从表4.4可知，从安图3年参龄、4年参龄西洋参中共鉴定出82种成分。其中3年参龄西洋参鉴别出53种化合物，占挥发性成分总量的98.61%，相对含量超过1%的有11种。其中相对含量较高的有*β*-金合欢烯（48.44%）、(*S*)-*β*-红没药烯（14.17%）、白菖烯（7.96%）和*δ*-杜松烯（4.69%）等，占总组分的75.26%。

4年参龄西洋参鉴别出57种化合物，占挥发性成分总量的95.66%，相对含量超过1%的有12种。其中相对含量较高的有*β*-金合欢烯（46.14%）、白菖烯（10.29%）、(*S*)-*β*-红没药烯（8.15%）和*δ*-杜松烯（3.31%）等，占总组分的67.89%。

4.2.5 图们西洋参中挥发性成分结果分析

4.2.5.1 图们3年参龄、4年参龄西洋参中挥发性成分及相对含量

图们3年参龄、4年参龄西洋参中挥发性成分及相对含量见表4.5。

表4.5 图们西洋参中挥发性成分及相对含量

Tab 4.5 The composition of volatile components and its relative contents of Tumen American ginsengs

序号 No.	保留时间 /min Retention Time/min	化合物名称 Compound Name		分子式 Molecular Formula	相对含量/% Relative Content /%	
					3年参龄	4年参龄
1	2.770	2-(chloromethyl)oxirane	2-（氯甲基）环氧乙烷	C_3H_5ClO	—	0.13
2	2.968	2,3-butanediol	2,3-丁二醇	$C_4H_{10}O_2$	1.78	1.66
3	4.250	1-hexanol	1-己醇	$C_6H_{14}O$	0.48	0.40
4	4.979	1,3-dimethylcyclopentane	1,3-二甲基环戊烷	C_7H_{14}	0.11	—
5	5.617	sabinane	桧烷	$C_{10}H_{16}$	—	0.26
6	5.624	*α*-thujene	*α*-侧柏烯	$C_{10}H_{16}$	0.27	—
7	5.821	(1*R*)-*α*-pinene	(1*R*)-*α*-蒎烯	$C_{10}H_{16}$	4.60	4.75
8	6.203	*dl*-camphene	*dl*-莰烯	$C_{10}H_{16}$	1.31	1.27
9	6.834	1-heptanol	1-庚醇	$C_7H_{16}O$	0.43	0.38
10	6.978	(1*S*)-*β*-pinene	(1*S*)-*β*-蒎烯	$C_{10}H_{16}$	1.21	1.11
11	7.097	1-nonen-3-ol	1-壬烯-3-醇	$C_9H_{18}O$	0.14	—
12	7.314	2-ethyl-4-methyl-1-pentanol	2-乙基-4-甲基-1-戊醇	$C_8H_{18}O$	—	0.18
13	7.320	2,2,4,6,6-pentamethylheptane	2,2,4,6,6-五甲基庚烷	$C_{12}H_{26}$	0.24	—
14	7.379	*β*-pinene	*β*-蒎烯	$C_{10}H_{16}$	0.40	—
15	7.380	1-methyl-3-(2-methylcyclopropyl) cyclopropene	1-甲基-3-（2-甲基环丙基）环丙烯	C_8H_{12}	—	0.34
16	7.577	octamethyl-cyclotetrasiloxanes	八甲基环四硅氧烷	$C_8H_{24}O_4Si_4$	0.12	0.15
17	7.735	octanal	辛醛	$C_8H_{16}O$	0.40	0.40
18	7.932	(1*S*)-3-carene	(1*S*)-3-蒈烯	$C_{10}H_{16}$	—	1.26
19	8.366	*p*-isopropyltoluene	对甲基异丙基苯	$C_{10}H_{14}$	0.28	—
20	8.366	*m*-isopropyltoluene	间甲基异丙基苯	$C_{10}H_{14}$	—	0.21
21	8.478	*dl*-limonene	*dl*-柠檬烯	$C_{10}H_{16}$	1.26	1.20
22	9.826	1-octanol	1-辛醇	$C_8H_{18}O$	2.20	2.16
23	11.351	phenylethanol	苯乙醇	$C_8H_{10}O$	0.30	0.14
24	12.239	decamethyl- cyclopentasiloxane	十甲基环戊硅氧烷	$C_{10}H_{30}O_5Si_5$	—	0.16
25	12.416	(2*E*)-2-nonenal	(2*E*)-壬烯醛	$C_9H_{16}O$	0.25	—
26	12.423	3-methyl-2-butenoic acidallylester	3-甲基-2-丁烯酸丙烯酯	$C_8H_{12}O_2$	—	0.18
27	12.600	2-borneol	2-莰醇	$C_{10}H_{18}O$	0.11	0.35
28	12.752	2-methoxy-3-(1-methylpropyl) pyrazine	2-甲氧基-3-(1-甲基丙基)吡嗪	$C_9H_{14}N_2O$	0.84	0.77

续表

序号 No.	保留时间 /min Retention Time/min	化合物名称 Compound Name		分子式 Molecular Formula	相对含量/% Relative Content/%	
					3年参龄	4年参龄
29	13.008	2-methoxy-3-(2-methylpropyl) pyrazine	2-甲氧基-3-(2-甲基丙基)吡嗪	$C_9H_{14}N_2O$	—	0.40
30	13.015	2-methyl-6-methoxy pyrazine	2-甲基-6-甲氧基吡嗪	$C_6H_8N_2O$	0.38	—
31	13.192	3-decanone	3-癸酮	$C_{10}H_{20}O$	0.17	0.20
32	13.475	octanoic acid ethylester	辛酸乙酯	$C_{10}H_{20}O_2$	0.12	0.20
33	13.883	9,12-octadecadiynoic acid methyl ester	9,12-十八碳二炔酸甲酯	$C_{19}H_{30}O_2$	—	0.12
34	13.948	4,7-methano-2,4,5,6,7,7a-hexahydro-1*H*-indene	4,7-亚甲基-2,4,5,6,7,7a-六氢-1*H*-茚	$C_{10}H_{14}$	—	0.17
35	13.955	1,3,6-octatriene	1,3,6-辛三烯	C_8H_{12}	0.13	—
36	14.251	1,5-decadiyne	1,5-癸二炔	$C_{10}H_{14}$	—	0.32
37	14.251	1,4,4a,5,6,7-hexahydro-2,3-dimethyl naphthalene	1,4,4a,5,6,7-六氢-2,3-二甲基萘	$C_{12}H_{18}$	0.29	—
38	15.073	5-hydroxy-3-methyl-1-indanone	5-羟基-3-甲基-1-茚酮	$C_{10}H_{10}O_2$	—	2.27
39	15.073	1,2,3,6-tetramethylbicyclo[2.2.2]octa-2,5-diene	1,2,3,6-四甲基双环[2.2.2]辛烷-2,5-二烯	$C_{12}H_{18}$	2.01	—
40	16.947	(*E*,*E*)-2,4-decadienal	(*E*,*E*)-2,4-癸二烯醛	$C_{10}H_{16}O$	0.22	—
41	17.085	dodecamethyl-cyclohexasiloxane	十二甲基环己硅氧烷	$C_{12}H_{36}O_6Si_6$	—	0.62
42	17.197	(1*R*,3a*S*,7a*S*)-1,2,3,6,7,7a-hexahydro-2,2,4,5-tetramethyl-1,3a-ethano-3a*H*-indene	(1*R*,3a*S*,7a*S*)-1,2,3,6,7,7a-六氢-2,2,4,5-四甲基-1,3a-乙醇-3a*H*-茚	$C_{15}H_{24}$	0.35	0.40
43	17.203	(±)-*δ*-selinene	(±)-*δ*-芹子烯	$C_{15}H_{24}$	0.60	—
44	17.676	4-(2,7,7-trimethylbicyclo[3.2.0]hept-2-en-1-yl)-3-buten-2-one	4-(2,7,7-三甲基双环[3.2.0]庚-2-烯-1-基)-3-丁烯-2-酮	$C_{14}H_{20}O$	1.98	—
45	17.939	trichloroethenylsilane	三氯乙烯基硅烷	$C_2H_3Cl_3Si$	0.30	—
46	18.196	3-(3-tertbutylphenyl)-2-methylpropanal	3-（3-叔丁基苯基）-2-甲基丙醛	$C_{14}H_{20}O$	—	0.29
47	18.327	(−)-aristolene	(−)-马兜铃烯	$C_{15}H_{24}$	0.55	—
48	18.327	1,2,3,4-tetramethyl-5-(3-methylbutyl)benzene	1,2,3,4-四甲基-5-（3-甲基丁基）苯	$C_{15}H_{24}$	—	0.40
49	18.419	*α*-cubebene	*α*-荜澄茄油烯	$C_{15}H_{24}$	—	1.56
50	18.426	(−)-*α*-copaene	(−)-*α*-蒎烯	$C_{15}H_{24}$	1.38	—

续表

序号 No.	保留时间 /min Retention Time/min	化合物名称 Compound Name		分子式 Molecular Formula	相对含量 /% Relative Content /%	
					3年参龄	4年参龄
51	18.558	β-panasinsanene	β-人参烯	$C_{15}H_{24}$	4.16	2.93
52	18.650	1,2-diethyl-3,4-dimethylbenzene	1,2-二乙基-3,4-二甲苯	$C_{12}H_{18}$	—	0.68
53	18.656	2,3,4,5-tetramethyltricyclo[3.2.1.0^{2,7}]oct-3-ene	2,3,4,5-四甲基三环[3.2.1.0^{2,7}]辛-3-烯	$C_{12}H_{18}$	0.93	—
54	18.761	β-cubebene	β-荜澄茄油烯	$C_{15}H_{24}$	0.23	0.32
55	18.814	β-elemene	β-榄香烯	$C_{15}H_{24}$	0.58	0.39
56	18.985	1,2,4-trimethyl-5-ethylbenzene	1,2,4-三甲基-5-乙基苯	$C_{11}H_{16}$	0.32	0.25
57	19.301	β-maaliene	β-橄榄烯	$C_{15}H_{24}$	1.12	—
58	19.301	α-gurjunene	α-古芸烯	$C_{15}H_{24}$	—	0.91
59	19.524	(−)-alloaromadendrene	香树烯	$C_{15}H_{24}$	0.99	—
60	19.524	cedrene	雪松烯	$C_{15}H_{24}$	—	0.75
61	19.767	γ-maaliene	γ-橄榄烯	$C_{15}H_{24}$	—	0.27
62	19.774	valencene	瓦伦烯	$C_{15}H_{24}$	0.30	—
63	19.899	calarene	白菖烯	$C_{15}H_{24}$	8.15	5.56
64	20.379	3,3,7,7-tetramethyl-5-(2-methyl-1-propen-1-yl)tricyclo[4.1.0.0^{2,4}]heptane	3,3,7,7-四甲基-5-（2-甲基-1-丙烯-1-基）三环[4.1.0.0^{2,4}]庚烷	$C_{15}H_{24}$	—	3.57
65	20.405	clovene	丁香三环烯	$C_{15}H_{24}$	8.14	—
66	20.602	β-farnesene	β-金合欢烯	$C_{15}H_{24}$	27.47	36.85
67	20.800	γ-caryophyllene	γ-石竹烯	$C_{15}H_{24}$	—	0.39
68	20.806	β-caryophyllene	β-石竹烯	$C_{15}H_{24}$	0.60	—
69	20.905	β-neoclovene	β-新丁香三环烯	$C_{15}H_{24}$	0.88	0.65
70	20.997	1,2,3,4,4a,5,6,7-octahydro-4a,8-dimethyl-2-(1-methylethenyl) naphthalene	1,2,3,4,4a,5,6,7-八氢-4a,8-二甲基-2-（1-甲基乙烯基）萘	$C_{15}H_{24}$	0.66	0.60
71	21.129	curcumene	姜黄烯	$C_{15}H_{24}$	0.33	0.36
72	21.188	(Z)-β-farnesene	(Z)-β-金合欢烯	$C_{15}H_{24}$	0.49	0.48
73	21.477	tetradecamethyl-cycloheptasiloxane	十四甲基环庚硅氧烷	$C_{14}H_{42}O_7Si_7$	—	0.73
74	21.549	(Z)-α-bisabolene	(Z)-α-红没药烯	C_5H_{24}	0.91	1.06
75	21.779	(S)-β-bisabolene	(S)-β-红没药烯	$C_{15}H_{24}$	10.81	10.48
76	21.944	2-isopropyl-5-methyl-9-methylene-bicyclo[4.4.0]dec-1-ene	2-异丙基-5-甲基-9-亚甲基-双环[4.4.0]癸-1-烯	$C_{15}H_{24}$	—	0.27

续表

序号 No.	保留时间 /min Retention Time/min	化合物名称 Compound Name		分子式 Molecular Formula	相对含量 /% Relative Content /%	
					3年参龄	4年参龄
77	22.069	*δ*-cadinene	*δ*-杜松烯	$C_{15}H_{24}$	2.38	3.15
78	22.818	(*E*)-nerolidol	(*E*)-橙花叔醇	$C_{15}H_{26}O$	0.46	0.46
79	22.989	3-[(3*E*)-4,8-dimethyl-3,7-nonadien-1-yl]furan	3-[(3*E*)-4,8-二甲基-3,7-壬二烯-1-基]呋喃	$C_{15}H_{22}O$	0.21	0.25
80	23.259	(+)-ledene	(+)-喇叭烯	$C_{15}H_{24}$	0.34	—
81	23.265	(±)-globulol	(±)-蓝桉醇	$C_{15}H_{26}O$	—	0.36
82	23.384	hexadecane	十六烷	$C_{16}H_{34}$	0.23	0.27
83	23.699	3-heptyne	3-庚炔	C_7H_{12}	—	0.32
84	23.699	3,4-dimethyl-3-cyclohexen-1-carboxaldehyde	3,4-二甲基-3-环己烯-1-甲醛	$C_9H_{14}O$	0.26	—
85	23.805	*γ*-selinene	*γ*-芹子烯	$C_{15}H_{24}$	0.47	0.33
86	24.015	2-isopropenyl-4a,8-dimethyl-1,2,3,4,4a,5,6,8a-octahydronaphthalene	2-异丙烯基-4a,8-二甲-1,2,3,4,4a,5,6,8a-八氢萘	$C_{15}H_{24}$	0.29	—
87	24.028	*β*-chamigrene	*β*-花柏烯	$C_{15}H_{24}$	—	0.50
88	24.114	*α*-elemene	*α*-榄香烯	$C_{15}H_{24}$	—	0.25
89	24.252	*α*-longifolene	*α*-长叶烯	$C_{15}H_{24}$	0.22	0.23
90	27.750	palmitic acid methyl ester	棕榈酸甲酯	$C_{17}H_{34}O_2$	—	0.23

注：“—”表示未检出。

4.2.5.2 图们3年参龄、4年参龄西洋参中挥发性成分结果分析

从表4.5可知，图们3年参龄、4年参龄西洋参中共鉴定出90种成分，其中3年参龄西洋参鉴别出60种化合物，占挥发性成分总量的97.14%，相对含量超过1%的有16种。其中相对含量较高的有*β*-金合欢烯（27.47%）、(*S*)-*β*-红没药烯（10.81%）、白菖烯（8.15%）、丁香三环烯（8.14%）、(1*R*)-*α*-蒎烯（4.60%）和*β*-人参烯（4.16%），占总挥发性组分的63.33%。

4年参龄西洋参鉴别出64种化合物，占挥发性成分总量的98.26%，相对含量超过1%的有15种。其中相对含量较高的有*β*-金合欢烯（36.85%）、(*S*)-*β*-红没药烯（10.48%）、白菖烯（5.56%）、(1*R*)-*α*-蒎烯（4.75%）、3,3,7,7-四甲基-5-（2-甲基-1-丙烯-1-基）三环[4.1.0.02,4]庚烷（3.57%）和*δ*-杜松烯（3.15%），占总挥发性组分的64.36%。

4.2.6 蛟河西洋参中挥发性成分结果分析

4.2.6.1 蛟河3年参龄、4年参龄西洋参中挥发性成分及相对含量

蛟河3年参龄、4年参龄西洋参中挥发性成分及相对含量见表4.6。

表4.6 蛟河西洋参中挥发性成分及相对含量

Tab 4.6 The composition of volatile components and its relative contents of Jiaohe American ginsengs

序号 No.	保留时间 /min Retention Time/min	化合物名称 Compound Name		分子式 Molecular Formula	相对含量/% Relative Content /%	
					3年参龄	4年参龄
1	2.922	(2*R*,3*R*)-butanediol	(2*R*,3*R*)-丁二醇	$C_4H_{10}O_2$	0.94	—
2	2.954	2-methyl-butane	2-甲基丁烷	C_5H_{12}	0.14	—
3	2.974	2,3-butanediol	2,3-丁二醇	$C_4H_{10}O_2$	—	0.70
4	4.250	1-hexanol	1-己醇	$C_6H_{14}O$	0.66	0.38
5	4.999	1,1-dimethylcyclopropane	1,1-二甲基环丙烷	C_5H_{10}	—	0.08
6	5.624	*α*-thujene	*α*-侧柏烯	$C_{10}H_{16}$	0.28	—
7	5.644	thujene	侧柏烯	$C_{10}H_{16}$	—	0.37
8	5.867	(1*R*)-*α*-pinene	(1*R*)-*α*-蒎烯	$C_{10}H_{16}$	4.4	6.48
9	6.235	camphene	莰烯	$C_{10}H_{16}$	1.23	1.8
10	6.834	1-heptanol	1-庚醇	$C_7H_{16}O$	0.53	0.15
11	6.900	*β*-terpinene	*β*-松油烯	$C_{10}H_{16}$	—	0.14
12	6.979	(1*S*)-*β*-pinene	(1*S*)-*β*-蒎烯	$C_{10}H_{16}$	1.04	0.68
13	7.097	1-hexen-3-ol	1-己烯-3-醇	$C_6H_{12}O$	0.16	—
14	7.314	2,2,3,3-tetramethyl-butane	2,2,3,3-四甲基丁烷	C_8H_{18}	0.28	—
15	7.327	2,2,4,6,6-pentamethyl-heptane	2,2,4,6,6-五甲基庚烷	$C_{12}H_{26}$	—	0.25
16	7.380	*β*-myrcene	*β*-月桂烯	$C_{10}H_{16}$	0.58	—
17	7.399	*β*-pinene	*β*-蒎烯	$C_{10}H_{16}$	—	0.42
18	7.597	octamethyl- cyclotetrasiloxane	八甲基环四硅氧烷	$C_8H_{24}O_4Si_4$	0.13	0.11
19	7.781	octanal	辛烷醛	$C_8H_{16}O$	0.31	0.31
20	8.366	1-methyl-2-cumene	1-甲基-2-异丙基苯	$C_{10}H_{14}$	0.58	—
21	8.379	1-methyl-3-isopropylbenzene	1-甲基-3-异丙基苯	$C_{10}H_{14}$	—	0.14
22	8.484	*dl*-limonene	*dl*-柠檬烯	$C_{10}H_{16}$	1.29	1.23
23	9.826	formicacid octylester	甲酸辛酯	$C_9H_{18}O_2$	1.98	—
24	9.832	1-octanol	1-辛醇	$C_8H_{18}O$	0.17	1.03

续表

序号 No.	保留时间 /min Retention Time/min	化合物名称 Compound Name		分子式 Molecular Formula	相对含量 /% Relative Content /%	
					3年参龄	4年参龄
25	9.957	(3*S*)-3-ethyl-4-methyl-1-pentanol	(3*S*)-3- 乙基 -4- 甲基 -1- 戊醇	$C_8H_{18}O$	—	0.07
26	12.416	2-nonenal	2- 壬醛	$C_9H_{16}O$	0.26	—
27	12.436	3-methylcyclopropyl-methylketone	3- 甲基环丙基甲酮	$C_6H_{10}O$	—	0.10
28	12.600	camphylalcohol	樟脑醇	$C_{10}H_{18}O$	0.13	—
29	12.607	1-borneol	莰醇	$C_{10}H_{18}O$	—	0.11
30	12.758	2-methoxy-3-(1-methylpropyl)-pyrazine	2- 甲氧基 -3-（1- 甲基丙基）吡嗪	$C_9H_{14}N_2O$	0.76	0.57
31	13.008	2-methoxy-3-(2-methylpropyl)-pyrazine	2- 甲氧基 -3-（1- 甲基丙基）吡嗪	$C_9H_{14}N_2O$	0.38	0.28
32	13.199	3-decanone	3- 癸酮	$C_{10}H_{20}O$	0.17	0.11
33	13.475	octanoic acid ethylester	辛酸乙酯	$C_{10}H_{20}O_2$	0.11	0.10
34	13.876	*α*-(hydroxymethyl) benzenepropanoicacid	*α*- 羟甲基苯丙酸	$C_{10}H_{12}O_3$	0.13	—
35	13.883	benzenepentanal	苯戊醛	$C_{11}H_{14}O$	—	0.10
36	13.961	1,3,5-triethylbenzene	1,3,5- 三乙苯	$C_{12}H_{18}$	—	0.10
37	14.251	(6*R*,7*R*)-7-(1*E*)-1-propen-1-ylbicyclo[4.2.0]oct-1-ene	(6*R*,7*R*)-7-(1*E*)-1- 丙烯 -1- 基双环 [4.2.0] 辛 -1- 烯	$C_{11}H_{16}$	0.35	—
38	14.257	1,4,4a,5,6,7-hexahydro-2,3-dimethylnaphthalene	1,4,4a,5,6,7- 六氢 -2,3- 二甲基萘	$C_{12}H_{18}$	—	0.25
39	15.079	5-hydroxy-3-methyl-1-indanone	5- 羟基 -3- 甲基 -1- 茚酮	$C_{10}H_{10}O_2$	1.58	—
40	15.086	2,3,4-trimethylacetophenone	2,3,4- 三甲基苯乙酮	$C_{11}H_{14}O$	—	1.68
41	16.256	(*E*,*E*)-2,4-decadien-1-al	(*E*,*E*)-2,4- 十二烯 -1- 醛	$C_{10}H_{16}O$	0.41	—
42	17.085	dodecamethyl-cyclohexasiloxane	十二甲基环己硅氧烷	$C_{12}H_{36}O_6Si_6$	—	0.15
43	17.203	1,3-dimethyl-5-tert-butyl-2-acetophenone	1,3- 二甲基 -5- 叔丁基 -2- 苯乙酮	$C_{14}H_{20}O$	0.37	0.38
44	17.683	(−)-isolongifolene	(−)- 异长叶烯	$C_{15}H_{24}$	—	1.74
45	17.939	3-vinyltrichlorosilane	3- 乙烯基三氯硅烷	$C_2H_3Cl_3Si$	—	0.17
46	18.196	1,3,5-triisopropylbenzene	1,3,5- 三异丙基苯	$C_{15}H_{24}$	0.24	—
47	18.203	3-(1,1-dimethylethyl)-*α*-methylbenzenepropanal	3-(1,1- 二甲基乙基)-*α*- 甲基苯丙醛	$C_{14}H_{20}O$	—	0.21

续表

序号 No.	保留时间 /min Retention Time/min	化合物名称 Compound Name		分子式 Molecular Formula	相对含量/% Relative Content /%	
					3年参龄	4年参龄
48	18.446	*α*-cubebene	*α*-荜澄茄油烯	$C_{15}H_{24}$	1.44	2.20
49	18.551	dodecamethyl-cyclohexasiloxane	十二甲基环己硅氧烷	$C_{12}H_{36}O_6Si_6$	2.68	—
50	18.571	*β*-panasinsene	*β*-人参烯	$C_{15}H_{24}$	1.37	2.32
51	18.656	1,2,4-triethylbenzene	1,2,4-三乙苯	$C_{12}H_{18}$	0.60	0.55
52	18.775	*β*-cubebene	*β*-荜澄茄油烯	$C_{15}H_{24}$	—	0.37
53	18.821	(−)-*β*-elemene	(−)-*β*-榄香烯	$C_{15}H_{24}$	0.47	0.6
54	18.985	1,2,3,4,5-pentamethylbenzene	1,2,3,4,5-五甲基苯	$C_{11}H_{16}$	—	0.24
55	19.307	*α*-gurjunene	*α*-古芸烯	$C_{15}H_{24}$	1.59	1.37
56	19.524	(−)-aristolene	马兜铃烯	$C_{15}H_{24}$	1.00	—
57	19.537	(−)-alloaromadendrene	(−)-香树烯	$C_{15}H_{24}$	0.22	0.97
58	19.800	3,3,7,7-tetramethyl-5-(2-methyl-1-propenyl)tricyclo[4.1.0.02,4]heptane	3,3,7,7-四甲基-5-(2-甲基-1-丙烯基)三环[4.1.0.02,4]庚烷	$C_{15}H_{24}$	—	0.26
59	19.945	calarene	白菖烯	$C_{15}H_{24}$	11.67	8.25
60	19.984	2-isopropyl-5-methyl-9-methylene-bicyclo[4.4.0]dec-1-ene	2-异丙基-5-甲基-9-亚甲基双环[4.4.0]癸-1-烯	$C_{15}H_{24}$	—	0.77
61	20.386	clovene	丁香三环烯	$C_{15}H_{24}$	3.42	—
62	20.405	(−)-*α*-neoclovene	(−)-*α*-新丁香三环烯	$C_{15}H_{24}$	—	3.37
63	20.576	neoisolongifolene	新异长叶烯	$C_{15}H_{24}$	27.44	0.19
64	20.681	*β*-farnesene	*β*-金合欢烯	$C_{15}H_{24}$	1.37	36.25
65	20.793	*γ*-caryophyllene	*γ*-石竹烯	$C_{15}H_{24}$	0.43	—
66	20.826	caryophyllene	石竹烯	$C_{15}H_{24}$	—	0.43
67	20.925	*β*-neoclovene	*β*-新丁香三环烯	$C_{15}H_{24}$	0.54	0.49
68	20.984	*γ*-selinene	*γ*-芹子烯	$C_{15}H_{24}$	0.32	0.50
69	21.036	*β*-patchoulene	*β*-广藿香烯	$C_{15}H_{24}$	—	0.52
70	21.148	(±)*α*-curcumene	(±)-*α*-姜黄烯	$C_{15}H_{22}$	0.45	0.35
71	21.214	(*Z*)-*β*-farnesene	(*Z*)-*β*-金合欢烯	$C_{15}H_{24}$	0.63	0.40
72	21.299	*α*-selinine	*α*-芹子烯	$C_{15}H_{24}$	—	0.16
73	21.418	*γ*-muurolene	*γ*-摩勒烯	$C_{15}H_{24}$	—	0.19

续表

序号 No.	保留时间 /min Retention Time/min	化合物名称 Compound Name		分子式 Molecular Formula	相对含量/% Relative Content /%	
					3年参龄	4年参龄
74	21.549	(−)-*α*-himachalene	(−)-*α*-雪松烯	$C_{15}H_{24}$	0.87	—
75	21.562	(*Z*)-*α*-bisabolene	(*Z*)-*α*-红没药烯	$C_{15}H_{24}$	—	1.03
76	21.799	(*S*)-*β*-bisabolene	(*S*)-*β*-红没药烯	$C_{15}H_{24}$	14.73	6.80
77	22.095	*δ*-cadinene	*δ*-杜松烯	$C_{15}H_{24}$	2.58	4.05
78	22.266	1,2,3,4,4a,7-hexahydro-1,6-dimethyl-4-(1-methylethyl) naphthalene	1,2,3,4,4a,7-六氢-1,6-二甲基-4-(1-甲基乙基)-萘	$C_{15}H_{24}$	—	0.23
79	22.562	7,8-dihydro-2,3-dimethylpyrrolo[1,2a] thieno[2,3d]pyrimidin-4(6*H*)-one	7,8-二氢-2,3-二甲基吡咯[1,2a]噻吩并[2,3d]嘧啶-4(6*H*)-酮	$C_{11}H_{12}N_2OS$	—	0.17
80	22.825	(6*E*)-nerolidol	(6*E*)-6-橙花叔醇	$C_{15}H_{26}O$.	—	0.43
81	22.825	camphene	莰烯	$C_{15}H_{24}$	0.29	—
82	22.943	(+)-aromadendrene	(+)-香橙烯	$C_{15}H_{24}$	—	0.19
83	23.265	(−)-globulol	(−)-蓝桉醇	$C_{15}H_{26}O$	—	0.25
84	23.266	(+)-viridiflorol	(+)-绿花白千层醇	$C_{15}H_{26}O$	0.41	—
85	23.811	*γ*-selinene	*γ*-芹子烯	$C_{15}H_{24}$	—	0.39
86	23.811	(1*E*,3a*R*,7a*S*)-1-ethylideneoctahydro-7a-methyl-1*H*-indene	(1*E*,3a*R*,7a*S*)-1-亚乙基新辛酸-7a-甲基-1*H*-茚	$C_{12}H_{20}$	0.24	—
87	23.923	diethylaluminiumchloride	二乙基氯化铝	$C_4H_{10}AlCl$	—	0.31
88	24.022	(−)-*β*-chamigrene	(−)-*β*-花柏烯	$C_{15}H_{24}$	0.23	—
89	24.114	4,9-cadinadiene	4,9-杜松二烯	$C_{15}H_{24}$	—	0.21
90	24.252	agarospirol	沉香螺醇	$C_{15}H_{26}O$	—	0.17
91	24.508	hexadecamethyl-cyclooctasiloxane	十六甲基环辛硅氧烷	$C_{16}H_{48}O_8Si_8$	—	0.14
92	24.936	1-bromo-tridecane	1-溴十三烷	$C_{13}H_{27}Br$	1.73	—

注："—"表示未检出。

4.2.6.2 蛟河3年参龄、4年参龄西洋参中挥发性成分结果分析

从表4.6可知，蛟河3年参龄、4年参龄西洋参中共鉴定出92种成分，其中3年参龄西洋参鉴别出55种化合物，占挥发性成分总量的96.31%，相对含量超过1%的有17种。其中相对含量较高的有新异长叶烯（27.44%）、(*S*)-*β*-红没药烯（14.73%）、

白菖烯（11.67%）、(1*R*)-*α*-蒎烯（4.40%）、丁香三环烯（3.42%）占总组分的61.66%。

4年参龄西洋参根中鉴定出68个化合物，占挥发性成分总量的95.29%，相对含量超过1%的有15种。其中相对含量较高的有*β*-金合欢烯（36.25%）、白菖烯（8.25%）、(*S*)-*β*-红没药烯（6.80%）、(1*R*)-*α*-蒎烯（6.48%）、*δ*-杜松烯（4.05%）、(-)-*α*-新丁香三环烯（3.37%），占总组分的66.40%。

4.2.7 桦甸西洋参中挥发性成分结果分析

4.2.7.1 桦甸3年参龄、4年参龄西洋参中挥发性成分及相对含量

桦甸3年参龄、4年参龄西洋参中挥发性成分及相对含量见表4.7。

表4.7 桦甸西洋参中挥发性成分及相对含量

Tab 4.7 The composition of volatile components and its relative contents of Huadian American ginsengs

序号 No.	保留时间/min Retention Time/min	化合物名称 Compound Name		分子式 Molecular Formula	相对含量/% Relative Content /%	
					3年参龄	4年参龄
1	2.836	2-butene	2-丁烯	C_4H_8	0.22	—
2	2.843	2,3-butanediol	2,3-丁二醇	$C_4H_{10}O_2$	0.78	0.74
3	2.889	5-methyl-1-hexene	5-甲基-1-己烯	C_7H_{14}	—	0.38
4	3.125	dimethylsiloxane cyclictrimer	六甲基环三硅氧烷	$C_6H_{18}O_3Si_3$	0.11	—
5	4.204	1-hexanol	1-己醇	$C_6H_{14}O$	0.67	0.67
6	4.881	heptanal	庚醛	$C_7H_{14}O$	0.19	—
7	4.940	1-isoamylene	1-异戊烯	C_5H_{10}	—	0.24
8	5.545	*α*-phellandrene	*α*-水芹烯	$C_{10}H_{16}$	0.17	—
9	5.585	*α*-thujene	*α*-侧柏烯	$C_{10}H_{16}$	—	0.22
10	5.789	(1*R*)-*α*-pinene	(1*R*)-*α*-蒎烯	$C_{10}H_{16}$	3.28	4.71
11	6.176	*dl*-camphene	*dl*-莰烯	$C_{10}H_{16}$	0.87	1.31
12	6.814	1-heptanol	1-庚醇	$C_7H_{16}O$	0.46	0.66
13	6.913	(1*S*)-*β*-pinene	(1*S*)-*β*-蒎烯	$C_{10}H_{16}$	0.37	—
14	6.952	*β*-pinene	*β*-蒎烯	$C_{10}H_{16}$	—	1.08
15	7.077	1-octen-3-ol	1-辛烯-3-醇	$C_8H_{16}O$	—	0.14
16	7.235	sulcatone	甲基庚烯酮	$C_8H_{14}O$	0.26	—
17	7.288	6-methyl-6-hepten-2-one	6-甲基-6-庚烯-2-酮	$C_8H_{14}O$	—	0.21
18	7.327	3-allylcyclohexene	3-烯丙基环己烯	C_9H_{14}	0.39	—
19	7.373	2-pentylfuran	2-戊基呋喃	$C_9H_{14}O$	—	0.38

续表

序号 No.	保留时间 /min Retention Time/min	化合物名称 Compound Name		分子式 Molecular Formula	相对含量 /% Relative Content /%	
					3年参龄	4年参龄
20	7.472	6-methyl-5-hepten-2-ol	6-甲基-5-庚烯-2-醇	$C_8H_{16}O$	—	0.12
21	7.524	(±)-*trans*-pinane	(±)-反-蒎烷	$C_{10}H_{18}$	—	0.15
22	7.735	octanal	辛醛	C_8H_1O	0.83	1.23
23	7.893	(1*S*)-*α*-pinene	(1*S*)-*α*-蒎烯	$C_{10}H_{16}$	1.33	—
24	8.353	*p*-isopropyltoluene	对甲基异丙基苯	$C_{10}H_{14}$	0.25	0.24
25	8.432	(*R*)-(+)-limonene	(*R*)-(+)-柠檬烯	$C_{10}H_{16}$	0.77	—
26	8.465	*dl*-limonene	*dl*-柠檬烯	$C_{10}H_{16}$	—	1.01
27	8.951	benzyl alcohol	苯甲醇	C_7H_8O	0.20	—
28	9.194	2,5,5-trimethyl-1,6-heptadiene	2,5,5-三甲基-1,6-庚二烯	$C_{10}H_{18}$	0.11	—
29	9.234	citronellylformate	甲酸香茅酯	$C_{11}H_{20}O_2$	—	0.14
30	9.352	(2*E*)-2-octenal	(2*E*)-2-辛烯醛	$C_8H_{14}O$	0.15	—
31	9.405	2-hexenal	2-己烯醛	$C_6H_{10}O$	—	0.16
32	9.832	1-octanol	1-辛醇	$C_8H_{18}O$	2.01	3.08
33	9.970	1-decen-3-yne	1-癸烯-3-炔	$C_{10}H_{16}$	0.13	—
34	10.306	1-undecene	1-十一烯	$C_{11}H_{22}$	—	0.16
35	10.713	nonanal	壬醛	$C_9H_{18}O$	0.13	—
36	10.746	(2*E*)-2-hepten-1-ol	(2*E*)-2-庚烯-1-醇	$C_7H_{14}O$	—	0.14
37	12.009	(4*Z*)-4-heptenal	(4*Z*)-4-庚烯醛	$C_7H_{12}O$	0.13	—
38	12.239	decamethyl-cyclopentasiloxane	十甲基环戊硅氧烷	$C_{10}H_{30}O_5Si_5$	—	0.30
39	12.390	2-ethylacrolein	2-乙基丙烯醛	C_5H_8O	0.77	—
40	12.403	(2*E*)-2-nonenal	(2*E*)-壬烯醛	$C_9H_{16}O$	—	0.92
41	12.614	2-borneol	2-莰醇	$C_{10}H_{18}O$	0.17	0.12
42	12.752	2-methoxy-3-(1-methylpropyl) pyrazine	2-甲氧基-3-(1-甲基丙基)吡嗪	$C_9H_{14}N_2O$	0.81	1.02
43	13.002	1-hepten-3-ol	1-庚烯-3-醇	$C_7H_{14}O$	0.38	—
44	13.015	1-nonen-3-ol	1-壬烯-3-醇	$C_9H_{18}O$	—	0.50
45	13.192	3-decanone	3-癸酮	$C_{10}H_{20}O$	0.16	0.22
46	13.468	Octanoic acid ethylester	辛酸乙酯	$C_{10}H_{20}O_2$	—	0.19
47	13.468	*N*-methoxy-*β*-alanine methylester	*N*-甲氧基-*β*-丙氨酸甲酯	$C_5H_{11}NO_3$	0.17	—

续表

序号 No.	保留时间 /min Retention Time/min	化合物名称 Compound Name		分子式 Molecular Formula	相对含量 /% Relative Content /%	
					3年参龄	4年参龄
48	13.547	octanoic acid	辛酸	$C_8H_{16}O_2$	0.13	—
49	13.692	*cis*-1-ethyl-2-methylcyclopentane	顺-1-乙基-2-甲基环戊烷	C_8H_{16}	0.14	—
50	13.948	9-oxabicyclo[3.3.1]nona-2,6-diene	9-氧杂双环[3.3.1]壬-2,6-二烯	$C_8H_{10}O$	—	0.12
51	14.027	(2*E*,4*E*)-nonadienal	(2*E*,4*E*)-壬二烯醛	$C_9H_{14}O$	0.11	—
52	14.244	1,2,3,5,8,8a-hexahydro-7-methylnaphthalene	1,2,3,5,8,8a-六氢-7-甲基萘	$C_{11}H_{16}$	—	0.27
53	15.060	2,3-dihydro-7-hydroxy-3-methyl-1*H*-inden-1-one	2,3-二氢-7-羟基-3-甲基-1*H*-茚-1-酮	$C_{10}H_{10}O_2$	—	1.59
54	15.060	1,4,4a,5,6,7-hexahydro-2,3-dimethylnaphthalene	1,4,4a,5,6,7-六氢-2,3-三甲基萘	$C_{12}H_{18}$	1.47	—
55	15.309	2(*E*)-decenal	2(*E*)-癸烯醛	$C_{10}H_{18}O$	0.11	—
56	15.336	2,3-dimethyl-1-pentene	2,3-二甲基-1-戊烯	C_7H_{14}	—	0.17
57	15.592	(1*S*)-(−)-*cis*-pinane	(1*S*)-(−)-顺-蒎烷	$C_{10}H_{18}$	0.10	—
58	15.632	(±)-lavandulal	(±)-薰衣草醛	$C_{10}H_{16}O$	—	0.22
59	16.230	(*E*,*E*)-2,4-decadienal	(*E*,*E*)-2,4-癸二烯醛	$C_{10}H_{16}O$	1.34	2.38
60	16.861	2,4-decadienal	2,4-癸二烯醛	$C_{10}H_{16}O$	1.64	—
61	17.085	dodecamethyl-cyclohexasiloxane	十二甲基环己硅氧烷	$C_{12}H_{36}O_6Si_6$	—	0.82
62	17.098	2,4-decadien-1-ol	2,4-癸二烯-1-醇	$C_{10}H_{18}O$	0.23	—
63	17.197	1,3,5-tris(isopropyl)benzene	1,3,5-三（异丙基）苯	$C_{15}H_{24}$	0.57	—
64	17.197	(1*R*,3a*S*,7a*S*)-1,2,3,6,7,7a-hexahydro-2,2,4,5-tetramethyl-1,3a-ethano-3a*H*-indene	(1*R*,3a*S*,7a*S*)-1,2,3,6,7,7a-六氢-2,2,4,5-四甲基-1,3a-乙醇-3a*H*-茚	$C_{15}H_{24}$	0.28	0.57
65	17.670	4-(2,7,7-trimethylbicyclo[3.2.0]hept-2-en-1-yl)-3-buten-2-one	4-（2,7,7-三甲基双环[3.2.0]庚-2-烯-1-基）-3-丁烯-2-酮	$C_{14}H_{20}O$	1.36	1.94
66	17.933	1,2,3,4-tetramethyl-5-(3-methylbutyl)benzene	1,2,3,4-四甲基-5-（3-甲基丁基）苯	$C_{15}H_{24}$	0.67	—
67	18.025	2,3-dihydro-4*H*-1-benzoselenin-4-one	2,3-二氢-4*H*-1-苯并硒-4-酮	C_9H_8OSe	0.44	1.12

续表

序号 No.	保留时间 /min Retention Time/min	化合物名称 Compound Name		分子式 Molecular Formula	相对含量/% Relative Content /%	
					3年参龄	4年参龄
68	18.203	3-(3-tertbutylphenyl)-2-methylpropanal	3-（3-叔丁基苯基）-2-甲基丙醛	$C_{14}H_{20}O$	—	0.35
69	18.328	2,3,4,5-tetramethyl-benzaldehyde	2,3,4,5-四甲基苯甲醛	$C_{11}H_{14}O$	—	0.49
70	18.413	(−)-*α*-copaene	(−)-*α*-蒎烯	$C_{15}H_{24}$	0.75	—
71	18.426	*α*-cubebene	*α*-荜澄茄油烯	$C_{15}H_{24}$	—	1.71
72	18.564	*β*-panasinsanene	*β*-人参烯	$C_{15}H_{24}$	3.36	3.70
73	18.643	1,3,5-triethyl-benzene	1,3,5-三乙苯	$C_{12}H_{18}$	0.67	—
74	18.650	1,2-diethyl-3,4-dimethylbenzene	1,2-二乙基-3,4-二甲苯	$C_{12}H_{18}$	—	0.79
75	18.762	(1*E*,6*E*,8*S*)-1-methyl-5-methylene-8-(1-methylethyl)-1,6-cyclodecadiene	（1*E*,6*E*,8*S*）-1-甲基-5-亚甲基-8-（1-甲基乙基）-1,6-环癸二烯	$C_{15}H_{24}$	—	0.31
76	18.814	*β*-elemene	*β*-榄香烯	$C_{15}H_{24}$	0.39	0.40
77	18.972	*p*-isopropyl- benzaldehyde	对异丙基苯甲醛	$C_{10}H_{12}O$	0.27	—
78	18.979	1-ethyl-3-(1-methylethyl) benzene	1-乙基-3-(1-甲基乙基)苯	$C_{11}H_{16}$	—	0.31
79	19.294	(±)-cadinene	(±)-杜松烯	$C_{15}H_{24}$	—	0.83
80	19.307	*β*-maaliene	*β*-橄榄烯	$C_{15}H_{24}$	2.13	—
81	19.524	caryophyllene	石竹烯	$C_{15}H_{24}$	—	0.81
82	19.761	*γ*-maaliene	*γ*-橄榄烯	$C_{15}H_{24}$	0.38	0.28
83	19.906	calarene	白菖烯	$C_{15}H_{24}$	8.95	6.22
84	20.392	clovene	丁香三环烯	$C_{15}H_{24}$	—	4.91
85	20.405	(−)-*δ*-selinene	(−)-*δ*-芹子烯	$C_{15}H_{24}$	5.87	—
86	20.576	*β*-farnesene	*β*-金合欢烯	$C_{15}H_{24}$	25.73	28.29
87	20.793	*γ*-caryophyllene	*γ*-石竹烯	$C_{5}H_{24}$	0.35	0.41
88	20.899	*β*-neoclovene	*β*-新丁香三环烯	$C_{15}H_{24}$	0.78	0.83
89	20.984	1,2,3,4,4a,5,6,7-octahydro-4a,8-dimethyl-2-(1-methylethenyl) naphthalene	1,2,3,4,4a,5,6,7-八氢-4a,8-二甲基-2-（1-甲基乙烯基）萘	$C_{15}H_{24}$	—	0.65
90	20.991	*γ*-selinene	*γ*-芹子烯	$C_{15}H_{24}$	0.51	—
91	21.116	curcumene	姜黄烯	$C_{15}H_{24}$	0.35	0.35
92	21.181	(*Z*)-*β*-farnesene	(*Z*)-*β*-金合欢烯	$C_{15}H_{24}$	0.45	0.46

续表

序号 No.	保留时间 /min Retention Time/min	化合物名称 Compound Name		分子式 Molecular Formula	相对含量 /% Relative Content /%	
					3年参龄	4年参龄
93	21.273	*α*-selinine	*α*-芹子烯	$C_{15}H_{24}$	0.20	—
94	21.457	cycloisolongifolene	环状异长叶烯	$C_{15}H_{24}$	0.40	—
95	21.464	tetradecamethyl-cycloheptasiloxane	十四甲基环庚硅氧烷	$C_{14}H_{42}O_7Si_7$	—	0.78
96	21.543	(*Z*)-*α*-bisabolene	(*Z*)-*α*-红没药烯	C_5H_{24}	—	0.91
97	21.543	2,3-dihydro-4-phenylazete	2,3-二氢-4-苯基氮杂环丁烯	C_9H_9N	1.16	—
98	21.773	(*S*)-*β*-bisabolene	(*S*)-*β*-红没药烯	$C_{15}H_{24}$	10.48	9.74
99	21.937	2-isopropyl-5-methyl-9-methylene-bicyclo[4.4.0]dec-1-ene	2-异丙基-5-甲基-9-亚甲基-双环[4.4.0]癸-1-烯	$C_{15}H_{24}$	—	0.25
100	22.049	*δ*-cadinene	*δ*-杜松烯	$C_{15}H_{24}$	1.23	—
101	22.062	*β*-cadinene	*β*-杜松烯	$C_{15}H_{24}$	—	2.35
102	22.687	(±)-*δ*-selinene	(±)-*δ*-芹子烯	$C_{15}H_{24}$	0.21	—
103	22.818	(*E*)-nerolidol	(*E*)-橙花叔醇	$C_{15}H_{26}O$	0.56	—
104	22.819	nerolidol	橙花叔醇	$C_{15}H_{26}O$	—	0.41
105	22.937	(−)-*α*-himachalene	(−)-*α*-雪松烯	$C_{15}H_{24}$	0.27	—
106	22.983	3-[(3*E*)-4,8-dimethyl-3,7-nonadien-1-yl]furan	3-[(3*E*)-4,8-二甲基-3,7-壬二烯-1-基]呋喃	$C_{15}H_{22}O$	0.23	0.28
107	23.147	caryophyllene oxide	石竹素	$C_{15}H_{24}O$	0.28	—
108	23.259	*β*-humulene	*β*-律草烯	$C_{15}H_{24}$	—	0.30
109	23.266	(−)-globulol	(−)-蓝桉醇	$C_{15}H_{26}O$	0.44	—
110	23.384	hexadecane	十六烷	$C_{16}H_{34}$	0.26	0.27
111	23.700	1-methyl-2-(1-methyl-ethylidene) cyclobutaneacetonitrile	1-甲基-2-（1-甲基亚乙基）环丁烷腈	$C_{10}H_{15}N$	—	0.31
112	23.706	2,6-dimethyl-3-cyclohexenecarboxaldehyde	2,6-二甲基-3-环己烯醛	$C_9H_{14}O$	0.29	—
113	23.772	*β*-selinene	*β*-芹子烯	$C_{15}H_{24}$	0.71	—
114	24.015	*α*-gurjunene	*α*-古芸烯	$C_{15}H_{24}$	0.81	—
115	24.035	10,12-octadecadiynoic acid	10,12-十八碳二炔酸	$C_{18}H_{28}O_2$	—	0.40
116	24.252	*α*-longifolene	*α*-长叶烯	$C_{15}H_{24}$	0.26	—
117	24.252	*α*-elemene	*α*-榄香烯	$C_{15}H_{24}$	0.83	0.23

续表

序号 No.	保留时间 /min Retention Time/min	化合物名称 Compound Name		分子式 Molecular Formula	相对含量 /% Relative Content /%	
					3年参龄	4年参龄
118	24.515	(10*Z*,12*Z*)-10,12-hexadecadienal	（10*Z*,12*Z*）-10,12-十六碳二烯醛	$C_{16}H_{28}O$	0.23	—
119	24.738	(6*E*,10*E*,14*E*,18*E*)-2,6,10,15,19,23-hexamethyl-1,6,10,14,18,22-tetracosahexaen-3-ol	(6*E*,10*E*,14*E*,18*E*)-2,6,10,15,19,23-六甲基-1,6,10,14,18,22-二十四碳六烯-3-醇	$C_{30}H_{50}O$	0.23	—
120	24.936	(−)-6*α*,7*α*-epoxide-9-aristolene-10*β*,15-diol	6*α*,7*α*环氧-9-马兜铃烯-10*β*,15-二醇	$C_{15}H_{24}O_3$	0.23	—
121	25.186	oleic acid	油酸	$C_{18}H_{34}O_2$	0.40	—
122	25.988	myristic acid	肉豆蔻酸	$C_{14}H_{28}O_2$	0.70	—
123	27.572	tridecanoic acid	十三烷酸	$C_{13}H_{26}O_2$	0.24	—
124	27.743	palmitic acid methyl ester	棕榈酸甲酯	$C_{17}H_{34}O_2$	0.35	—
125	27.816	palmitic acid	棕榈酸	$C_{16}H_{32}O_2$	2.44	—

注："—"表示未检出。

4.2.7.2 桦甸3年参龄、4年参龄西洋参中挥发性成分结果分析

从表4.7可知，从桦甸3年参龄、4年参龄西洋参中共鉴定出125种成分，其中3年参龄西洋参鉴别出83种化合物，占挥发性成分总量的99.24%，相对含量超过1%的有16种。其中相对含量较高的有*β*-金合欢烯（25.73%）、(*S*)-*β*-红没药烯（10.48%）、白菖烯（8.95%）、(−)-*δ*-芹子烯（5.87%）、*β*-人参烯（3.36%）及(1*R*)-*α*-蒎烯（3.28%）等，占总挥发性组分的57.67%。

4年参龄西洋参鉴别出71种化合物，占挥发性成分总量的98.20%，相对含量超过1%的有18种。其中相对含量较高的有*β*-金合欢烯（28.29%）、(*S*)-*β*-红没药烯（9.74%）、白菖烯（6.22%）、丁香三环烯（4.91%）、(1*R*)-*α*-蒎烯（4.71%）、*β*-人参烯（3.7%）及1-辛醇（3.08%）等，占总挥发性组分的60.65%。

4.2.8 敦化西洋参中挥发性成分结果分析

4.2.8.1 敦化3年参龄、4年参龄西洋参中挥发性成分及相对含量

敦化3年参龄、4年参龄西洋参中挥发性成分及相对含量见表4.8。

表4.8 敦化西洋参中挥发性成分及相对含量

Tab4.8 The composition of volatile components and its relative contents of Dunhua American ginsengs

序号 No.	保留时间 /min Retention Time/min	化合物名称 Compound Name		分子式 Molecular Formula	相对含量/% Relative Content /%	
					3年参龄	4年参龄
1	2.678	2,3-butanediol	2,3-丁二醇	$C_4H_{10}O_2$	0.39	0.29
2	2.869	(2*R*,3*R*)-butanediol	(2*R*,3*R*)-丁二醇	$C_4H_{10}O_2$	2.82	1.87
3	4.197	1-hexanol	1-己醇	$C_6H_{14}O$	0.76	0.74
4	4.743	styrene	苯乙烯	C_8H_8	—	0.11
5	4.933	3-methyl hexanal	3-甲基己醛	$C_7H_{14}O$	—	0.11
6	4.940	1,1-dimethyl cyclopropane	1,1-二甲基环丙烷	C_5H_{10}	0.13	—
7	5.578	sabinane	桧烷	$C_{10}H_{16}$	0.33	0.17
8	5.775	(1*R*)-*α*-pinene	(1*R*)-*α*-蒎烯	$C_{10}H_{16}$	6.16	2.71
9	6.163	*dl*-camphene	*dl*-莰烯	$C_{10}H_{16}$	1.61	0.71
10	6.807	1-heptanol	1-庚醇	$C_7H_{16}O$	0.41	0.32
11	6.945	(1*S*)-*β*-pinene	(1*S*)-*β*-蒎烯	$C_{10}H_{16}$	2.01	0.75
12	7.070	1-hexen-3-ol	1-己烯-3-醇	$C_6H_{12}O$	1.97	0.12
13	7.287	2-azido-2,3,3-trimethylbutane	2-叠氮基-2,3,3-三甲基丁烷	$C_7H_{15}N_3$	—	0.17
14	7.360	4,4-dimethylcyclopentene	4,4-二甲基环戊烯	C_7H_{12}	—	0.44
15	7.721	octanal	辛醛	$C_8H_{16}O$	0.47	0.56
16	8.346	*p*-isopropyltoluene	对甲基异丙基苯	$C_{10}H_{14}$	—	0.34
17	8.353	*m*-isopropyltoluene	间甲基异丙基苯	$C_{10}H_{14}$	0.30	—
18	8.458	*dl*-limonene	*dl*-柠檬烯	$C_{10}H_{16}$	1.40	0.78
19	9.793	1-octanol	1-辛醇	$C_8H_{18}O$	1.80	1.09
20	9.924	3-methylenepentane	3-亚甲基戊烷	C_6H_{12}	0.16	0.11
21	11.351	phenylethanol	苯乙醇	$C_8H_{10}O$	0.12	—
22	12.410	diallylamine	二烯丙基胺	$C_6H_{11}N$	0.32	—
23	12.410	3-methyl-1-hexene	3-甲基-1-己烯	C_7H_{14}	—	0.36
24	12.594	2-borneol	2-莰醇	$C_{10}H_{18}O$	—	0.16
25	12.594	(±)-isoborneol	(±)异莰醇	$C_{10}H_{18}O$	0.18	—
26	12.745	2-methoxy-3-(1-methylpropyl) pyrazine	2-甲氧基-3-(1-甲基丙基)吡嗪	$C_9H_{14}N_2O$	0.83	0.57
27	13.008	2-methoxy-3-(2-methylpropyl) pyrazine	2-甲氧基-3-(2-甲基丙基)吡嗪	$C_9H_{14}N_2O$	0.37	—

续表

序号 No.	保留时间 /min Retention Time/min	化合物名称 Compound Name		分子式 Molecular Formula	相对含量 /% Relative Content /%	
					3年参龄	4年参龄
28	13.008	2-methoxy-3-methylpyrazine	2-甲氧基-3-甲基吡嗪	$C_6H_8N_2O$	—	0.34
29	13.475	octanoic acid ethylester	辛酸乙酯	$C_{10}H_{20}O_2$	0.19	—
30	13.475	*α*-methyl-butyricacid methylester	*α*-甲基丁酸甲酯	$C_6H_{12}O_2$	—	0.13
31	13.869	(1-methylpentyl)benzene	(1-甲基戊基)苯	$C_{12}H_{18}$	—	0.13
32	13.876	*p*-butyl-benzaldehyde	对丁基苯甲醛	$C_{11}H_{14}O$	0.14	—
33	13.948	7-ethenylbicyclo[4.2.0]oct-1-ene	7-乙烯基双环[4.2.0]-辛-1-烯	$C_{10}H_{14}$	—	0.17
34	14.244	1,4,4a,5,6,7-hexahydro-2,3-dimethylnaphthalene	1,4,4a,5,6,7-六氢-2,3-二甲基萘	$C_{12}H_{18}$	1.37	0.54
35	14.244	(1-ethylbutyl)benzene	(1-乙基丁基)苯	$C_{12}H_{18}$	0.44	—
36	15.079	1-(2,3,4-trimethylphenyl) ethanone	1-(2,3,4-三甲基苯基)乙酮	$C_{11}H_{14}O$	—	2.63
37	16.907	(*E*,*E*)-2,4-decadienal	(*E*,*E*)-2,4-癸二烯醛	$C_{10}H_{16}O$	0.29	0.22
38	17.071	dodecamethyl-cyclohexasiloxane	十二甲基环己硅氧烷	$C_{12}H_{36}O_6Si_6$	—	0.23
39	17.196	(1*R*,3a*S*,7a*S*)-1,2,3,6,7,7a-hexahydro-2,2,4,5-tetramethyl-1,3a-ethano-3a*H*-indene	(1*R*,3a*S*,7a*S*)-1,2,3,6,7,7a-六氢-2,2,4,5-四甲基-1,3a-乙醇-3a*H*-茚	$C_{15}H_{24}$	0.67	0.33
40	17.663	4-(2,7,7-trimethylbicyclo[3.2.0]hept-2-en-1-yl)-3-buten-2-one	4-(2,7,7-三甲基双环[3.2.0]庚-2-烯-1-基)-3-丁烯-2-酮	$C_{14}H_{20}O$	1.68	1.03
41	17.933	3,4-dihydro-4,4,7,8-tetramethyl-2*H*-1-benzopyran-2-one	3,4-二氢-4,4,7,8-四甲基-2*H*-1-苯并吡喃-2-酮	$C_{13}H_{16}O_2$	0.26	—
42	18.032	2,3-dihydro-4*H*-1-benzoselenin-4-one	2,3-二氢-4*H*-1-苯并硒-4-酮	C_9H_8OSe	0.88	—
43	18.196	1,3,5-tris(isopropyl) benzene	1,3,5-三(异丙基)苯	$C_{15}H_{24}$	0.37	—
44	18.406	(−)-*α*-copaene	(−)-*α*-蒎烯	$C_{15}H_{24}$	1.07	0.98
45	18.544	*β*-panasinsanene	*β*-人参烯	$C_{15}H_{24}$	3.50	2.03
46	18.643	1,2,4-triethylbenzene	1,2,4-三乙苯	$C_{12}H_{18}$	0.85	0.49
47	18.814	*β*-elemene	*β*-榄香烯	$C_{15}H_{24}$	0.62	0.63
48	18.972	*p*-isopropyl benzaldehyde	对异丙基苯甲醛	$C_{10}H_{12}O$	0.27	—
49	19.307	*β*-maaliene	*β*-橄榄烯	$C_{15}H_{24}$	2.73	1.38
50	19.386	*α*-gurjunene	*α*-古芸烯	$C_{15}H_{24}$	0.25	0.86

续表

序号 No.	保留时间 /min Retention Time/min	化合物名称 Compound Name		分子式 Molecular Formula	相对含量 /% Relative Content /%	
					3年参龄	4年参龄
51	19.524	(+)-aromadendrene	(+)-香橙烯	$C_{15}H_{24}$	0.55	0.78
52	19.774	*γ*-maaliene	*γ*-橄榄烯	$C_{15}H_{24}$	0.33	0.31
53	19.919	calarene	白菖烯	$C_{15}H_{24}$	9.98	7.45
54	19.958	*α*-panasinsene	*α*-人参烯	$C_{15}H_{24}$	—	0.74
55	19.965	2-isopropyl-5-methyl-9-methylene-bicyclo[4.4.0]dec-1-ene	2-异丙基-5-甲基-9-亚甲基双环[4.4.0]癸-1-烯	$C_{15}H_{24}$	0.92	—
56	20.372	clovene	丁香三环烯	$C_{15}H_{24}$	4.95	2.44
57	20.635	*β*-farnesene	*β*-金合欢烯	$C_{15}H_{24}$	29.94	47.96
58	20.800	*β*-caryophyllene	*β*-石竹烯	$C_{15}H_{24}$	0.49	—
59	20.813	*γ*-caryophyllene	*γ*-石竹烯	$C_{15}H_{24}$	—	0.53
60	20.905	*β*-neoclovene	*β*-新丁香三环烯	$C_{15}H_{24}$	0.72	0.52
61	20.977	*γ*-selinene	*γ*-芹子烯	$C_{15}H_{24}$	0.53	—
62	21.017	caryophyllene	石竹烯	$C_{15}H_{24}$	—	0.50
63	21.115	curcumene	姜黄烯	$C_{15}H_{24}$	0.24	—
64	21.194	(*Z*)-*β*-farnesene	(*Z*)-*β*-金合欢烯	$C_{15}H_{24}$	0.36	0.30
65	21.562	(*Z*)-*α*-bisabolene	(*Z*)-*α*-红没药烯	C_5H_{24}	1.03	1.08
66	21.760	(*S*)-*β*-bisabolene	(*S*)-*β*-红没药烯	$C_{15}H_{24}$	7.58	—
67	22.049	*δ*-cadinene	*δ*-杜松烯	$C_{15}H_{24}$	1.79	1.91
68	22.818	farnesene	金合欢烯	$C_{15}H_{24}$	—	0.49
69	22.818	(*E*)-nerolidol	(*E*)-橙花叔醇	$C_{15}H_{26}O$	0.32	—
70	22.983	3-[(3*E*)-4,8-dimethyl-3,7-nonadien-1-yl]furan	3-[(3*E*)-4,8-二甲基-3,7-壬二烯-1-基]呋喃	$C_{15}H_{22}O$	—	0.22
71	23.265	(−)-globulol	(−)-蓝桉醇	$C_{15}H_{26}O$	0.41	0.38
72	23.805	(±)-*δ*-selinene	(±)-*δ*-芹子烯	$C_{15}H_{24}$	—	0.32
73	23.923	1,1′-(1-methyl-2-pentene-1,5-diyl)*bis*[benzene]	1,1′ -(1-甲基-2-戊烯-1,5-二基)双苯	$C_{18}H_{20}$	—	0.45
74	24.107	*γ*-muurolene	*γ*-衣兰油烯	$C_{15}H_{24}$	—	0.30
75	24.107	1,2,4a,5,6,8a-hexahydro-4,7-dimethyl-1-(1-methylethyl) naphthalene	1,2,4a,5,6,8a-六氢-4,7-二甲基-1-(1-甲基乙基)萘	$C_{15}H_{24}$	0.28	—

注：“—”表示未检出。

4.2.8.2 敦化3年参龄、4年参龄西洋参中挥发性成分结果分析

从表4.8可知，从敦化3年参龄、4年参龄西洋参中共鉴定出75种成分，其中3年参龄西洋参鉴别出54种化合物，占挥发性成分总量的98.54%，相对含量超过1%的有18种。其中相对含量较高的有*β*-金合欢烯（29.94%）、白菖烯（9.98%）、(*S*)-*β*-红没药烯（7.58%）、(1*R*)-*α*-蒎烯（6.16%）、丁香三环烯（4.95%）及*β*-人参烯（3.5%）等，占总挥发性组分的62.11%。

4年参龄西洋参鉴别出55种化合物，占挥发性成分总量的91.28%，相对含量超过1%的有12种。其中相对含量较高的有*β*-金合欢烯（47.96%）及白菖烯（7.45%）等，占总挥发性组分的55.41%。

4.2.9 桦树西洋参中挥发性成分结果分析

4.2.9.1 桦树3年参龄、4年参龄西洋参中挥发性成分及相对含量

桦树3年参龄、4年参龄西洋参中挥发性成分及相对含量见表4.9。

表4.9 桦树西洋参中挥发性成分及相对含量

Tab 4.9 The composition of volatile components and its relative contents of Huashu American ginsengs

序号 No.	保留时间 /min Retention Time/min	化合物名称 Compound Name		分子式 Molecular Formula	相对含量/% Relative Content /%	
					3年参龄	4年参龄
1	2.685	2,3-butanediol	2,3-丁二醇	$C_4H_{10}O_2$	—	0.36
2	2.876	(2*R*,3*R*)-butanediol	(2*R*,3*R*)-丁二醇	$C_4H_{10}O_2$	3.20	1.62
3	4.066	ethylbenzene	乙苯	C_8H_{10}	0.12	—
4	4.217	1,3-dimethylbenzene	1,3-二甲苯	C_8H_{10}	1.38	—
5	4.230	*o*-xylene	邻二甲苯	C_8H_{10}	—	0.41
6	4.736	styrene	苯乙烯	C_8H_8	—	0.33
7	4.736	1,2-dihydrobenzo-cyclobutene	1,2-二氢苯并环丁烯	C_8H_8	0.59	—
8	4.934	(*E*)-2-pentene	(*E*)-2-戊烯	C_5H_{10}	0.38	—
9	5.585	*α*-thujene	*α*-侧柏烯	$C_{10}H_{16}$	0.21	0.19
10	5.782	(1*R*)-*α*-pinene	(1*R*)-*α*-蒎烯	$C_{10}H_{16}$	3.65	3.37
11	6.176	*dl*-camphene	*dl*-莰烯	$C_{10}H_{16}$	1.02	0.86
12	6.814	1-heptanol	1-庚醇	$C_7H_{16}O$	0.53	—
13	6.972	(1*S*)-*β*-pinene	(1*S*)-*β*-蒎烯	$C_{10}H_{16}$	1.25	2.82

续表

序号 No.	保留时间 /min Retention Time/min	化合物名称 Compound Name		分子式 Molecular Formula	相对含量 /% Relative Content /%	
					3年参龄	4年参龄
14	7.077	1-nonen-3-ol	1-壬烯-3-醇	$C_9H_{18}O$	0.13	—
15	7.294	2,2,4,6,6-pentamethylheptane	2,2,4,6,6-五甲基庚烷	$C_{12}H_{26}$	—	0.11
16	7.294	2,2,8-trimethyldecane	2,2,8-三甲基癸烷	$C_{13}H_{28}$	0.23	—
17	7.353	(*Z*)-*β*-ocimene	(*Z*)-*β*-罗勒烯	$C_{10}H_{16}$	—	0.41
18	7.360	*β*-pinene	*β*-蒎烯	$C_{10}H_{16}$	0.51	—
19	7.728	octanal	辛醛	$C_8H_{16}O$	0.81	—
20	7.728	3-methyl-1-pentene	3-甲基-1-戊烯	C_6H_{12}	—	0.26
21	7.925	1-isopropyl-4-methyl-1,4-cyclohexadiene	1-异丙基-4-甲基-1,4-环己二烯	$C_{10}H_{16}$	—	2.14
22	7.925	(1*S*)-*α*-pinene	(1*S*)-*α*-蒎烯	$C_{10}H_{16}$	1.98	—
23	8.353	*p*-isopropyltoluene	对甲基异丙基苯	$C_{10}H_{14}$	0.32	—
24	8.353	1-isopropyl-2-methylbenzene	1-异丙基-2-甲基苯	$C_{10}H_{14}$	—	0.27
25	8.465	(*R*)-(+)-limonene	(*R*)-(+)-柠檬烯	$C_{10}H_{16}$	1.08	1.05
26	9.799	1-octanol	1-辛醇	$C_8H_{18}O$	2.77	1.21
27	11.358	phenylethanol	苯乙醇	$C_8H_{10}O$	—	0.11
28	12.239	decamethyl-cyclopentasiloxane	十甲基环戊硅氧烷	$C_{10}H_{30}O_5Si_5$	0.21	—
29	12.410	2-nonenal	2-壬烯醛	$C_9H_{16}O$	0.40	—
30	12.594	2-borneol	2-莰醇	$C_{10}H_{18}O$	0.21	0.1
31	12.752	2-methoxy-3-(1-methylpropyl) pyrazine	2-甲氧基-3-(1-甲基丙基)吡嗪	$C_9H_{14}N_2O$	0.79	0.53
32	13.002	2-methoxy-3-(2-methylpropyl) pyrazine	2-甲氧基-3-(2-甲基丙基)吡嗪	$C_9H_{14}N_2O$	—	0.29
33	13.008	2-methoxy-3-methyl pyrazine	2-甲氧基-3-甲基吡嗪	$C_6H_8N_2O$	0.48	—
34	13.192	3-decanone	3-癸酮	$C_{10}H_{20}O$	0.18	—
35	13.468	octanoic acid ethylester	辛酸乙酯	$C_{10}H_{20}O_2$	0.19	0.11
36	13.876	1-vinyladamantane	1-乙烯基金刚烷	$C_{12}H_{18}$	—	0.11
37	13.948	1,3-diisopropyl benzene	1,3-二异丙基苯	$C_{12}H_{18}$	0.21	—
38	14.244	(1-methylpentyl) benzene	（1-甲基戊基）苯	$C_{12}H_{18}$	—	0.24
39	14.244	1,2,3,5,8,8a-hexahydro-7-methylnaphthalene	1,2,3,5,8,8a-六氢-7-甲基萘	$C_{11}H_{16}$	0.29	—
40	15.060	1,4,4a,5,6,7-hexahydro-2,3-dimethyl naphthalene	1,4,4a,5,6,7-六氢-2,3-二甲基萘	$C_{12}H_{18}$	—	1.3

续表

序号 No.	保留时间 /min Retention Time/min	化合物名称 Compound Name		分子式 Molecular Formula	相对含量/% Relative Content /%	
					3年参龄	4年参龄
41	15.079	5-hydroxy-3-methyl-1-indanone	5-羟基-3-甲基-1-茚酮	$C_{10}H_{10}O_2$	2.87	—
42	16.276	(*E*,*E*)-2,4-decadienal,	(*E*,*E*)-2,4-癸二烯醛	$C_{10}H_{16}O$	0.16	—
43	16.920	2,4-decadienal	2,4-癸二烯醛	$C_{10}H_{16}O$	0.33	—
44	17.085	dodecamethyl-cyclohexasiloxane	十二甲基环己硅氧烷	$C_{12}H_{36}O_6Si_6$	0.62	—
45	17.197	1-[4-(1,1-dimethylethyl)-2,6-dimethylphenyl] ethanone	1-[4-(1,1-二甲基乙基)-2,6-二甲基苯基]乙酮	$C_{14}H_{20}O$	—	0.21
46	17.197	(1*R*,3a*S*,7a*S*)-1,2,3,6,7,7a-hexahydro-2,2,4,5-tetramethyl-1,3a-ethano-3a*H*-indene	(1*R*,3a*S*,7a*S*)-1,2,3,6,7,7a-六氢-2,2,4,5-四甲基-1,3a-乙醇-3a*H*-茚	$C_{15}H_{24}$	0.47	—
47	17.657	4-(2,7,7-trimethylbicyclo[3.2.0]hept-2-en-1-yl)-3-buten-2-one	4-(2,7,7-三甲基双环[3.2.0]庚-2-烯-1-基)-3-丁烯-2-酮	$C_{14}H_{20}O$	1.73	0.56
48	17.940	(9*S*,9a*S*)-2,3,5,6,7,8,9,9a-octahydro-5,5,9-trimethyl-3-methylene-1*H*-benzocycloheptene	(9*S*,9a*S*)-2,3,5,6,7,8,9,9a-八氢-5,5,9-三甲基-3-亚甲基-1*H*-苯并环庚烯	$C_{15}H_{24}$	0.24	—
49	18.196	1,3,5-tris(isopropyl)-benzene	1,3,5-三(异丙基)苯	$C_{15}H_{24}$	0.31	—
50	18.321	isolongifolene	异长叶烯	$C_{15}H_{24}$	—	0.23
51	18.420	(−)-*α*-copaene	(−)-*α*-蒎烯	$C_{15}H_{24}$	1.44	—
52	18.538	*β*-panasinsanene	*β*-人参烯	$C_{15}H_{24}$	3.62	1.66
53	18.637	1,3,5-triethyl-benzene	1,3,5-三乙苯	$C_{12}H_{18}$	—	0.39
54	18.643	1,2,4-triethylbenzene	1,2,4-三乙苯	$C_{12}H_{18}$	0.71	—
55	18.821	1-ethenyl-1-methyl-2,4-*bis*(1-methylethenyl)-cyclohexane	1-乙烯-1-甲基-2,4-双(1-甲基乙烯基)环己烷	$C_{15}H_{24}$	0.45	0.59
56	18.979	1-ethyl-4-(1-methylethyl)-benzene	1-乙基-4-(1-甲基乙基)苯	$C_{11}H_{16}$	0.30	—
57	19.301	*β*-maaliene	*β*-橄榄烯	$C_{15}H_{24}$	1.21	—
58	19.307	*β*-cadinene	*β*-杜松烯	$C_{15}H_{24}$	—	1.11
59	19.518	(−)-aristolene	(−)-马兜铃烯	$C_{15}H_{24}$	—	0.67
60	19.524	(−)-seychellene	(−)-西车烯	$C_{15}H_{24}$	0.96	—
61	19.774	*γ*-maaliene	*γ*-橄榄烯	$C_{15}H_{24}$	0.31	0.21
62	19.925	calarene	白菖烯	$C_{15}H_{24}$	10.06	7.36

续表

序号 No.	保留时间 /min Retention Time/min	化合物名称 Compound Name		分子式 Molecular Formula	相对含量/% Relative Content /%	
					3年参龄	4年参龄
63	19.958	α-panasinsene	α-人参烯	$C_{15}H_{24}$	—	0.63
64	20.399	α-neoclovene	α-新丁香三环烯	$C_{15}H_{24}$	5.26	—
65	20.662	β-farnesene	β-金合欢烯	$C_{15}H_{24}$	37.08	52.74
66	20.793	γ-caryophyllene	γ-石竹烯	C_5H_{24}	0.47	—
67	20.813	4-ethenyl-4,8,8-trimethyl-2-methylenebicyclo[5.2.0]nonane	4-乙烯基-4,8,8-三甲基-2-亚甲基双环[5.2.0]壬烷	$C_{15}H_{24}$	—	0.34
68	20.912	β-neoclovene	β-新丁香三环烯	$C_{15}H_{24}$	0.74	0.38
69	20.984	1,2,3,4,4a,5,6,7-octahydro-4a,8-dimethyl-2-(1-methylethenyl)naphthalene	1,2,3,4,4a,5,6,7-八氢-4a,8-二甲基-2-(1-甲基乙烯基)萘	$C_{15}H_{24}$	0.54	—
70	21.030	γ-selinene	γ-芹子烯	$C_{15}H_{24}$	—	0.30
71	21.142	curcumene	姜黄烯	$C_{15}H_{24}$	0.36	0.26
72	21.207	(Z)-β-farnesene	(Z)-β-金合欢烯	$C_{15}H_{24}$	0.48	0.39
73	21.464	tetradecamethyl-cycloheptasiloxane	十四甲基环庚硅氧烷	$C_{14}H_{42}O_7Si_7$	0.59	—
74	21.471	(−)-alloaromadendrene	香树烯	$C_{15}H_{24}$	0.47	0.35
75	21.536	1,2,4aβ,5,6,8aβ-hexahydro-1β-isopropyl-4,7-dimethyl-naphthalene	1,2,4aβ,5,6,8aβ-六氢-1β-异丙基-4,7-二甲基萘	$C_{15}H_{24}$	1.23	—
76	21.569	(Z)-α-bisabolene	(Z)-α-红没药烯	C_5H_{24}	—	0.87
77	21.780	(S)-β-bisabolene	(S)-β-红没药烯	$C_{15}H_{24}$	—	7.90
78	22.049	β-sesquiphellandrene	β-倍半水芹烯	$C_{15}H_{24}$	—	1.19
79	22.056	δ-cadinene	δ-杜松烯	$C_{15}H_{24}$	1.95	—
80	22.819	(E)-nerolidol	(E)-橙花叔醇	$C_{15}H_{26}O$	0.37	—
81	22.825	farnesene	金合欢烯	$C_{15}H_{24}$	—	0.23
82	23.259	(+)-ledene	(+)-喇叭烯	$C_{15}H_{24}$	0.25	—
83	23.266	γ-gurjunene	γ-古芸烯	$C_{15}H_{24}$	—	0.24
84	23.384	hexadecane	十六烷	$C_{16}H_{34}$	0.22	0.23
85	24.028	azidobenzene	叠氮苯	$C_6H_5N_3$	0.87	—
86	24.035	diethyl aluminumchloride	二乙基氯化铝	$C_4H_{10}AlCl$	—	0.60

注："—" 表示未检出。

4.2.9.2 桦树3年参龄、4年参龄西洋参中挥发性成分结果分析

从表4.9可知，从桦树3年参龄、4年参龄西洋参中共鉴定出86种成分，其中3年参龄西洋参鉴别出59种化合物，占挥发性成分总量的99.79%，相对含量超过1%的有18种。其中相对含量较高的有*β*-金合欢烯（37.08%）、白菖烯（10.06%）、*α*-新丁香三环烯（5.26%）、(1*R*)-*α*-蒎烯（3.65%）、*β*-人参烯（3.62%）及(2*R*,3*R*)-丁二醇（3.20%）等，占总挥发性组分的62.87%。

桦树4年参龄西洋参鉴别出48种化合物，占挥发性成分总量的97.84%，相对含量超过1%的有13种。其中相对含量较高的有*β*-金合欢烯（52.74%）、(*S*)-*β*-红没药烯（7.90%）、白菖烯（7.36%）及(1*R*)-*α*-蒎烯（3.37%）等，占总挥发性组分的71.37%。

4.2.10 新宾西洋参中挥发性成分结果分析

4.2.10.1 新宾3年参龄、4年参龄西洋参中挥发性成分及相对含量

新宾3年参龄、4年参龄西洋参中挥发性成分及相对含量见表4.10。

表4.10 新宾西洋参中挥发性成分及相对含量

Tab 4.10 The composition of volatile components and its relative contents of Xinbin American ginsengs

序号 No.	保留时间 /min Retention Time/min	化合物名称 Compound Name		分子式 Molecular Formula	相对含量/% Relative Content /%	
					3年参龄	4年参龄
1	2.876	4-pentenal	4-戊烯醛	C_5H_8O	0.22	—
2	2.987	2,3-butanediol	2,3-丁二醇	$C_4H_{10}O_2$	0.73	2.91
3	3.204	dimethylsiloxane cyclictrimer	六甲基环三硅氧烷	$C_6H_{18}O_3Si_3$	—	0.16
4	4.217	1-hexanol	1-己醇	$C_6H_{14}O$	0.41	0.21
5	4.927	(2*E*)-2-octenal	(2*E*)-2-辛烯醛	$C_8H_{14}O$	0.13	—
6	5.598	*α*-thujene	*α*-侧柏烯	$C_{10}H_{16}$	0.20	0.34
7	5.782	(1*R*)-*α*-pinene	(1*R*)-*α*-蒎烯	$C_{10}H_{16}$	4.73	1.44
8	6.176	*dl*-camphene	*dl*-莰烯	$C_{10}H_{16}$	—	0.33
9	6.176	(−)-camphene	(−)-莰烯	$C_{10}H_{16}$	1.24	—
10	6.255	2-ethyl-3-methoxypyrazine	2-乙基-3-甲氧基吡嗪	$C_7H_{10}N_2O$	—	0.14
11	6.808	1-heptanol	1-庚醇	$C_7H_{16}O$	0.25	—
12	6.873	sabenene	桧烯	$C_{10}H_{16}$	—	1.46
13	6.952	(1*S*)-*β*-pinene	(1*S*)-*β*-蒎烯	$C_{10}H_{16}$	1.15	0.32
14	7.281	2-methyl-1-propene	2-甲基-1-丙烯	C_4H_8	0.11	—

续表

序号 No.	保留时间 /min Retention Time/min	化合物名称 Compound Name		分子式 Molecular Formula	相对含量/% Relative Content /%	
					3年参龄	4年参龄
15	7.360	2-pentylfuran	2-戊基呋喃	$C_9H_{14}O$	0.24	—
16	7.373	*β*-terpinene	*β*-松油烯	$C_{10}H_{16}$	—	1.84
17	7.557	octamethyl-cyclotetrasiloxanes	八甲基环四硅氧烷	$C_8H_{24}O_4Si_4$	—	0.17
18	7.728	octanal	辛醛	$C_8H_{16}O$	0.56	0.20
19	7.919	(1*S*)-3-carene	(1*S*)-3-蒈烯	$C_{10}H_{16}$	—	1.27
20	8.346	*p*-isopropyltoluene	对甲基异丙基苯	$C_{10}H_{14}$	—	0.16
21	8.346	1-isopropyl-2-methylbenzene	1-异丙基-2-甲基苯	$C_{10}H_{14}$	0.16	—
22	8.465	(*R*)-(+)-limonene	(*R*)-(+)-柠檬烯	$C_{10}H_{16}$	0.91	0.67
23	8.537	1,8-cineole	1,8-桉叶素	$C_{10}H_{18}O$	—	0.14
24	9.359	1-isopropyl-4-methyl-1,4-cyclohexadiene	1-异丙基-4-甲基-1,4-环己二烯	$C_{10}H_{16}$	—	0.17
25	9.799	1-octanol	1-辛醇	$C_8H_{18}O$	1.34	0.92
26	9.977	1,5-decadiyne	1,5-癸二炔	$C_{10}H_{14}$	0.15	0.22
27	10.056	(4*Z*)-4-decen-6-yne	(4*Z*)-4-癸烯-6-炔	$C_{10}H_{16}$	0.07	—
28	10.240	*α*-terpinolene	*α*-松油烯	$C_{10}H_{16}$	—	0.11
29	10.634	(±)-linalool	(±)-芳樟醇	$C_{10}H_{18}O$	—	0.53
30	11.765	1,2,4-triethylbenzene	1,2,4-三乙苯	$C_{12}H_{18}$	—	0.68
31	12.245	decamethyl-cyclopentasiloxane	十甲基环戊硅氧烷	$C_{10}H_{30}O_5Si_5$	—	1.41
32	12.403	diphosphoricacid diisooctyleste	二磷酸二异辛酯	$C_{16}H_{36}O_7P_2$	0.35	—
33	12.594	2-borneol	2-莰醇	$C_{10}H_{18}O$	0.13	—
34	12.752	2-methoxy-3-(1-methylpropyl) pyrazine	2-甲氧基-3-(1-甲基丙基)吡嗪	$C_9H_{14}N_2O$	0.67	0.24
35	13.008	1-octen-3-ol	1-辛烯-3-醇	$C_8H_{16}O$	0.28	—
36	13.015	2-methoxy-3-(2-methylpropyl) pyrazine	2-甲氧基-3-(2-甲基丙基)吡嗪	$C_9H_{14}N_2O$	—	0.12
37	13.192	3-decanone	3-癸酮	$C_{10}H_{20}O$	0.12	—
38	13.337	(±)-*α*-terpineol	(±)-*α*-松油醇	$C_{10}H_{18}O$	—	0.23
39	13.468	octanoic acid ethylester	辛酸乙酯	$C_{10}H_{20}O_2$	0.11	—
40	13.876	isopinocampheol	异松蒎醇	$C_{10}H_{18}O$	0.07	—
41	14.100	7-methoxycitronellal	7-甲氧基香茅醛	$C_{11}H_{22}O_2$	—	0.24
42	14.251	(1-ethylbutyl)benzene	(1-乙基丁基)苯	$C_{12}H_{18}$	—	0.15

续表

序号 No.	保留时间 /min Retention Time/min	化合物名称 Compound Name		分子式 Molecular Formula	相对含量 /% Relative Content /%	
					3年参龄	4年参龄
43	15.053	1,4,4a,5,6,7-hexahydro-2,3-dimethylnaphthalene	1,4,4a,5,6,7-六氢-2,3-二甲萘	$C_{12}H_{18}$	0.51	0.42
44	15.165	(*E*)-nerol	(*E*)-橙花醇	$C_{10}H_{18}O$	—	0.80
45	15.349	3-methyl-1-hexene	3-甲基-1己烯	C_7H_{14}	0.07	—
46	15.559	9-methyltetracyclo[7.3.1.$0^{2.7}$.$1^{7.11}$]tetradecane	9-甲基四环[7.3.1.$0^{2.7}$.$1^{7.11}$]-十四烷	$C_{15}H_{24}$	—	0.22
47	15.625	3-butyl-4-chlorotetrahydro-2*H*-pyran	3-丁基-4-氯四氢-2*H*-吡喃	$C_9H_{17}ClO$	0.14	—
48	16.237	4-methyl-2-(2-propen-1-yl) phenol	4-甲基-2-(2-丙烯基-1-基)苯酚	$C_{10}H_{12}O$	—	0.38
49	16.401	*α*-cubebene	*α*-荜澄茄油烯	$C_{15}H_{24}$	—	0.42
50	16.868	(*E*,*E*)-2,4-decadienal	(*E*,*E*)-2,4-癸二烯醛	$C_{10}H_{16}O$	1.14	—
51	17.091	dodecamethyl-cyclohexasiloxane	十二甲基环己硅氧烷	$C_{12}H_{36}O_6Si_6$	—	2.08
52	17.105	*trans*-hexadecanoicacid,2-pentadecyl-1,3-dioxan-5-ylester	反-十六烷酸-乙-十五烷-1,3-氧六环-5-酯	$C_{35}H_{68}O_4$	0.23	—
53	17.203	(1*R*,3a*S*,7a*S*)-1,2,3,6,7,7a-hexahydro-2,2,4,5-tetramethyl-1,3a-ethano-3a*H*-indene	(1*R*,3a*S*,7a*S*)-1,2,3,6,7,7a-六氢-2,2,4,5-四甲基-1,3a-乙醇-3a*H*-茚	$C_{15}H_{24}$	0.77	—
54	17.302	(−)-*α*-copaene	(−)-*α*-蒎烯	$C_{15}H_{24}$	0.52	0.55
55	17.591	*N*,*N*-dimethyl-2-benzoxazolamine	*N*,*N*-二甲基-2-苯并噁唑胺	$C_9H_{10}N_2O$	—	0.21
56	17.677	isolongifolene	异长叶烯	$C_{15}H_{24}$	—	0.44
57	17.683	4-(2,7,7-trimethylbicyclo[3.2.0]hept-2-en-1-yl)-3-buten-2-one	4-(2,7,7-三甲基双环[3.2.0]庚-2-烯-1-基)-3-丁烯-2-酮	$C_{14}H_{20}O$	1.63	—
58	17.907	(+)-aromadendrene	(+)-香橙烯	C_5H_{24}	0.26	0.54
59	18.203	1-(2,4,5-triethylphenyl)-Ethanone	1-(2,4,5-三乙基苯基)乙酮	$C_{14}H_{20}O$	0.33	—
60	18.334	2-(3-isopropyl-4-methyl-pent-3-en-1-ynyl)-2-methyl-cyclobutanone	2-(3-异丙基-4-甲基-戊-3-烯-1-炔基)-2-甲基-环丁酮	$C_{14}H_{20}O$	0.56	—
61	18.406	*β*-maaliene	*β*-橄榄烯	$C_{15}H_{24}$	—	1.04
62	18.538	*β*-panasinsanene	*β*-人参烯	$C_{15}H_{24}$	4.05	0.69
63	18.656	(−)-aristolene	(−)-马兜铃烯	$C_{15}H_{24}$	—	0.56

续表

序号 No.	保留时间 /min Retention Time/min	化合物名称 Compound Name		分子式 Molecular Formula	相对含量 /% Relative Content /%	
					3年参龄	4年参龄
64	18.663	1,3,5-triethyl-Benzene	1,3,5-三乙苯	$C_{12}H_{18}$	0.95	—
65	18.821	1-ethenyl-1-methyl-2,4-bis(1-methylethenyl)cyclohexane	1-乙烯基-1-甲基-2,4-双(1-甲基乙烯基)环己烷	$C_{15}H_{24}$	—	0.30
66	18.827	*β*-elemene	*β*-榄香烯	$C_{15}H_{24}$	0.58	—
67	18.992	pentamethyl-benzene	五甲苯	$C_{11}H_{16}$	0.34	—
68	19.195	*α*-panasinsene	*α*-人参烯	$C_{15}H_{24}$	—	0.66
69	19.294	*α*-gurjunene	*α*-古芸烯	$C_{15}H_{24}$	1.35	0.66
70	19.531	(−)-alloaromadendrene	香树烯	$C_{15}H_{24}$	0.90	—
71	19.643	3,3,7,7-tetramethyl-5-(2-methyl-1-propen-1-yl) tricyclo[4.1.0.0^{2,4}]heptane	3,3,7,7-四甲基-5-(2-甲基-1-丙烯-1-基)三环[4.1.0.0^{2,4}]庚烷	$C_{15}H_{24}$	—	1.26
72	19.761	*α*-caryophyllene	*α*-石竹烯	$C_{15}H_{24}$	—	0.59
73	19.906	calarene	白菖烯	$C_{15}H_{24}$	8.21	6.92
74	20.142	(9*S*,9a*S*)-2,3,5,6,7,8,9,9a-octahydro-5,5,9-trimethyl-3-methylene-1*H*-benzocycloheptene	(9*S*,9a*S*)-2,3,5,6,7,8,9,9a-八氢-5,5,9-三甲基-3-亚甲基-1*H*-苯并环庚烯	$C_{15}H_{24}$	0.21	—
75	20.241	(1*E*,6*E*,8*S*)-1-methyl-5-methylene-8-(1-methylethyl)-1,6-cyclodecadiene	(1*E*,6*E*,8*S*)-1-甲基-5-亚甲基-8-(1-甲基乙基)-1,6-环癸二烯	$C_{15}H_{24}$	0.14	0.45
76	20.353	*α*-neoclovene	*α*-新丁香三环烯	$C_{15}H_{24}$	—	0.64
77	20.438	*γ*-maaliene	*γ*-橄榄烯	$C_{15}H_{24}$	9.37	—
78	20.524	*β*-farnesene	*β*-金合欢烯	$C_{15}H_{24}$	29.26	38.51
79	20.714	curcumene	姜黄烯	$C_{15}H_{24}$	0.39	0.22
80	20.767	*γ*-caryophyllene	*γ*-石竹烯	$C_{5}H_{24}$	—	0.54
81	20.885	*β*-neoclovene	*β*-新丁香三环烯	$C_{15}H_{24}$	0.97	0.20
82	21.030	1,2,3,4,4a,5,6,7-octahydro-4a,8-dimethyl-2-(1-methylethenyl)naphthalene	1,2,3,4,4a,5,6,7-八氢-4a,8-二甲基-2-(1-甲基乙烯基)萘	$C_{15}H_{24}$	0.72	—
83	21.037	*α*-longipinene	*α*-长叶蒎烯	$C_{15}H_{24}$	—	0.47
84	21.168	*γ*-muurolene	*γ*-衣兰油烯	$C_{15}H_{24}$	—	0.28
85	21.214	(*Z*)-*β*-farnesene	(*Z*)-*β*-金合欢烯	$C_{15}H_{24}$	0.48	—
86	21.418	*α*-zingiberene	*α*-姜烯	$C_{15}H_{24}$	0.16	—

续表

序号 No.	保留时间 /min Retention Time/min	化合物名称 Compound Name		分子式 Molecular Formula	相对含量/% Relative Content /%	
					3年参龄	4年参龄
87	21.549	(*Z*)-*α*-bisabolene	(*Z*)-*α*-红没药烯	C_5H_{24}	0.86	1.17
88	21.734	(*S*)-*β*-bisabolene	(*S*)-*β*-红没药烯	$C_{15}H_{24}$	11.77	11.87
89	21.832	2,4-*bis*(1,1-dimethylethyl) phenol	2，4-双(1,1-二甲基乙基)苯酚	$C_{14}H_{22}O$	—	0.52
90	21.970	bicyclosesquiphellandrene	二环倍半水芹烯	$C_{15}H_{24}$	0.16	—
91	22.029	*δ*-cadinene	*δ*-杜松烯	$C_{15}H_{24}$	1.31	1.01
92	22.450	(±)-aromadendrene	(±)-香橙烯	$C_{15}H_{24}$	0.16	—
93	22.674	*β*-caryophyllene	*β*-石竹烯	$C_{15}H_{24}$	0.45	0.42
94	22.687	*α*-caryophyllenealcohol	*α*-石竹烯醇	$C_{15}H_{26}O$	0.16	—
95	22.819	*α*-selinine	*α*-芹子烯	$C_{15}H_{24}$	0.85	0.33
96	22.825	(*E*)-nerolidol	(*E*)-橙花叔醇	$C_{15}H_{26}O$	0.51	—
97	22.989	3-[(3*E*)-4,8-dimethyl-3,7-nonadien-1-yl]furan	3-[(3*E*)-4,8-二甲基-3,7-壬二烯-1-基]呋喃	$C_{15}H_{22}O$	0.36	—
98	23.081	(−)-globulol	(−)-蓝桉醇	$C_{15}H_{26}O$	—	0.31
99	23.266	*γ*-gurjunene	*γ*-古芸烯	$C_{15}H_{24}$	0.47	0.36
100	23.391	hexadecane	十六烷	$C_{16}H_{34}$	0.25	—
101	23.706	(1*R*,3*E*,7*E*,11*R*)-1,5,5,8-tetramethyl-12-oxabicyclo[9.1.0]dodeca-3,7-diene	(1*R*,3*E*,7*E*,11*R*)-1,5,5,8-四甲基-12-氧杂双环[9.1.0]十二烷-3,7-二烯	$C_{15}H_{24}O$	0.34	—
102	23.765	*α*-longifolene	*α*-长叶烯	$C_{15}H_{24}$	—	0.19
103	23.772	*β*-selinene	*β*-芹子烯	$C_{15}H_{24}$	0.61	—
104	23.949	1,2-benzisoxazole	1,2-苯并异噁唑	C_7H_5NO	—	1.66
105	24.022	azidobenzene	叠氮苯	$C_6H_5N_3$	—	1.26
106	24.252	(+)-ledene	(+)-喇叭烯	$C_{15}H_{24}$	0.18	—
107	24.515	(10*Z*,12*Z*)-10,12-hexadecadienal	(10*Z*,12*Z*)-10,12-十六二烯醛	$C_{16}H_{28}O$	0.15	—
108	24.942	*diepi*-*α*-cedreneepoxide	差向-*α*-环氧柏木烷	$C_{15}H_{24}O$	0.23	—
109	27.533	palmitelaidic acid methy lester	反-棕榈酸油酸甲酯	$C_{17}H_{32}O_2$	0.21	0.30
110	27.750	palmitic acid methylester	棕榈酸甲酯	$C_{17}H_{34}O_2$	—	0.34
111	28.263	ethyl-9-hexadecenoate	9-十六碳烯酸乙酯	$C_{18}H_{34}O_2$	—	0.28

注：“—”表示未检出。

4.2.10.2 新宾3年参龄、4年参龄西洋参中挥发性成分结果分析

从表4.10可知，从新宾3年参龄、4年参龄西洋参中共鉴定出111种成分，其中3年参龄西洋参鉴别出69种化合物，占挥发性成分总量的97.60%，相对含量超过1%的有13种。其中相对含量较高的有β-金合欢烯(29.26%)、(S)-β-红没药烯(11.77%)、γ-橄榄烯(9.37%)、白菖烯(8.21%)、(1R)-α-蒎烯(4.73%)及β-人参烯(4.05%)等，占总挥发性组分的67.39%。

4年参龄西洋参鉴别出69种化合物，占挥发性成分总量的96.85%，相对含量超过1%的有16种。其中相对含量较高的有β-金合欢烯(38.51%)、(S)-β-红没药烯(11.87%)及白菖烯(6.92%)等，占总挥发性组分的57.30%。

4.2.11 绥化西洋参中挥发性成分结果分析

4.2.11.1 绥化3年参龄、4年参龄西洋参中挥发性成分及相对含量

绥化3年参龄、4年参龄西洋参中挥发性成分及相对含量见表4.11。

表4.11 绥化西洋参中挥发性成分及相对含量

Tab 4.11 The composition of volatile components and its relative contents of Suihua American ginsengs

序号 No.	保留时间 /min Retention Time/min	化合物名称 Compound Name		分子式 Molecular Formula	相对含量/% Relative Content /%	
					3年参龄	4年参龄
1	2.750	1,3-butanediol	1,3-丁二醇	$C_4H_{10}O_2$	0.16	—
2	2.915	2,3-butanediol	2,3-丁二醇	$C_4H_{10}O_2$	1.58	0.87
3	4.236	1-hexanol	1-己醇	$C_6H_{14}O$	0.41	0.35
4	4.769	1,2-dihydrobenzo cyclobutene	1,2-二氢苯并环丁烯	C_8H_8	0.17	—
5	5.611	sabinane	桧烷	$C_{10}H_{16}$	0.21	—
6	5.801	(1R)-α-pinene	(1R)-α-蒎烯	$C_{10}H_{16}$	3.33	1.74
7	6.196	(−)-camphene	(−)-莰烯	$C_{10}H_{16}$	0.86	0.45
8	6.834	1-heptanol	1-庚醇	$C_7H_{16}O$	0.35	0.29
9	6.965	(1S)-β-pinene	(1S)-β-蒎烯	$C_{10}H_{16}$	0.70	—
10	6.972	β-pinene	β-蒎烯	$C_{10}H_{16}$	—	0.44
11	7.301	4-ethyl-2,2,6,6-tetramethyl heptane	4-乙基-2,2,6,6-四甲基庚烷	$C_{13}H_{28}$	0.26	—
12	7.307	2,2,5-trimethyldecane	2,2,5-三甲基癸烷	$C_{13}H_{28}$	—	0.15

续表

序号 No.	保留时间/min Retention Time/min	化合物名称 Compound Name		分子式 Molecular Formula	相对含量/% Relative Content /%	
					3年参龄	4年参龄
13	7.379	*β*-myrcene	*β*-月桂烯	$C_{10}H_{16}$	0.52	0.27
14	7.728	3-methylenepentane	3-亚甲基戊烷	C_6H_{12}	0.23	—
15	7.735	octanal	辛醛	$C_8H_{16}O$	—	0.25
16	7.932	(1*S*)-*α*-pinene	(1*S*)-*α*-蒎烯	$C_{10}H_{16}$	—	0.88
17	8.353	1-isopropyl-2-methyl benzene	1-异丙基-2-甲基苯	$C_{10}H_{14}$	0.20	—
18	8.366	*p*-isopropyltoluene	对甲基异丙基苯	$C_{10}H_{14}$	—	0.12
19	8.471	(±)-*α*-limonene	(±)-*α*-柠檬烯	$C_{10}H_{16}$	0.97	0.46
20	9.819	1-octanol	1-辛醇	$C_8H_{18}O$	1.18	1.41
21	10.378	1,2,4-triethylbenzene	1,2,4-三乙苯	$C_{12}H_{18}$	0.12	—
22	12.423	2-nonenal	2-壬烯醛	$C_9H_{16}O$	0.13	—
23	12.423	(2*E*)-2-nonenal	(2*E*)-壬烯醛	$C_9H_{16}O$	—	0.20
24	12.587	2-borneol	2-莰醇	$C_{10}H_{18}O$	0.13	—
25	12.751	2-methoxy-3-(1-methylpropyl) pyrazine	2-甲氧基-3-(1-甲基丙基)吡嗪	$C_9H_{14}N_2O$	0.54	0.64
26	13.001	2-methoxy-3-(2-methylpropyl) pyrazine	2-甲氧基-3-(2-甲基丙基)吡嗪	$C_9H_{14}N_2O$	0.27	0.32
27	15.059	5-hydroxy-3-methyl-1-indanone	5-羟基-3-甲基-1-茚酮	$C_{10}H_{10}O_2$	1.72	—
28	15.066	1,4,4a,5,6,7-hexahydro-2,3-dimethylnaphthalene	1,4,4a,5,6,7-六氢-2,3-二甲基萘	$C_{12}H_{18}$	0.37	1.32
29	16.282	(*E*,*E*)-2,4-decadienal	(*E*,*E*)-2,4-癸二烯醛	$C_{10}H_{16}O$	—	0.25
30	17.078	dodecamethyl-cyclohexasiloxane	十二甲基环己硅氧烷	$C_{12}H_{36}O_6Si_6$	0.27	0.33
31	17.196	lilestralis	铃兰醛	$C_{14}H_{20}O$	—	0.42
32	17.196	(1*R*,3a*S*,7a*S*)-1,2,3,6,7,7a-hexahydro-2,2,4,5-tetramethyl-1,3a-ethano-3a*H*-indene	(1*R*,3a*S*,7a*S*)-1,2,3,6,7,7a-六氢-2,2,4,5-四甲基-1,3a-乙醇-3a*H*-茚	$C_{15}H_{24}$	0.35	—
33	17.670	cyperene	香附子烯	$C_{15}H_{24}$	1.51	—
34	17.670	4-(2,7,7-trimethylbicyclo [3.2.0] hept-2-en-1-yl)-3-buten-2-one	4-(2,7,7-三甲基双环[3.2.0]庚-2-烯-1-基)-3-丁烯-2-酮	$C_{14}H_{20}O$	—	1.38

续表

序号 No.	保留时间 /min Retention Time/min	化合物名称 Compound Name		分子式 Molecular Formula	相对含量/% Relative Content /%	
					3年参龄	4年参龄
35	18.196	3-(3-tertbutylphenyl)-2-methyl propanal	3-（3-叔丁基苯基）-2-甲基丙醛	$C_{14}H_{20}O$	—	0.22
36	18.321	2,3,4,5-tetramethyl benzaldehyde	2,3,4,5-四甲基苯甲醛	$C_{11}H_{14}O$	—	0.34
37	18.321	2-(3-isopropyl-4-methyl-pent-3-en-1-ynyl)-2-methyl-cyclobutanone	2-(3-异丙基-4-甲基-戊-3-烯-1-炔基)-2-甲基-环丁酮	$C_{14}H_{20}O$	0.34	—
38	18.413	*α*-cubebene	*α*-荜澄茄油烯	$C_{15}H_{24}$	1.22	0.98
39	18.551	*β*-panasinsanene	*β*-人参烯	$C_{15}H_{24}$	2.58	2.40
40	18.643	1,3,5-triethyl- benzene	1,3,5-三乙苯	$C_{12}H_{18}$	—	0.58
41	18.643	1,2,4-triethyl- benzene	1,2,4-三乙苯	$C_{12}H_{18}$	0.62	—
42	18.761	*β*-cubebene	*β*-荜澄茄油烯	$C_{15}H_{24}$	—	0.24
43	18.820	*β*-elemene	*β*-榄香烯	$C_{15}H_{24}$	0.68	0.64
44	18.978	1,2,4-trimethyl-5-ethylbenzene	1,2,4-三甲基-5-乙基苯	$C_{11}H_{16}$	—	0.22
45	19.300	neoisolongifolene	新异长叶烯	$C_{15}H_{24}$	—	1.28
46	19.393	*α*-gurjunene	*α*-古芸烯	$C_{15}H_{24}$	1.22	0.24
47	19.524	(−)-aristolene	(−)-马兜铃烯	$C_{15}H_{24}$	—	0.89
48	19.524	caryophyllene	石竹烯	$C_{15}H_{24}$	0.95	—
49	19.774	*γ*-maaliene	*γ*-橄榄烯	$C_{15}H_{24}$	0.29	0.26
50	19.925	calarene	白菖烯	$C_{15}H_{24}$	7.59	7.97
51	19.965	selina-3,7(11)-diene	3,7(11)-芹子烯	$C_{15}H_{24}$	—	0.70
52	20.392	clovene	丁香三环烯	$C_{15}H_{24}$	3.43	3.24
53	20.629	*β*-farnesene	*β*-金合欢烯	$C_{15}H_{24}$	44.08	40.59
54	20.806	*γ*-caryophyllene	*γ*-石竹烯	$C_{5}H_{24}$	0.56	—
55	20.813	4-ethenyl-4,8,8-trimethyl-2-methylenebicyclo[5.2.0]nonane	4-乙烯基-4,8,8-三甲基-2-亚甲基双环[5.2.0]壬烷	$C_{15}H_{24}$	—	0.46
56	20.905	*β*-neoclovene	*β*-新丁香三环烯	$C_{15}H_{24}$	0.60	—

续表

序号 No.	保留时间 /min Retention Time/min	化合物名称 Compound Name		分子式 Molecular Formula	相对含量 /% Relative Content /%	
					3 年参龄	4 年参龄
57	20.911	(9*S*,9a*S*)-2,3,5,6,7,8,9,9a-octahydro-5,5,9-trimethyl-3-methylene-1*H*-benzocycloheptene	(9*S*,9a*S*)-2,3,5,6,7,8,9,9a- 八氢-5,5,9- 三甲基-3- 亚甲基-1*H*- 苯并环庚烯	$C_{15}H_{24}$	—	0.54
58	21.017	*γ*-selinene	*γ*- 芹子烯	$C_{15}H_{24}$	0.53	0.51
59	21.135	curcumene	姜黄烯	$C_{15}H_{24}$	0.34	0.47
60	21.201	(*Z*)-*β*-farnesene	(*Z*)-*β*- 金合欢烯	$C_{15}H_{24}$	0.45	0.64
61	21.405	*α*-bergamotene	*α*- 香柠檬烯	$C_{15}H_{24}$	—	0.27
62	21.470	tetradecamethyl-cycloheptasiloxane	十四甲基环庚硅氧烷	$C_{14}H_{42}O_7Si_7$	0.71	—
63	21.470	*δ*-guaiene	*δ*- 愈创木烯	$C_{15}H_{27}O$	—	0.62
64	21.562	(*Z*)-*α*-bisabolene	(*Z*)-*α*- 红没药烯	C_5H_{24}	0.86	0.89
65	21.812	(*S*)-*β*-bisabolene	(*S*)-*β*- 红没药烯	$C_{15}H_{24}$	9.18	15.15
66	22.082	*δ*-cadinene	*δ*- 杜松烯	$C_{15}H_{24}$	3.60	3.59
67	22.818	(+)-nerolidol	(+)- 橙花叔醇	$C_{15}H_{26}O$	—	0.42
68	22.818	(*E*)-nerolidol	(*E*)- 橙花叔醇	$C_{15}H_{26}O$	0.43	—
69	22.943	*γ*-patchoulene	*γ*- 广藿香烯	$C_{15}H_{24}$	—	0.21
70	23.265	(−)-globulol	(−)- 蓝桉醇	$C_{15}H_{26}O$	0.31	—
71	23.265	*γ*-gurjunene	*γ*- 古芸烯	$C_{15}H_{24}$	—	0.33
72	23.390	hexadecane	十六烷	$C_{16}H_{34}$	0.31	0.34
73	23.811	*γ*-muurolene	*γ*- 衣兰油烯	$C_{15}H_{24}$	—	0.48
74	23.916	1,5-dichloro-3-pentanone	1,5- 二氯-3- 戊酮	$C_5H_8Cl_2O$	—	0.41
75	24.252	hinesol	茅苍术醇	$C_{15}H_{26}O$	—	0.22

4.2.11.2 绥化3年参龄、4年参龄西洋参中挥发性成分结果分析

从表4.11可知，从绥化3年参龄、4年参龄西洋参中共鉴定出75种成分，其中3年参龄西洋参鉴别出48种化合物，占挥发性成分总量的97.42%，相对含量超

过1%的有13种。其中相对含量较高的有β-金合欢烯（44.08%）、(S)-β-红没药烯（9.18%）、白菖烯（7.59%）、δ-杜松烯（3.60%）、丁香三环烯（3.43%）及(1R)-α-蒎烯（3.33%）等，占总挥发性组分的71.21%。

4年参龄西洋参鉴别出54种化合物，占挥发性成分总量的98.88%，相对含量超过1%的有11种。其中相对含量较高的有β-金合欢烯（40.59%）、(S)-β-红没药烯（15.15%）、白菖烯（7.97%）、δ-杜松烯（3.59%）及丁香三环烯（3.24%）等，占总挥发性组分的70.54%。

4.2.12 黑河西洋参中挥发性成分结果分析

4.2.12.1 黑河3年参龄、4年参龄西洋参中挥发性成分及相对含量

黑河3年参龄、4年参龄西洋参中挥发性成分及相对含量见表4.12。

表4.12 黑河西洋参挥发性成分及相对含量

Tab 4.12 The composition of volatile components and its relative contents of Heihe American ginsengs

序号 No.	保留时间 /min Retention Time/min	化合物名称 Compound Name		分子式 Molecular Formula	相对含量/% Relative Content /%	
					3年参龄	4年参龄
1	2.553	(2R,3R)-butanediol	(2R,3R)-丁二醇	$C_4H_{10}O_2$	0.40	—
2	2.665	2,3-butanediol	2,3-丁二醇	$C_4H_{10}O_2$	—	0.84
3	2.731	1-butylene	1-丁烯	C_4H_8	—	0.19
4	4.059	1-hexanol	1-己醇	$C_6H_{14}O$	0.24	0.41
5	5.473	α-thujene	α-侧柏烯	$C_{10}H_{16}$	0.18	0.19
6	5.677	(1R)-α-pinene	(1R)-α-蒎烯	$C_{10}H_{16}$	3.35	3.18
7	6.071	(−)-camphene	(−)-莰烯	$C_{10}H_{16}$	0.96	0.80
8	6.689	β-thujene	β-侧柏烯	$C_{10}H_{16}$	0.15	—
9	6.722	1-heptanol	1-庚醇	$C_7H_{16}O$	—	0.32
10	7.136	3-methylcyclopentanol	3-甲基环戊醇	$C_6H_{12}O$	0.13	—
11	7.209	2,2-dimethylpentane	2,2-二甲基戊烷	C_7H_{16}	—	0.15
12	7.281	β-pinene	β-蒎烯	$C_{10}H_{16}$	0.35	0.42
13	7.485	octamethyl cyclotetrasiloxanes	八甲基环四硅氧烷	$C_8H_{24}O_4Si_4$	—	0.14
14	7.656	octanal	辛醛	$C_8H_{16}O$	0.44	0.44

续表

序号 No.	保留时间 /min Retention Time/min	化合物名称 Compound Name		分子式 Molecular Formula	相对含量 /% Relative Content /%	
					3年参龄	4年参龄
15	7.787	3-carene	3-蒈烯	$C_{10}H_{16}$	1.20	—
16	7.846	(1*S*)-*α*-pinene	(1*S*)-*α*-蒎烯	$C_{10}H_{16}$	—	1.70
17	8.228	1-isopropyl-2-methylbenzene	1-异丙基-2-甲基苯	$C_{10}H_{14}$	0.18	—
18	8.287	*p*-isopropyltoluene	对甲基异丙基苯	$C_{10}H_{14}$	—	0.21
19	8.346	(*R*)-(+)-limonene	(*R*)-(+)-柠檬烯	$C_{10}H_{16}$	0.90	—
20	8.399	(±)-*α*-limonene	(±)-*α*-柠檬烯	$C_{10}H_{16}$	—	0.76
21	8.471	1,8-cineole	1,8-桉叶素	$C_{10}H_{18}O$	—	0.12
22	9.760	1-octanol	1-辛醇	$C_8H_{18}O$	0.75	1.57
23	9.924	acetic acid octyl ester	乙酸辛酯	$C_{10}H_{20}O$	0.09	—
24	12.212	decamethyl-cyclopentasiloxane	十甲基环戊硅氧烷	$C_{10}H_{30}O_5Si_5$	—	0.48
25	12.364	(2*E*)-2-nonenal	(2*E*)-壬烯醛	$C_9H_{16}O$	0.27	—
26	12.383	4-pentenal	4-戊烯醛	C_5H_8O	—	0.28
27	12.725	2-methoxy-3-(1-methylpropyl) pyrazine	2-甲氧基-3-(1-甲基丙基)吡嗪	$C_9H_{14}N_2O$	0.37	0.68
28	12.956	3-methoxyphenol	3 甲氧基苯酚	$C_7H_8O_2$	0.22	—
29	12.975	2-methoxy-3-(2-methylpropyl) pyrazine	2-甲氧基-3-(2-甲基丙基)吡嗪	$C_9H_{14}N_2O$	—	0.35
30	13.172	3-decanone	3-癸酮	$C_{10}H_{20}O$	0.09	0.15
31	13.837	1,4,4a,5,6,7-hexahydro-2,3-dimethylnaphthalene	1,4,4a,5,6,7-六氢-2,3-二甲基萘	$C_{12}H_{18}$	0.08	—
32	13.863	1-vinyladamantane	1-乙烯基金刚烷	$C_{12}H_{18}$		0.11
33	14.211	benzenepentanal	苯戊醛	$C_{11}H_{14}O$	0.23	—
34	14.231	methyl-*α*-hydroxy benzenepropanoate	*α*-羟基苯丙酸甲酯	$C_{10}H_{12}O_3$	—	0.25
35	15.046	5-hydroxy-3-methyl-1-indanone	5-羟基-3-甲基-1-茚酮	$C_{10}H_{10}O_2$	1.06	1.08
36	16.256	(*E*,*E*)-2,4-decadienal	(*E*,*E*)-2,4-癸二烯醛	$C_{10}H_{16}O$	1.59	0.68
37	17.078	dodecamethyl-cyclohexasiloxane	十二甲基环己硅氧烷	$C_{12}H_{36}O_6Si_6$	0.19	0.87
38	17.183	1,3-bis(1,1-dimethylethyl)-5-methylbenzene	1,3-双(1,1-二甲基乙基)-5-甲基苯	$C_{15}H_{24}$	0.47	—

续表

序号 No.	保留时间 /min Retention Time/min	化合物名称 Compound Name		分子式 Molecular Formula	相对含量/% Relative Content /%	
					3年参龄	4年参龄
39	17.190	9-methyltetracyclo [7.3.1.0$^{2.7}$.1$^{7.11}$]tetradecane	9-甲基四环[7.3.1.0$^{2.7}$.1$^{7.11}$]十四烷	$C_{15}H_{24}$	—	0.54
40	17.663	4-(2,7,7-trimethylbicyclo [3.2.0]hept-2-en-1-yl)-3-buten-2-one	4-(2,7,7-三甲基双环[3.2.0]庚-2-烯-1-基)-3-丁烯-2-酮	$C_{14}H_{20}O$	1.36	—
41	17.670	*β*-clovene	*β*-丁香烯	$C_{15}H_{24}$	—	1.81
42	17.933	1,2,3,4-tetramethyl-5-(3-methylbutyl)benzene	1,2,3,4-四甲基-5-(3-甲基丁基)苯	$C_{15}H_{24}$	0.35	0.22
43	18.189	3-(3-tertbutylphenyl)-2-methylpropanal	3-(3-叔丁基苯基)-2-甲基丙醛	$C_{14}H_{20}O$	0.22	0.28
44	18.321	2-(3-isopropyl-4-methyl-pent-3-en-1-ynyl)-2-methyl-cyclobutanone	2-(3-异丙基-4-甲基-戊-3-烯-1-炔基)-2-甲基-环丁酮	$C_{14}H_{20}O$	—	0.42
45	18.419	(−)-*α*-copaene	(−)-*α*-蒎烯	$C_{15}H_{24}$	1.24	1.53
46	18.558	*β*-panasinsanene	*β*-人参烯	$C_{15}H_{24}$	2.59	2.93
47	18.643	4-(3-methyl-2-butenyl)phenol	4-(3-甲基-2-丁烯基)苯酚	$C_{11}H_{14}O$	—	0.69
48	18.643	1,2-diethyl-3,4-dimethylbenzene	1,2-二乙基-3,4-二甲苯	$C_{12}H_{18}$	0.58	—
49	18.755	*β*-cubebene	*β*-荜澄茄油烯	$C_{15}H_{24}$	0.20	—
50	18.755	(1*E*,6*E*,8*S*)-1-methyl-5-methylene-8-(1-methylethyl)-1,6-cyclodecadiene	(1*E*,6*E*,8*S*)-1-甲基-5-亚甲基-8-(1-甲基乙基)-1,6-环癸二烯	$C_{15}H_{24}$	—	0.28
51	18.814	*β*-elemene	*β*-榄香烯	$C_{15}H_{24}$	0.51	0.55
52	18.972	*p*-isopropyl-benzaldehyde	对异丙基苯甲醛	$C_{10}H_{12}O$	0.22	—
53	18.972	1,2,4-trimethyl-5-ethylbenzene	1,2,4-三甲基-5-乙基苯	$C_{11}H_{16}$	—	0.29
54	19.287	*α*-gurjunene	*α*-古芸烯	$C_{15}H_{24}$	1.33	0.99
55	19.524	*β*-caryophyllene	*β*-石竹烯	$C_{15}H_{24}$	0.40	0.84
56	19.524	(−)-aristolene	(−)-马兜铃烯	$C_{15}H_{24}$	0.86	—
57	19.767	valencene	瓦伦烯	$C_{15}H_{24}$	—	0.24
58	19.906	calarene	白菖烯	$C_{15}H_{24}$	8.51	6.05
59	20.149	neoisolongifolene	新异长叶烯	$C_{15}H_{24}$	0.17	—

续表

序号 No.	保留时间/min Retention Time/min	化合物名称 Compound Name		分子式 Molecular Formula	相对含量/% Relative Content /%	
					3年参龄	4年参龄
60	20.386	clovene	丁香三环烯	$C_{15}H_{24}$	—	3.87
61	20.405	*γ*-maaliene	*γ*-橄榄烯	$C_{15}H_{24}$	5.71	—
62	20.622	*β*-farnesenen	*β*-金合欢烯	$C_{15}H_{24}$	44.02	39.48
63	20.806	*γ*-caryophyllene	*γ*-石竹烯	C_5H_{24}	—	0.45
64	20.925	*β*-neoclovene	*β*-新丁香三环烯	$C_{15}H_{24}$	0.65	—
65	21.004	*γ*-selinene	*γ*-芹子烯	$C_{15}H_{24}$	—	0.62
66	21.050	cycloisolongifolene	环状异长叶烯	$C_{15}H_{24}$	0.51	—
67	21.128	curcumene	姜黄烯	$C_{15}H_{24}$	0.28	0.37
68	21.194	*β*-sesquiphellandrene	*β*-倍半水芹烯	$C_{15}H_{24}$	0.34	0.50
69	21.313	*α*-selinine	*α*-芹子烯	$C_{15}H_{24}$	0.19	—
70	21.405	*α*-zingiberene	*α*-姜烯	$C_{15}H_{24}$	—	0.25
71	21.484	tetradecamethyl-cycloheptasiloxane	十四甲基环庚硅氧烷	$C_{14}H_{42}O_7Si_7$	0.58	0.80
72	21.549	*α*-ylangene	*α*-衣兰烯	$C_{15}H_{24}$	1.00	1.11
73	21.793	(*S*)-*β*-bisabolene	(*S*)-*β*-红没药烯	$C_{15}H_{24}$	7.12	11.25
74	21.944	2-isopropyl-5-methyl-9-methylene-bicyclo[4.4.0]-dec-1-ene	2-异丙基-5-甲基-9-亚甲基-双环[4.4.0]癸-1-烯	$C_{15}H_{24}$	—	0.24
75	21.951	*γ*-cadinene	*γ*-杜松烯	$C_{15}H_{24}$	0.21	—
76	22.075	*δ*-cadinene	*δ*-杜松烯	$C_{15}H_{24}$	3.10	3.72
77	22.253	1,2,3,4,4a,7-hexahydro-1,6-dimethyl-4-(1-methylethyl) naphthalene	1,2,3,4,4a,7-六氢-1,6-二甲基-4-(1-甲基乙基)萘	$C_{15}H_{24}$	0.15	0.24
78	22.818	farnesene	金合欢烯	$C_{15}H_{24}$	—	0.46
79	22.825	santalol	檀香醇	$C_{15}H_{24}O$	0.34	—
80	22.943	*α*-longifolene	*α*-长叶烯	$C_{15}H_{24}$	0.23	—
81	22.989	3-[(3*E*)-4,8-dimethyl-3,7-nonadien-1-yl]furan	3-[(3*E*)-4,8-二甲基-3,7-壬二烯-1-基]呋喃	$C_{15}H_{22}O$	0.18	—
82	23.259	(±)-globulol	(±)-蓝桉醇	$C_{15}H_{26}O$	—	0.29
83	23.266	*γ*-gurjunene	*γ*-古芸烯	$C_{15}H_{24}$	0.40	—
84	23.384	hexadecane	十六烷	$C_{16}H_{34}$	0.19	0.32

续表

序号 No.	保留时间 /min Retention Time/min	化合物名称 Compound Name		分子式 Molecular Formula	相对含量 /% Relative Content /%	
					3年参龄	4年参龄
85	23.706	3-heptyne	3-庚炔	C_7H_{12}	0.17	—
86	23.805	(−)-alloaromadendrene	香树烯	$C_{15}H_{24}$	0.21	—
87	24.022	(+)- aromadendrene	(+)-香橙烯	$C_{15}H_{24}$	0.63	—
88	24.028	1,3-decadiyne	1,3-癸二炔	$C_{10}H_{14}$	—	0.70
89	24.114	(+)-epizonarene	表圆线藻烯	$C_{15}H_{24}$	0.22	—
90	24.252	hinesol	茅苍术醇	$C_{15}H_{26}O$	0.17	—
91	25.994	1,5-dimethyl-2,6,7,7a-tetrahydro-1*H*-indene-3-carbaldehyde	1,5-二甲基-2,6,7,7a-四氢-1*H*-茚-3-甲醛	$C_{12}H_{16}O$	0.19	—
92	27.763	palmitic acid methyl ester	棕榈酸甲酯	$C_{17}H_{34}O_2$	0.17	—

注："—" 表示未检出。

4.2.12.2 黑河3年参龄、4年参龄西洋参中挥发性成分结果分析

从表4.12可知，从黑河3年参龄、4年参龄西洋参中共鉴定出92种成分，其中3年参龄西洋参鉴别出63种化合物，占挥发性成分总量的99.39%，相对含量超过1%的有13种。其中相对含量较高的有*β*-金合欢烯（44.02%）、白菖烯（8.51%）、(*S*)-*β*-红没药烯（7.12%）、*γ*-橄榄烯（5.71%）、(1*R*)-*α*-蒎烯（3.35%）及*δ*-杜松烯（3.10%）等，占总挥发性组分的71.81%。

4年参龄西洋参鉴别出58种化合物，占挥发性成分总量的98.70%，相对含量超过1%的有13种。其中相对含量较高的有*β*-金合欢烯（39.48%）、(*S*)-*β*-红没药烯（11.25%）、白菖烯（6.05%）、丁香三环烯（3.87%）、*δ*-杜松烯（3.72%）和(1*R*)-*α*-蒎烯（3.18%）等，占总挥发性组分的67.55%。

4.2.13 汪清西洋参中挥发性成分结果分析

4.2.13.1 汪清3年参龄、4年参龄西洋参中挥发性成分及相对含量

汪清3年参龄、4年参龄西洋参中挥发性成分及相对含量见表4.13。

表4.13 汪清西洋参中挥发性成分及相对含量

Tab 4.13 The composition of volatile components and its relative contents of Wangqing American ginsengs

序号 No.	保留时间 /min Retention Time/min	化合物名称 Compound Name		分子式 Molecular Formula	相对含量/% Relative Content /%	
					3年参龄	4年参龄
1	2.750	1-propanesulfonyl chloride	1-丙基磺酰氯	$C_3H_7ClO_2S$	—	0.18
2	2.915	2-methyl-1-propene	2-甲基-1-丙烯	C_4H_8	0.11	—
3	2.948	(2*R*,3*R*)-butanediol	(2*R*,3*R*)-丁二醇	$C_4H_{10}O_2$	—	1.37
4	4.256	1-hexanol	1-己醇	$C_6H_{14}O$	0.29	0.29
5	5.624	*α*-thujene	*α*-侧柏烯	$C_{10}H_{16}$	—	0.15
6	5.782	*α*-pinene	*α*-蒎烯	$C_{10}H_{16}$	1.22	—
7	5.815	(1*R*)-*α*-pinene	(1*R*)-*α*-蒎烯	$C_{10}H_{16}$	—	2.22
8	6.176	*dl*-camphene	*dl*-莰烯	$C_{10}H_{16}$	0.34	—
9	6.209	(−)-camphene	(−)-莰烯	$C_{10}H_{16}$	—	0.58
10	6.814	2,3,3-trimethylcyclobutanone	2,3,3-三甲基环丁酮	$C_7H_{12}O$	0.25	—
11	6.847	1-heptanol	1-庚醇	$C_7H_{16}O$	—	0.38
12	6.952	(1*S*)-*β*-pinene	(1*S*)-*β*-蒎烯	$C_{10}H_{16}$	0.64	—
13	7.070	1-nonen-3-ol	1-壬烯-3-醇	$C_9H_{18}O$	0.10	—
14	7.294	2-azido-2,3,3-trimethylbutane	2-叠氮基-2,3,3-三甲基丁烷	$C_7H_{15}N_3$	0.17	—
15	7.320	2,2,4,6,6-pentamethyl heptane	2,2,4,6,6-五甲基庚烷	$C_{12}H_{26}$	—	0.19
16	7.379	*β*-pinene	*β*-蒎烯	$C_{10}H_{16}$	0.32	0.38
17	7.596	octamethyl-cyclotetrasiloxanes	八甲基环四硅氧烷	$C_8H_{24}O_4Si_4$	—	0.14
18	7.721	octanal	辛醛	$C_8H_{16}O$	0.46	—
19	7.748	methycyclopentane	甲基环戊烷	C_6H_{12}	—	0.23
20	7.912	(1*S*)-*α*-pinene	(1*S*)-*α*-蒎烯	$C_{10}H_{16}$	0.53	—
21	7.938	3-carene	3-蒈烯	$C_{10}H_{16}$	—	1.54
22	8.346	*m*-isopropyltoluene	间甲基异丙基苯	$C_{10}H_{14}$	0.10	—
23	8.372	*p*-isopropyltoluene	对甲基异丙基苯	$C_{10}H_{14}$	—	0.24
24	8.458	(±)-*α*-limonene	(±)-*α*-柠檬烯	$C_{10}H_{16}$	0.32	—
25	8.478	(*R*)-(+)-limonene	(*R*)-(+)-柠檬烯	$C_{10}H_{16}$	—	0.72
26	9.819	1-octanol	1-辛醇	$C_8H_{18}O$	1.35	1.69
27	12.416	4-methyl-1-hexene	4-甲基-1-己烯	C_7H_{14}	0.19	—
28	12.436	(2*E*)-2-nonenal	(2*E*)-壬烯醛	$C_9H_{16}O$	—	0.13

续表

序号 No.	保留时间 /min Retention Time/min	化合物名称 Compound Name		分子式 Molecular Formula	相对含量 /% Relative Content /%	
					3年参龄	4年参龄
29	12.758	2-methoxy-3-(1-methylpropyl) pyrazine	2-甲氧基-3-(1-甲基丙基)吡嗪	$C_9H_{14}N_2O$	0.37	0.73
30	13.008	2-methoxy-3-(2-methylpropyl) pyrazine	2-甲氧基-3-(2-甲基丙基)吡嗪	$C_9H_{14}N_2O$	0.28	0.33
31	13.199	3-decanone	3-癸酮	$C_{10}H_{20}O$	0.11	0.14
32	13.876	1,5-decadiyne	1,5-癸二炔	$C_{10}H_{14}$	—	0.14
33	13.955	3-methylenecycloheptene	3-亚甲基环庚烯	C_8H_{12}	—	0.12
34	14.244	(1-methylpentyl)benzene	(1-甲基戊基)苯	$C_{12}H_{18}$	0.24	—
35	14.251	1-phenyl-1,3-butanedione	1-苯基-1,3-丁二酮	$C_{10}H_{10}O_2$	—	0.36
36	15.073	5-hydroxy-3-methyl-1-indanone	5-羟基-3-甲基-1-茚酮	$C_{10}H_{10}O_2$	—	2.07
37	16.289	(*E*,*E*)-2,4-decadienal	(*E*,*E*)-2,4-癸二烯醛	$C_{10}H_{16}O$	0.11	—
38	17.078	dodecamethyl-cyclohexasiloxane	十二甲基环己硅氧烷	$C_{12}H_{36}O_6Si_6$	0.19	—
39	17.690	*α*-cubebene	*α*-荜澄茄油烯	$C_{15}H_{24}$	1.62	1.83
40	18.419	(−)-*α*-copaene	(−)-*α*-蒎烯	$C_{15}H_{24}$	2.16	2.12
41	18.544	*β*-panasinsanene	*β*-人参烯	$C_{15}H_{24}$	1.10	1.50
42	18.643	1,2,4-triethylbenzene	1,2,4-三乙苯	$C_{12}H_{18}$	1.03	0.39
43	18.643	1,2-diethyl-3,4-dimethylbenzene	1,2-二乙基-3,4-二甲苯	$C_{12}H_{18}$	0.29	—
44	18.761	*β*-cubebene	*β*-荜澄茄油烯	$C_{15}H_{24}$	0.51	0.55
45	18.820	*β*-elemene	*β*-榄香烯	$C_{15}H_{24}$	0.42	0.55
46	19.300	*α*-gurjunene	*α*-古芸烯	$C_{15}H_{24}$	1.18	1.72
47	19.524	(−)-aristolene	(−)-马兜铃烯	$C_{15}H_{24}$	—	0.84
48	19.774	*γ*-maaliene	*γ*-橄榄烯	$C_{15}H_{24}$	—	0.27
49	19.919	calarene	白菖烯	$C_{15}H_{24}$	7.07	7.71
50	20.366	*α*-neoclovene	*α*-新丁香三环烯	$C_{15}H_{24}$	1.34	1.74
51	20.609	*β*-farnesene	*β*-金合欢烯	$C_{15}H_{24}$	49.98	40.45
52	20.800	*β*-caryophyllene	*β*-石竹烯	$C_{15}H_{24}$	—	0.34
53	20.819	4-ethenyl-4,8,8-trimethyl-2-methylenebicyclo[5.2.0]nonane	4-乙烯基-4,8,8-三甲基-2-亚甲基双环[5.2.0]壬烷	$C_{15}H_{24}$	0.29	—
54	20.905	*β*-neoclovene	*β*-新丁香三环烯	$C_{15}H_{24}$	—	0.37

续表

序号 No.	保留时间 /min Retention Time/min	化合物名称 Compound Name		分子式 Molecular Formula	相对含量 /% Relative Content /%	
					3年参龄	4年参龄
55	21.056	*α*-longipinene	*α*-长叶蒎烯	$C_{15}H_{24}$	0.35	—
56	21.128	curcumene	姜黄烯	$C_{15}H_{24}$	0.41	0.44
57	21.194	(*Z*)-*β*-farnesene	(*Z*)-*β*-金合欢烯	$C_{15}H_{24}$	0.48	0.52
58	21.398	*α*-bergamotene	*α*-香柠檬烯	$C_{15}H_{24}$	—	0.33
59	21.418	(−)-*α*-cedrene	(−)-*α*-柏木烯	$C_{15}H_{24}$	0.29	—
60	21.457	*β*-patchoulene	*β*-广藿香烯	$C_{15}H_{24}$	—	0.45
61	21.549	(−)-alloaromadendrene	香树烯	$C_{15}H_{24}$	—	1.16
62	21.562	*cis*-(−)-2,4a,5,6,9,9a-hexahydro-3,5,5,9-tetramethyl(1*H*)benzocycloheptene	顺-(-)-2,4a,5,6,9,9a-六氢-3,5,5,9-四甲基(1*H*)苯并环庚烯	$C_{15}H_{24}$	0.99	—
63	21.793	(*S*)-*β*-bisabolene	(*S*)-*β*-红没药烯	$C_{15}H_{24}$	10.66	12.22
64	21.95	*γ*-cadinene	*γ*-杜松烯	$C_{15}H_{24}$	—	0.52
65	21.957	2-isopropyl-5-methyl-9-methylene-bicyclo[4.4.0]-dec-1-ene	2-异丙基-5-甲基-9-亚甲基-双环[4.4.0]癸-1-烯	$C_{15}H_{24}$	0.49	—
66	22.075	*δ*-cadinene	*δ*-杜松烯	$C_{15}H_{24}$	5.43	5.03
67	22.253	1,2,3,4,4a,7-hexahydro-1,6-dimethyl-4-(1-methylethyl) naphthalene	1,2,3,4,4a,7-六氢-1,6-二甲基-4-(1-甲基乙基)萘	$C_{15}H_{24}$	0.31	0.37
68	22.818	(*E*)-nerolidol	(*E*)-橙花叔醇	$C_{15}H_{26}O$	0.56	0.40
69	22.943	caryophyllene oxide	石竹素	$C_{15}H_{24}O$	0.29	—
70	23.272	(−)-globulol	(−)-蓝桉醇	$C_{15}H_{26}O$	0.41	—
71	23.384	hexadecane	十六烷	$C_{16}H_{34}$	0.26	—
72	23.811	*γ*-selinene	*γ*-芹子烯	$C_{15}H_{24}$	—	0.27
73	23.811	*γ*-gurjunene	*γ*-古芸烯	$C_{15}H_{24}$	0.35	—
74	23.916	2-(2-nitroethenyl)-furan	2-(2-硝基乙烯基)呋喃	$C_6H_5NO_3$	0.24	—
75	23.923	1-chloro-1-(1-chloroethanesulfonyl)ethane	1-氯-1-(1-氯乙磺酰基)乙烷	$C_4H_8Cl_2O_2S$	—	0.71
76	24.022	azidobenzene	叠氮苯	$C_6H_5N_3$	—	0.97
77	24.035	*o*-bromophenyl hydrocinnamic acid ester	邻溴苯基氢化肉桂酸酯	$C_{15}H_{13}BrO_2$	1.65	—
78	24.114	*γ*-muurolene	*γ*-衣兰油烯	$C_{15}H_{24}$	0.23	—
79	24.258	hinesol	茅苍术醇	$C_{15}H_{26}O$	0.24	—

注：“—”表示未检出。

4.2.13.2 汪清3年参龄、4年参龄西洋参中挥发性成分结果分析

从表4.13可知，从汪清3年参龄、4年参龄西洋参中共鉴定出79种成分，其中3年参龄西洋参鉴别出51种化合物，占挥发性成分总量的98.32%，相对含量超过1%的有13种。其中相对含量较高的有*β*-金合欢烯（49.98%）、(*S*)-*β*-红没药烯（10.66%）、白菖烯（7.07%）和*δ*-杜松烯（5.43%），占总组分的73.14%。

4年参龄西洋参鉴别出50种化合物，占挥发性成分总量的98.09%，相对含量超过1%的有15种。其中相对含量较高的有*β*-金合欢烯（40.45%）、(*S*)-*β*-红没药烯（12.22%）、白菖烯（7.71%）和*δ*-杜松烯（5.03%），总组分的65.41%。

4.2.14 清原西洋参中挥发性成分结果分析

4.2.14.1 清原3年参龄、4年参龄西洋参中挥发性成分及相对含量

清原3年参龄、4年参龄西洋参中挥发性成分及相对含量见表4.14。

表4.14 清原西洋参中挥发性成分及相对含量

Tab 4.14 The composition of volatile components and its relative contents of Qingyuan American ginsengs

序号 No.	保留时间 /min Retention Time/min	化合物名称 Compound Name		分子式 Molecular Formula	相对含量/% Relative Content /%	
					3年参龄	4年参龄
1	2.540	methacide	甲苯	C_7H_8	0.43	—
2	2.921	2-methyl-1-propene	2-甲基-1-丙烯	C_4H_8	0.14	0.24
3	4.085	ethylbenzene	乙苯	C_8H_{10}	—	0.10
4	4.223	1-hexanol	1-己醇	$C_6H_{14}O$	0.41	0.59
5	4.749	1,2-dihydrobenzocyclobut-ene	1,2-二氢苯并环丁烯	C_8H_8	1.11	1.98
6	5.611	*α*-thujene	*α*-侧柏烯	$C_{10}H_{16}$	0.18	0.28
7	5.821	(1*R*)-*α*-pinene	(1*R*)-*α*-蒎烯	$C_{10}H_{16}$	2.96	3.88
8	6.196	(−)-camphene	(−)-莰烯	$C_{10}H_{16}$	0.90	1.21
9	6.459	2-pentynol	2-戊炔醇	C_5H_8O	—	0.11
10	6.827	1-heptanol	1-庚醇	$C_7H_{16}O$	0.15	0.19
11	6.867	*β*-terpinene	*β*-松油烯	$C_{10}H_{16}$	0.10	—
12	6.873	sabenene	桧烯	$C_{10}H_{16}$	—	0.15
13	6.972	(1*S*)-*β*-pinene	(1*S*)-*β*-蒎烯	$C_{10}H_{16}$	—	1.12
14	7.077	*cis*-2-buten-1-ol	顺-2-丁烯-1-醇	C_4H_8O	0.08	—
15	7.09	1-octen-3-ol	1-辛烯-3-醇	$C_8H_{16}O$	—	0.13
16	7.294	2-butene	2-丁烯	C_4H_8	0.17	—

续表

序号 No.	保留时间 /min Retention Time/min	化合物名称 Compound Name		分子式 Molecular Formula	相对含量 /% Relative Content /%	
					3 年参龄	4 年参龄
17	7.294	sulcatone	甲基庚烯酮	$C_8H_{14}O$	—	0.24
18	7.366	*β*-thujene	*β*- 侧柏烯	$C_{10}H_{16}$	0.33	—
19	7.373	*β*-pinene	*β*- 蒎烯	$C_{10}H_{16}$	0.96	0.51
20	7.748	octanal	辛醛	$C_8H_{16}O$	0.46	0.85
21	7.932	(1*S*)-*α*-pinene	(1*S*)-*α*- 蒎烯	$C_{10}H_{16}$	1.12	—
22	8.359	1-isopropyl-2-methylbenzene	1- 异丙基 -2- 甲基苯	$C_{10}H_{14}$	—	0.23
23	8.359	*m*-isopropyltoluene	间甲基异丙基苯	$C_{10}H_{14}$	0.19	—
24	8.477	(*R*)-(+)-limonene	(*R*)-(+)- 柠檬烯	$C_{10}H_{16}$	0.91	1.12
25	9.418	(2*E*)-2-octenal	(2*E*)-2- 辛烯醛	$C_8H_{14}O$	0.08	—
26	9.418	2-methylenecyclo pentanol	2- 亚甲基环戊醇	$C_6H_{10}O$	—	0.11
27	9.819	1-octanol	1- 辛醇	$C_4H_{10}O_2$	0.98	1.32
28	9.996	formic acid octyl ester	甲酸辛酯	$C_9H_{18}O_2$	—	0.10
29	12.416	2,3-dimethyl-1-pentene	2,3- 二甲基 -1- 戊烯	C_7H_{14}	0.22	—
30	12.416	(1*Z*)-1,3-butadien-1-ol	(1*Z*)-1,3- 丁二烯 -1- 醇	C_4H_6O	—	0.32
31	12.751	2-methoxy-3-(1-methylpropyl) pyrazine	2- 甲氧基 -3-(1- 甲基丙基) 吡嗪	$C_9H_{14}N_2O$	0.34	0.42
32	13.008	2-methoxy-3-(2-methylpropyl) pyrazine	2- 甲氧基 -3-(2- 甲基丙基) 吡嗪	$C_9H_{14}N_2O$	0.30	—
33	13.014	3-[(1,1-dimethylethyl)-amino]-2-propenenitrile	3-[(1,1- 二甲基乙基) 氨基]-2-丙烯腈	$C_7H_{12}N_2$	—	0.30
34	13.192	3-decanone	3- 癸酮	$C_{10}H_{20}O$	0.14	0.16
35	14.244	benzenepentanal	苯戊醛	$C_{11}H_{14}O$	0.13	—
36	14.251	1,5-decadiyne	1,5- 癸二炔	$C_{10}H_{14}$	—	0.22
37	15.073	5-hydroxy-3-methyl-1-indanone	5- 羟基 -3- 甲基 -1- 茚酮	$C_{10}H_{10}O_2$	0.73	1.57
38	16.289	(*E*,*E*)-2,4-decadienal	(*E*,*E*)-2,4- 癸二烯醛	$C_{10}H_{16}O$	0.20	—
39	17.203	1-[4-(1,1-dimethylethyl)-2,6-dimethylphenyl]ethanone	1- [4-(1,1- 二甲基乙基)-2,6-二甲基苯基] 乙酮	$C_{14}H_{20}O$	0.51	—
40	17.203	(1*R*,3a*S*,7a*S*)-1,2,3,6,7,7a-hexahydro-2,2,4,5-tetramethyl-1,3a-ethano-3a*H*-indene	(1*R*,3a*S*,7a*S*)-1,2,3,6,7,7a- 六氢 -2,2,4,5- 四甲基 -1,3a- 乙醇 -3a*H*- 茚	$C_{15}H_{24}$	—	0.50
41	17.670	4-(2,7,7-trimethylbicyclo[3.2.0]hept-2-en-1-yl)-3-buten-2-one	4-(2,7,7- 三甲基双环 [3.2.0] 庚 -2- 烯 -1- 基)-3- 丁烯 -2- 酮	$C_{14}H_{20}O$	1.76	1.57

续表

序号 No.	保留时间 /min Retention Time/min	化合物名称 Compound Name		分子式 Molecular Formula	相对含量 /% Relative Content /%	
					3年参龄	4年参龄
42	17.939	2,3,4,5-tetramethylbenzaldehyde	2,3,4,5-四甲基苯甲醛	$C_{11}H_{14}O$	—	0.29
43	18.202	1-(2,4,5-triethylphenyl)-ethanone	1-(2,4,5-三乙基苯基)乙酮	$C_{14}H_{20}O$	—	0.30
44	18.327	2-(3-isopropyl-4-methyl-pent-3-en-1-ynyl)-2-methyl-cyclobutanone	2-(3-异丙基-4-甲基-戊-3-烯-1-炔基)-2-甲基环丁酮	$C_{14}H_{20}O$	—	0.50
45	18.334	1,2,4-triethylbenzene	1,2,4-三乙苯	$C_{12}H_{18}$	0.52	—
46	18.426	*α*-cubebene	*α*-荜澄茄油烯	$C_{15}H_{24}$	0.86	0.69
47	18.577	*β*-panasinsanene	*β*-人参烯	$C_{15}H_{24}$	4.00	3.93
48	18.656	4-(3-methyl-2-butenyl)-phenol	4-(3-甲基-2-丁烯基)苯酚	$C_{11}H_{14}O$	0.91	—
49	18.656	3-ethyl-1,2,4,5-tetramethylbenzene	3-乙基-1,2,4,5-四甲苯	$C_{12}H_{18}$	—	0.87
50	18.768	*β*-cubebene	*β*-荜澄茄油烯	$C_{15}H_{24}$	0.20	—
51	18.82	*β*-elemene	*β*-榄香烯	$C_{15}H_{24}$	0.48	0.59
52	18.985	pentamethylbenzene	五甲苯	$C_{11}H_{16}$	0.31	—
53	18.985	1,2,4-trimethyl-5-ethylbenzene	1,2,4-三甲基-5-乙基苯	$C_{11}H_{16}$	—	0.31
54	19.307	*α*-gurjunene	*α*-古芸烯	$C_{15}H_{24}$	0.19	0.88
55	19.524	cedrene	雪松烯	$C_{15}H_{24}$	—	0.82
56	19.767	*γ*-maaliene	*γ*-橄榄烯	$C_{15}H_{24}$	8.70	0.28
57	19.919	calarene	白菖烯	$C_{15}H_{24}$	7.32	5.86
58	20.418	*β*-maaliene	*β*-橄榄烯	$C_{15}H_{24}$	1.10	7.96
59	20.655	*β*-farnesene	*β*-金合欢烯	$C_{15}H_{24}$	38.00	37.07
60	20.826	*β*-caryophyllene	*β*-石竹烯	$C_{15}H_{24}$	—	0.51
61	20.839	*γ*-caryophyllene	*γ*-石竹烯	C_5H_{24}	0.43	—
62	20.925	*β*-neoclovene	*β*-新丁香三环烯	$C_{15}H_{24}$	0.92	0.89
63	21.023	1,3,5-tris(isopropyl)-benzene	1,3,5-三(异丙基)苯	$C_{15}H_{24}$	0.29	0.59
64	21.043	cycloisolongifolene	环状异长叶烯	$C_{15}H_{24}$	0.66	—
65	21.142	curcumene	姜黄烯	$C_{15}H_{24}$	0.31	0.23
66	21.207	*β*-sesquiphellandrene	*β*-倍半水芹烯	$C_{15}H_{24}$	—	0.34
67	21.221	(*Z*)-*β*-farnesene	(*Z*)-*β*-金合欢烯	$C_{15}H_{24}$	0.43	—
68	21.299	*α*-selinine	*α*-芹子烯	$C_{15}H_{24}$	0.23	0.23

续表

序号 No.	保留时间 /min Retention Time/min	化合物名称 Compound Name		分子式 Molecular Formula	相对含量/% Relative Content /%	
					3年参龄	4年参龄
69	21.418	*α*-longipinene	*α*-长叶蒎烯	$C_{15}H_{24}$	0.16	—
70	21.477	*γ*-selinene	*γ*-芹子烯	$C_{15}H_{24}$	—	0.40
71	21.562	(*Z*)-*α*-bisabolene	(*Z*)-*α*-红没药烯	C_5H_{24}	0.88	0.78
72	21.779	(*S*)-*β*-bisabolene	(*S*)-*β*-红没药烯	$C_{15}H_{24}$	10.02	6.78
73	21.964	*γ*-muurolene	*γ*-衣兰油烯	$C_{15}H_{24}$	0.18	—
74	22.062	*δ*-cadinene	*δ*-杜松烯	$C_{15}H_{24}$	2.38	2.33
75	22.825	(3*Z*,6*E*)-*α*-farnesene	(3*Z*,6*E*)-*α*-金合欢烯	$C_{15}H_{24}$	0.47	—
76	22.825	(*E*)-nerolidol	(*E*)-橙花叔醇	$C_{15}H_{26}O$	—	0.55
77	22.943	(−)-*α*-himachalene	(−)-*α*-雪松烯	$C_{15}H_{24}$	0.25	—
78	22.943	*β*-selinene	*β*-芹子烯	$C_{15}H_{24}$	0.41	0.65
79	23.154	(−)-spathulenol	(−)-桉油烯醇	$C_{15}H_{24}O$	—	0.18
80	23.265	(−)-globulol	(−)-蓝桉醇	$C_{15}H_{26}O$	0.24	0.40
81	23.384	hexadecane	十六烷	$C_{16}H_{34}$	0.20	0.18
82	23.706	*cis*-decalin	顺-十氢化萘	$C_{10}H_{18}$	—	0.37
83	23.706	(1*R*,3*E*,7*E*,11*R*)-1,5,5,8-tetramethyl-12-oxabicyclo[9.1.0]-dodeca-3,7-diene	(1*R*,3*E*,7*E*,11*R*)-1,5,5,8-四甲基-12-氧杂环[9.1.0]十二烷-3,7-二烯	$C_{15}H_{24}O$	0.32	—
84	23.772	bulnesol	异愈创木醇	$C_{15}H_{26}O$	0.58	—
85	24.028	(*E*)-4-[2-methyl-4-(2,6,6-trimethyl-1-cyclohexen-1-yl)]-3-buten-1-ol	(*E*)-4-[2-甲基-4-(2,6,6-三甲基-1-环己烯-1-基)]-3-丁烯-1-醇	$C_{15}H_{24}O$	0.39	—
86	24.100	(+)- aromadendrene	(+)-香橙烯	$C_{15}H_{24}$	—	0.26
87	24.107	(±)-aromadendrene	(±)-香橙烯	$C_{15}H_{24}$	0.17	—
88	24.252	hinesol	茅苍术醇	$C_{15}H_{26}O$	0.18	—
89	24.252	(−)-alloaromadendrene	香树烯	$C_{15}H_{24}$	0.87	0.28

注："—" 表示未检出。

4.2.14.2 清原3年参龄、4年参龄西洋参中挥发性成分结果分析

从表4.14可知，从清原3年参龄、4年参龄西洋参中共鉴定出89种成分，其中3年参龄西洋参鉴别出63种化合物，占挥发性成分总量的99.55%，相对含量超过1%的有11种。其中相对含量较高的有*β*-金合欢烯（38.00%）、(*S*)-*β*-红没药烯（10.02%）、*γ*-橄榄烯（8.70%）、白菖烯（7.32%）和*β*-人参烯（4.00%），占总组分的68.04%。

4年参龄西洋参鉴别出60种化合物，占挥发性成分总量的95.82%，相对含量超过1%的有14种。其中相对含量较高的有β-金合欢烯（37.07%）、β-橄榄烯（7.96%）、(S)-β-红没药烯（6.78%）、白菖烯（5.86%）、β-人参烯（3.93%）和(1R)-α-蒎烯（3.88%），占总组分的65.48%。

4.2.15 抚松西洋参中挥发性成分结果分析

4.2.15.1 抚松3年参龄、4年参龄西洋参中挥发性成分及相对含量

抚松3年参龄、4年参龄西洋参中挥发性成分及相对含量见表4.15。

表4.15 抚松西洋参中挥发性成分及相对含量

Tab 4.15 The composition of volatile components and its relative contents of Fusong American ginsengs

序号 No.	保留时间 /min Retention Time/min	化合物名称 Compound Name		分子式 Molecular Formula	相对含量/% Relative Content /%	
					3年参龄	4年参龄
1	2.922	isobutene	异丁烯	C_4H_8	0.35	0.55
2	3.204	dimethylsiloxane cyclic trimer	六甲基环三硅氧烷	$C_6H_{18}O_3Si_3$	—	0.09
3	4.217	1-hexanol	1-己醇	$C_6H_{14}O$	0.63	—
4	4.25	*o*-xylene	邻二甲苯	C_8H_{10}	—	0.34
5	4.749	1,2-dihydrobenzocyclobutene	1,2-二氢苯并环丁烯	C_8H_8	0.12	0.50
6	4.953	heptanal	庚醛	$C_7H_{14}O$	0.20	—
7	4.953	(1*E*)-buta-1,3-dien-1-ol	（1*E*）-1,3-丁二烯-1-醇	C_4H_6O	—	0.31
8	5.598	*α*-thujene	*α*-侧柏烯	$C_{10}H_{16}$	0.19	—
9	5.788	(1*R*)-*α*-pinene	(1*R*)-*α*-蒎烯	$C_{10}H_{16}$	3.27	1.10
10	6.183	(−)-camphene	(−)-莰烯	$C_{10}H_{16}$	—	0.30
11	6.189	*dl*-camphene	*dl*-莰烯	$C_{10}H_{16}$	0.88	—
12	6.439	2-pentyn-1-ol	2-戊炔-1-醇	C_5H_8O	—	0.14
13	6.446	2-methylundecane-2-thiol	2-甲基十一烷-2-硫醇	$C_{12}H_{26}S$	0.14	—
14	6.663	benzaldehyde	苯甲醛	C_7H_6O	0.20	0.12
15	6.814	1-heptanol	1-庚醇	$C_7H_{16}O$	0.35	—
16	6.965	*β*-pinene	*β*-蒎烯	$C_{10}H_{16}$	1.25	0.43
17	7.077	2,2-dimethyl-1-hexanol	2,2-二甲基-1-己醇	$C_8H_{18}O$	0.15	—
18	7.294	3,5-dimethyl-1-hexene	3,5-二甲基-1-己烯	C_8H_{16}	0.18	—
19	7.294	2,2,8-trimethyldecane	2,2,8-三甲基癸烷	$C_{13}H_{28}$	—	0.12
20	7.774	octanal	辛醛	$C_8H_{16}O$	1.53	1.94

续表

序号 No.	保留时间 /min Retention Time/min	化合物名称 Compound Name		分子式 Molecular Formula	相对含量 /% Relative Content /%	
					3 年参龄	4 年参龄
21	7.939	(1*S*)-*α*-pinene	(1*S*)-*α*- 蒎烯	$C_{10}H_{16}$	—	1.49
22	8.353	*p*-isopropyltoluene	对甲基异丙基苯	$C_{10}H_{14}$	0.25	0.20
23	8.465	(±)-*α*-limonene	(±)-*α*- 柠檬烯	$C_{10}H_{16}$	0.89	0.37
24	9.385	(2*E*)-2-octenal	(2*E*)-2- 辛烯醛	$C_8H_{14}O$	—	0.27
25	9.385	2-methylidene cyclopentanol	2- 亚甲基环戊醇	$C_6H_{10}O$	0.24	—
26	9.806	1-octanol	1- 辛醇	$C_4H_{10}O_2$	0.96	—
27	9.839	3,5-octadiene-2-one	3,5- 辛二烯 -2- 酮	$C_8H_{12}O$	—	0.15
28	10.740	nonanal	壬醛	$C_9H_{18}O$	—	0.10
29	10.740	(2*E*)-2-hepten-1-ol	(2*E*)-2- 庚烯 -1- 醇	$C_7H_{14}O$	0.11	—
30	12.403	diallylamine	二烯丙基胺	$C_6H_{11}N$	0.46	—
31	12.410	6-bromo-3-chloro-5-methyl-2*H*-indazole	6- 溴 -3- 氯 -5- 甲基 -2*H*- 吲唑	$C_8H_6BrClN_2$	—	0.68
32	12.745	2-methoxy-3-(1-methylpropyl) pyrazine	2- 甲氧基 -3-(1- 甲基丙基) 吡嗪	$C_9H_{14}N_2O$	0.28	0.19
33	12.995	2-methoxy-3-(2-methylpropyl) pyrazine	2- 甲氧基 -3-(2- 甲基丙基) 吡嗪	$C_9H_{14}N_2O$	—	0.27
34	13.008	1-nonen-3-ol	1- 壬烯 -3- 醇	$C_9H_{18}O$	0.28	—
35	13.192	*trans*-1-butoxy-1-butene	反 -1- 丁氧基 -1- 丁烯	$C_8H_{16}O$	0.09	—
36	13.948	1,2,4-triethylbenzene	1,2,4- 三乙苯	$C_{12}H_{18}$	—	0.11
37	13.948	2,4,5,6,7,7a-hexahydro-4,7-methano-1*H*-indene	2,4,5,6,7,7a- 六氢 -4,7- 亚甲基 -1*H*- 茚	$C_{10}H_{14}$	0.08	—
38	14.244	1,5-decadiyne	1,5- 癸二炔	$C_{10}H_{14}$	0.26	0.42
39	15.079	5-hydroxy-3-methyl-1-indanone	5- 羟基 -3- 甲基 -1- 茚酮	$C_{10}H_{10}O_2$	1.38	1.85
40	15.342	2,3-dimethyl-1-pentene	2，3- 二甲基 -1- 戊烯	C_7H_{14}	—	0.13
41	15.342	*trans*-2-undecenal	反 -2- 十一烯醛	$C_{11}H_{20}O$	0.13	—
42	16.309	1-bromo-2-methylbutane	1- 溴 -2- 甲基丁烷	$C_5H_{11}Br$	—	0.09
43	16.611	1,5-dichloro-2-methoxy-3-methylbenzene	1,5- 二氯 -2- 甲氧基 -3- 甲基苯	$C_8H_8Cl_2O$	0.32	0.21
44	17.078	dodecamethyl-cyclohexasiloxane	十二甲基环己硅氧烷	$C_{12}H_{36}O_6Si_6$	—	0.26
45	17.197	1-[4-(1,1-dimethylethyl)-2,6-dimethylphenyl]ethanone	1- [4-（1,1- 二甲基乙基）- 2,6- 二甲基苯基] 乙酮	$C_{14}H_{20}O$	—	0.18

续表

序号 No.	保留时间 /min Retention Time/min	化合物名称 Compound Name		分子式 Molecular Formula	相对含量 /% Relative Content /%	
					3年参龄	4年参龄
46	17.677	4-(2,7,7-trimethylbicyclo[3.2.0]hept-2-en-1-yl)-3-buten-2-one	4-(2,7,7-三甲基双环[3.2.0]庚-2-烯-1-基)-3-丁烯-2-酮	$C_{14}H_{20}O$	1.79	—
47	18.196	1-(2,4,5-triethylphenyl)-ethanone	1-(2,4,5-三乙基苯基)乙酮	$C_{14}H_{20}O$	0.78	0.18
48	18.327	2-(3-isopropyl-4-methyl-pent-3-en-1-ynyl)-2-methyl-cyclobutanone	2-(3-异丙基-4-甲基-戊-3-烯-1-炔基)-2-甲基-环丁酮	$C_{14}H_{20}O$	—	0.18
49	18.426	*α*-cubebene	*α*-荜澄茄油烯	$C_{15}H_{24}$	1.21	2.80
50	18.558	*β*-panasinsanene	*β*-人参烯	$C_{15}H_{24}$	3.84	1.42
51	18.65	1,2-diethyl-3,4-dimethylbenzene	1,2-二乙基-3,4-二甲苯	$C_{12}H_{18}$	0.49	0.35
52	18.656	3-ethyl-1,2,4,5-tetramethylbenzene	3-乙基-1,2,4,5-四甲基苯	$C_{12}H_{18}$	0.82	—
53	18.768	*β*-cubebene	*β*-荜澄茄油烯	$C_{15}H_{24}$	0.23	0.30
54	18.821	*β*-elemene	*β*-榄香烯	$C_{15}H_{24}$	0.52	0.46
55	18.985	1-ethyl-3-(1-methylethyl)benzene	1-乙基-3-(1-甲基乙基)苯	$C_{11}H_{16}$	0.32	—
56	19.301	*α*-gurjunene	*α*-古芸烯	$C_{15}H_{24}$	0.29	1.05
57	19.531	cedrene	雪松烯	$C_{15}H_{24}$	0.88	—
58	19.537	(−)-aristolene	(−)-马兜铃烯	$C_{15}H_{24}$	—	0.70
59	19.781	*γ*-maaliene	*γ*-橄榄烯	$C_{15}H_{24}$	0.29	—
60	19.938	calarene	白菖烯	$C_{15}H_{24}$	7.81	6.79
61	19.978	*α*-panasinsene	*α*-人参烯	$C_{15}H_{24}$	—	0.63
62	20.149	(−)-alloaromadendrene	香树烯	$C_{15}H_{24}$	—	0.16
63	20.155	2,3,3a,4-tetrahydro-3,3a,6-trimethyl-1-isopropyl-1*H*-indene	2,3,3a,4-四氢-3,3a,6-三甲基-1-异丙基-1*H*-茚	$C_{15}H_{24}$	0.18	—
64	20.386	*α*-neoclovene	*α*-新丁香三环烯	$C_{15}H_{24}$	—	1.81
65	20.425	*β*-maaliene	*β*-橄榄烯	$C_{15}H_{24}$	7.71	0.17
66	20.695	*β*-farnesene	*β*-金合欢烯	$C_{15}H_{24}$	29.79	45.04
67	20.826	*γ*-caryophyllene	*γ*-石竹烯	C_5H_{24}	—	0.35
68	20.826	4,11,11-trimethyl-8-methylenebicyclo[7.2.0]undec-4-ene	4,11,11-三甲基-8-亚甲基双环[7.2.0]十一碳-4-烯	$C_{15}H_{24}$	0.49	—
69	20.918	*β*-neoclovene	*β*-新丁香三环烯	$C_{15}H_{24}$	0.89	0.41

续表

序号 No.	保留时间 /min Retention Time/min	化合物名称 Compound Name		分子式 Molecular Formula	相对含量 /% Relative Content /%	
					3年参龄	4年参龄
70	21.161	curcumene	姜黄烯	$C_{15}H_{24}$	0.34	0.41
71	21.214	(Z)-β-farnesene	(Z)-β-金合欢烯	$C_{15}H_{24}$	0.46	—
72	21.424	1,2,3,4,4a,7-hexahydro-1,6-dimethyl-4-(1-methylethyl) naphthalene	1,2,3,4,4a,7-六氢-1,6-二甲基-4-（1-甲基乙基）萘	$C_{15}H_{24}$	0.16	0.26
73	21.477	2-isopropenyl-4a,8-dimethyl-1,2,3,4,4a,5,6,8a-octahydronaphthalene	2-异丙烯基-4a,8-二甲基-1,2,3,4,4a,5,6,8a-八氢萘	$C_{15}H_{24}$	0.39	—
74	21.49	β-patchoulene	β-广藿香烯	$C_{15}H_{24}$	—	0.50
75	21.556	cis-(−)-2,4a,5,6,9,9a-hexahydro-3,5,5,9-tetramethyl (1H) benzocycloheptene	顺-(−)-2,4a,5,6,9,9a-六氢-3,5,5,9-四甲基(1H)苯并环庚烯	$C_{15}H_{24}$	0.61	—
76	21.569	γ-cadinene	γ-杜松烯	$C_{15}H_{24}$	0.16	0.83
77	21.839	(S)-β-bisabolene	(S)-β-红没药烯	$C_{15}H_{24}$	10.38	12.08
78	21.977	2-isopropyl-5-methyl-9-methylene-bicyclo[4.4.0]dec-1-ene	2-异丙基-5-甲基-9-亚甲基-双环[4.4.0]癸-1-烯	$C_{15}H_{24}$	—	0.24
79	22.115	δ-cadinene	δ-杜松烯	$C_{15}H_{24}$	3.83	5.60
80	22.279	(−)-α-cedrene	(−)-α-柏木烯	$C_{15}H_{24}$	—	0.21
81	22.562	3-methylfuran	3-甲基呋喃	C_5H_6O	0.16	—
82	22.575	(7R,8R)-8-hydroxy-4-isopropylidene-7-methylbicyclo [5.3.1]undec-1-ene	(7R,8R)-8-羟基-4-异亚丙基-7-甲基二环[5.3.1]-1-十二烯	$C_{15}H_{24}O$	—	0.24
83	22.825	(3Z,6E)-α-farnesene	(3Z,6E)-α-金合欢烯	$C_{15}H_{24}$	0.46	—
84	22.825	(Z)-α-bisabolene	(Z)-α-红没药烯	$C_{15}H_{24}$	—	0.38
85	22.943	α-selinine	α-芹子烯	$C_{15}H_{24}$	0.41	—
86	22.943	caryophyllene oxide	石竹素	$C_{15}H_{24}O$	—	0.22
87	23.154	spathulenol	桉油烯醇	$C_{15}H_{24}O$	0.16	—
88	23.266	(+)-viridiflorol	(+)-绿花白千层醇	$C_{15}H_{26}O$	0.40	—
89	23.272	β-selinene	β-芹子烯	$C_{15}H_{24}$	—	0.33
90	23.390	hexadecane	十六烷	$C_{16}H_{34}$	0.20	0.18
91	23.588	tecnazene	四氯硝基苯	$C_6HCl_4NO_2$	0.44	—
92	23.706	(−)-humulene epoxide Ⅱ	葎草烯环氧化物Ⅱ	$C_{15}H_{24}O$	0.27	—

续表

序号 No.	保留时间 /min Retention Time/min	化合物名称 Compound Name		分子式 Molecular Formula	相对含量/% Relative Content /%	
					3年参龄	4年参龄
93	23.772	2,6-dimethylocta-1,5,7-trien-3-ol	2,6-二甲基辛烷-1,5,7-三烯-3-醇	$C_{10}H_{16}O$	0.26	—
94	23.811	guaiol	愈创醇	$C_{15}H_{26}O$	0.38	—
95	23.811	γ-selinene	γ-芹子烯	$C_{15}H_{24}$	0.32	0.41
96	24.022	cycloisolongifolene	环状异长叶烯	$C_{15}H_{24}$	0.59	—
97	24.022	1,2,3,4,4a,5,6,7-octahydro-4a,8-dimethyl-2-(1-methylethenyl) naphthalene	1,2,3,4,4a,5,6,7-八氢4a,8-二甲基-2-（1-甲基乙烯基）萘	$C_{15}H_{24}$	0.65	0.66
98	24.252	β-guaiene	β-愈创木烯	$C_{15}H_{24}$	0.25	—
99	24.258	hinesol	茅苍术醇	$C_{15}H_{26}O$	—	0.26
100	26.106	1,2,3,4,5-pentachloronitrobenz	1,2,3,4,5-五氯硝基苯	$C_6Cl_5NO_2$	2.18	0.29

注："—" 表示未检出。

4.2.15.2 抚松3年参龄、4年参龄西洋参中挥发性成分结果分析

从表4.15可知，从抚松3年参龄、4年参龄西洋参中共鉴定出100种成分，其中3年参龄西洋参鉴别出68种化合物，占挥发性成分总量的96.93%，相对含量超过1%的有13种,含量最高的β-金合欢烯为29.79 %，其次有(*S*)-β-红没药烯（10.38%）、白菖烯（7.81%）、β-橄榄烯（7.71%）、β-人参烯（3.84%）、δ-杜松烯（3.83%）及(1*R*)-α-蒎烯（3.27%）等。

4年参龄西洋参鉴别出62种化合物，占挥发性成分总量的99.79%，共12种成分的相对含量超过1%，含量最高的β-金合欢烯为44.50%，其次有(*S*)-β-红没药烯（12.08%）、白菖烯（6.79%）、δ-杜松烯（5.60%）、α-荜澄茄油烯（2.80%）及辛醛（1.94%）等。

4.2.16 延吉西洋参中挥发性成分结果分析

4.2.16.1 延吉3年参龄、4年参龄西洋参中挥发性成分及相对含量

延吉3年参龄、4年参龄西洋参中挥发性成分及相对含量见表4.16。

表4.16 延吉西洋参中挥发性成分及相对含量

Tab 4.16 The composition of volatile components and its relative contents of Yanji American ginsengs

序号 No.	保留时间 /min Retention Time/min	化合物名称 Compound Name		分子式 Molecular Formula	相对含量/% Relative Content /%	
					3年参龄	4年参龄
1	2.974	2-methyl-1-propene	2-甲基-1-丙烯	C_4H_8	0.36	—
2	2.981	isopentane	异戊烷	C_5H_{12}	—	0.30
3	3.257	dimethylsiloxane cyclictrimer	六甲基环三硅氧烷	$C_6H_{18}O_3Si_3$	0.08	—
4	4.276	1-hexanol	1-己醇	$C_6H_{14}O$	0.40	0.58
5	4.999	2-methyl-2-butene	2-甲基-2-丁烯	C_5H_{10}	0.18	—
6	5.006	(*E*)-2-pentene	(*E*)-2-戊烯	C_5H_{10}	—	0.21
7	5.644	*α*-phellandrene	*α*-水芹烯	$C_{10}H_{16}$	0.22	—
8	5.644	*α*-thujene	*α*-侧柏烯	$C_{10}H_{16}$	—	0.20
9	5.834	*α*-pinene	*α*-蒎烯	$C_{10}H_{16}$		2.35
10	5.854	(1*R*)-*α*-pinene	(1*R*)-*α*-蒎烯	$C_{10}H_{16}$	3.76	—
11	6.229	*dl*-camphene	*dl*-莰烯	$C_{10}H_{16}$	1.07	0.73
12	6.485	2-butenoicacid-3-methyl-2-propenylester	2-丁烯酸-3-甲基-2-丙烯酯	$C_8H_{12}O_2$	0.13	—
13	6.492	formic acid decylester	甲酸癸酯	$C_{11}H_{22}O_2$	—	0.19
14	6.709	benzaldehyde	苯甲醛	C_7H_6O	0.08	—
15	6.854	2,3,3-trimethylcyclobutanone	2,3,3-三甲基环丁酮	$C_7H_{12}O$	0.16	—
16	6.854	1-heptanol	1-庚醇	$C_7H_{16}O$	—	0.49
17	6.900	*β*-terpinene	*β*-松油烯	$C_{10}H_{16}$	0.13	—
18	6.998	(1*S*)-*β*-pinene	(1*S*)-*β*-蒎烯	$C_{10}H_{16}$	1.18	0.57
19	7.110	2-ethylhexanal	2-乙基己醛	$C_8H_{16}O$	—	0.15
20	7.320	diphosphoric acid diisooctyleste	二磷酸二异辛酯	$C_{16}H_{36}O_7P_2$	0.20	—
21	7.327	6-methylhepten-2-one	6-甲基庚烷-2-酮	$C_8H_{14}O$	—	0.33
22	7.399	*β*-myrcene	*β*-月桂烯	$C_{10}H_{16}$	0.57	—
23	7.399	*β*-pinene	*β*-蒎烯	$C_{10}H_{16}$	—	0.59
24	7.590	octamethylcyclotetrasiloxanes	八甲基环四硅氧烷	$C_8H_{24}O_4Si_4$	—	0.17
25	7.787	octanal	辛醛	$C_8H_{16}O$	1.95	2.29
26	7.965	(1*S*)-*α*-pinene	(1*S*)-*α*-蒎烯	$C_{10}H_{16}$	—	2.44
27	7.971	3-carene	3-蒈烯	$C_{10}H_{16}$	1.73	—
28	8.386	*p*-isopropyltoluene	对甲基异丙基苯	$C_{10}H_{14}$	0.26	0.36

续表

序号 No.	保留时间 /min Retention Time/min	化合物名称 Compound Name		分子式 Molecular Formula	相对含量 /% Relative Content /%	
					3年参龄	4年参龄
29	8.504	(±)-*α*-limonene	(±)-*α*-柠檬烯	$C_{10}H_{16}$	1.07	0.86
30	9.411	2-methylenecyclopentanol	2-亚甲基环戊醇	$C_6H_{10}O$	0.20	—
31	9.431	2-hexenal	2-己烯醛	$C_6H_{10}O$	—	0.19
32	9.813	1-octanol	1-辛醇	$C_4H_{10}O_2$	0.56	1.42
33	10.759	nonanal	壬醛	$C_9H_{18}O$	0.13	—
34	12.416	(*E*)-2-decenal	(*E*)-2-癸烯醛	$C_{10}H_{18}O$	0.61	—
35	12.423	2-hexyn-1-ol	2-己炔-1-醇	$C_6H_{10}O$	—	0.47
36	12.758	2-methoxy-3-(1-methylpropyl) pyrazine	2-甲氧基-3-(1-甲基丙基)吡嗪	$C_9H_{14}N_2O$	0.40	0.50
37	13.015	2-methoxy-3-(2-methylpropyl) pyrazine	2-甲氧基-3-(2-甲基丙基)吡嗪	$C_9H_{14}N_2O$	0.35	0.44
38	13.205	3-decanone	3-癸酮	$C_{10}H_{20}O$	0.11	—
39	13.205	*cis*-1-butoxy-1-butene	顺-1-丁氧基-1-丁烯	$C_8H_{16}O$	—	0.20
40	13.962	1-(2-methylene-3-buten-1-yl)-1-(1-methylenepropyl)-cyclopropane	1-(2-亚甲基-3-丁烯基-1-基）-1-（1-亚甲基丙基）环丙烷	$C_{12}H_{18}$	—	0.15
41	14.251	1-vinyladamantane	1-乙烯基金刚烷	$C_{12}H_{18}$	0.28	—
42	14.257	1,5-decadiyne	1,5-癸二炔	$C_{10}H_{14}$	—	0.33
43	15.073	1,4,4a,5,6,7-hexahydro-2,3-dimethylnaphthalene	1,4,4a,5,6,7-六氢-2,3-二甲基萘	$C_{12}H_{18}$	1.05	—
44	15.073	1,2,4-trimethyl-5-(1-methylethyl)benzene	1,2,4-三甲基-5-（1-甲基乙基）苯	$C_{12}H_{18}$	—	1.69
45	15.355	(2*Z*)-2-decenal	(2*Z*)-2-癸醛	$C_{10}H_{18}O$	0.12	—
46	17.085	dodecamethyl-cyclohexasiloxane	十二甲基环己硅氧烷	$C_{12}H_{36}O_6Si_6$	0.23	0.55
47	17.203	1-[4-(1,1-dimethylethyl)-2,6-dimethylphenyl]ethanone	1-[4-(1,1-二甲基乙基)-2,6-二甲基苯基]乙酮	$C_{14}H_{20}O$	0.71	0.49
48	17.69	4-(2,7,7-trimethylbicyclo[3.2.0] hept-2-en-1-yl)-3-buten-2-one	4-(2,7,7-三甲基双环[3.2.0]庚-2-烯-1-基)-3-丁烯-2-酮	$C_{14}H_{20}O$	2.26	—
49	17.946	(9*S*,9a*S*)-5,6,7,8,9,9a-hexahydro-3,5,5,9-tetramethyl-1*H*-benzo cycloheptene	(9*S*,9a*S*)-5,6,7,8,9,9a-六氢-3,5,5,9-四甲基-1*H*-苯并环庚烯	$C_{15}H_{24}$	0.37	—
50	18.045	2,4,6-trichloropyrimidine	2,4,6-三氯嘧啶	$C_4HCl_3N_2$	1.07	—

续表

序号 No.	保留时间 /min Retention Time/min	化合物名称 Compound Name		分子式 Molecular Formula	相对含量/% Relative Content /%	
					3年参龄	4年参龄
51	18.203	(1*R*,3a*S*,7a*S*)-1,2,3,6,7,7a-hexahydro-2,2,4,5-tetramethyl-1,3a-ethano-3a*H*-indene	(1*R*,3a*S*,7a*S*)-1,2,3,6,7,7a-六氢-2,2,4,5-四甲基-1,3a-乙醇3a*H*-茚	$C_{15}H_{24}$	—	0.30
52	18.209	lilestralis	铃兰醛	$C_{14}H_{20}O$	0.48	0.47
53	18.341	1,2,3,4-tetramethyl-5-(3-methylbutyl)benzene	1,2,3,4-四甲基-5-(3-甲基丁基)苯	$C_{15}H_{24}$	0.74	—
54	18.426	*α*-cubebene	*α*-荜澄茄油烯	$C_{15}H_{24}$	—	2.02
55	18.452	(−)-*α*-copaene	(−)-*α*-蒎烯	$C_{15}H_{24}$	1.18	—
56	18.604	*β*-panasinsanene	*β*-人参烯	$C_{15}H_{24}$	5.52	3.68
57	18.650	1,3,5-triethylbenzene	1,3,5-三乙苯	$C_{12}H_{18}$	—	0.81
58	18.669	1,2,4-triethylbenzene	1,2,4-三乙苯	$C_{12}H_{18}$	1.22	—
59	18.768	*β*-cubebene	*β*-荜澄茄油烯	$C_{15}H_{24}$	0.18	0.43
60	18.834	*β*-elemene	*β*-榄香烯	$C_{15}H_{24}$	0.69	0.54
61	18.985	1,4-diethyl-2-methylbenzene	1,4-二乙基-2-甲基苯	$C_{11}H_{16}$	—	0.33
62	18.992	1-ethyl-3-(1-methylethyl)-benzene	1-乙基-3-(1-甲基乙基)苯	$C_{11}H_{16}$	0.40	—
63	19.314	*β*-maaliene	*β*-橄榄烯	$C_{15}H_{24}$	0.98	
64	19.524	(+)-aromadendrene	(+)-香橙烯	$C_{15}H_{24}$	—	0.86
65	19.761	*β*-guaiene	*β*-愈创木烯	$C_{15}H_{24}$	0.28	—
66	19.938	calarene	白菖烯	$C_{15}H_{24}$	7.24	4.96
67	20.386	clovene	丁香三环烯	$C_{15}H_{24}$	—	4.64
68	20.438	3,3,7,7-tetramethyl-5-(2-methyl-1-propen-1-yl) tricyclo[4.1.0.0^{2,4}]-heptane	3,3,7,7-四甲基-5-(2-甲基-1-丙烯-1-基)三环[4.1.0.0^{2,4}]庚烷	$C_{15}H_{24}$	11.10	—
69	20.596	*β*-farnesene	*β*-金合欢烯	$C_{15}H_{24}$	26.33	41.32
70	20.8	*β*-caryophyllene	*β*-石竹烯	$C_{15}H_{24}$	—	0.57
71	20.833	*γ*-caryophyllene	*γ*-石竹烯	$C_{5}H_{24}$	0.60	—
72	20.938	*β*-neoclovene	*β*-新丁香三环烯	$C_{15}H_{24}$	1.11	0.84
73	21.017	1,2,3,4,4a,5,6,7-octahydro-4a,8-dimethyl-2-(1-methylethenyl) naphthalene	1,2,3,4,4a,5,6,7-八氢-4a,8-二甲基-2-(1-甲基乙烯基)萘	$C_{15}H_{24}$	0.72	0.69
74	21.142	curcumene	姜黄烯	$C_{15}H_{24}$	0.24	—
75	21.207	(*Z*)-*β*-farnesene	(*Z*)-*β*-金合欢烯	$C_{15}H_{24}$	0.43	0.32

续表

序号 No.	保留时间 /min Retention Time/min	化合物名称 Compound Name		分子式 Molecular Formula	相对含量 /% Relative Content /%	
					3年参龄	4年参龄
76	21.464	tetradecamethyl-cycloheptasiloxane	十四甲基环庚硅氧烷	$C_{14}H_{42}O_7Si_7$	—	0.80
77	21.477	(±)-*δ*-selinene	(±)-*δ*-芹子烯	$C_{15}H_{24}$	0.58	—
78	21.543	*α*-gurjunene	*α*-古芸烯	$C_{15}H_{24}$	1.07	1.70
79	21.556	(*Z*)-*α*-bisabolene	(*Z*)-*α*-红没药烯	C_5H_{24}	0.83	—
80	21.806	(*S*)-*β*-bisabolene	(*S*)-*β*-红没药烯	$C_{15}H_{24}$	9.11	5.94
81	21.924	2-isopropyl-5-methyl-9-methylene-bicyclo[4.4.0]-dec-1-ene	2-异丙基-5-甲基-9-亚甲基-双环[4.4.0]癸-1-烯	$C_{15}H_{24}$	—	0.36
82	22.056	*δ*-cadinene	*δ*-杜松烯	$C_{15}H_{24}$	2.41	3.72
83	22.825	(*E*)-nerolidol	(*E*)-橙花叔醇	$C_{15}H_{26}O$	0.44	—
84	22.825	*α*-selinine	*α*-芹子烯	$C_{15}H_{24}$	0.28	0.54
85	22.943	(−)-*α*-himachalene	(−)-*α*-雪松烯	$C_{15}H_{24}$	0.24	—
86	23.259	(−)-globulol	(−)-蓝桉醇	$C_{15}H_{26}O$	0.35	0.39
87	23.390	hexadecane	十六烷	$C_{16}H_{34}$	0.16	—
88	23.706	(1*R*,3*E*,7*E*,11*R*)-1,5,5,8-tetramethyl-12-oxabicyclo[9.1.0]-dodeca-3,7-diene	(1*R*,3*E*,7*E*,11*R*)-1,5,5,8-四甲基-12-氧杂环[9.1.0]十二烷-3,7-二烯	$C_{15}H_{24}O$	0.28	—
89	23.772	(+)-viridiflorol	(+)-绿花白千层醇	$C_{15}H_{26}O$	0.54	—
90	23.923	3-undecene-1,5-diyne	3-十一烯-1,5-二炔	$C_{11}H_{14}$	0.85	—
91	23.923	1,5-heptadien-3-yne	1,5-庚二烯-3-炔	C_7H_8	—	0.83
92	24.022	azidobenzene	叠氮苯	$C_6H_5N_3$	0.98	1.07
93	24.107	isoaromadendrene epoxide	异香橙烯环氧化物	$C_{15}H_{24}O$	0.27	—
94	24.107	*α*-elemene	*α*-榄香烯	$C_{15}H_{25}$	—	0.33
95	24.258	*β*-patchoulene	*β*-广藿香烯	$C_{15}H_{24}$	0.23	—

注：“—”表示未检出。

4.2.16.2 延吉3年参龄、4年参龄西洋参中挥发性成分结果分析

从表4.16可知，从延吉3年参龄、4年参龄西洋参中共鉴定出95种成分，其中3年参龄西洋参鉴定出67种化合物，占挥发性成分总量的100%，相对含量超过1%的有19种，含量最高的*β*-金合欢烯为26.33%，其次有3,3,7,7-四甲基-5-（2-甲基-1-丙烯-1-基）三环[4.1.0.0^{2,4}]庚烷（11.10%）、(*S*)-*β*-红没药烯（9.11%）、白菖烯（7.24%）、*β*-人参烯（5.52%）及(1*R*)-*α*-蒎烯（3.76 %）等。

4年参龄西洋参鉴定出54种化合物，占挥发性成分总量的97.69%，共14种成分的相对含量超过1%，含量最高的*β*-金合欢烯为41.32 %，其次有(*S*)-*β*-红没药烯（5.94%）、白菖烯（4.96%）、丁香三环烯（4.64%）、*δ*-杜松烯（3.72%）及*β*-人参烯（3.68%）等。

4.2.17 江源西洋参中挥发性成分结果分析

4.2.17.1 江源3年参龄、4年参龄西洋参中挥发性成分及相对含量

江源3年参龄、4年参龄西洋参中挥发性成分及相对含量见表4.17。

表4.17 江源西洋参中挥发性成分及相对含量

Tab 4.17 The composition and contents of volatile components of Jiangyuan American ginsengs

序号 No.	保留时间 /min Retention Time/min	化合物名称 Compound Name		分子式 Molecular Formula	相对含量/% Relative Content /%	
					3年参龄	4年参龄
1	2.816	isopentane	异戊烷	C_5H_{12}	0.20	—
2	2.843	isobutene	异丁烯	C_4H_8	—	0.16
3	3.125	dimethylsiloxane cyclic trimer	六甲基环三硅氧烷	$C_6H_{18}O_3Si_3$	—	0.10
4	4.184	1,3-dimethylbenzene	1,3-二甲苯	C_8H_{10}	0.32	0.49
5	4.710	1,2-dihydro benzocyclobutene	1,2-二氢苯并环丁烯	C_8H_8	0.13	0.22
6	4.875	(*E*)-2-pentene	(*E*)-2-戊烯	C_5H_{10}	0.28	—
7	4.894	2-methyl-2-butene	2-甲基-2-丁烯	C_5H_{10}	—	0.24
8	5.545	*α*-thujene	*α*-侧柏烯	$C_{10}H_{16}$	0.18	0.16
9	5.742	(1*R*)-*α*-pinene	(1*R*)-*α*-蒎烯	$C_{10}H_{16}$	2.75	2.25
10	6.124	(−)-camphene	(−)-莰烯	$C_{10}H_{16}$	0.82	—
11	6.137	*dl*-camphene	*dl*-莰烯	$C_{10}H_{16}$	—	0.67
12	6.407	(2*E*)-2-heptenal	(2*E*)-2-庚烯醛	$C_7H_{12}O$	0.09	—
13	6.794	(2*S*,3*R*)-3-butyl-2-methyltetrahydrofuran	(2*S*,3*R*)-3-丁基-2-甲基四氢呋喃	$C_9H_{18}O$	—	0.18
14	6.801	(1*α*,2*α*,4*α*,5*α*)-8,8-dimethyl-6,7-diazatricyclo[3.2.1.0^{2,4}]oct-6-ene	(1*α*,2*α*,4*α*,5*α*)-8,8-二甲基-6,7-二氮杂三环并[3.2.1.0^{2,4}]辛-6-烯	$C_8H_{12}N_2$	0.16	—
15	6.913	*β*-pinene	*β*-蒎烯	$C_{10}H_{16}$	1.40	0.46
16	6.919	(1*S*)-*β*-pinene	(1*S*)-*β*-蒎烯	$C_{10}H_{16}$	—	0.56
17	7.248	2-azido-2,3,3-trimethylbutane	2-叠氮基-2,3,3-三甲基丁烷	$C_7H_{15}N_3$	0.10	—
18	7.261	2,2,4,4,6,8,8-heptamethylnonane	2,2,4,4,6,8,8-七甲基壬烷	$C_{16}H_{34}$	—	0.16

续表

序号 No.	保留时间 /min Retention Time/min	化合物名称 Compound Name		分子式 Molecular Formula	相对含量 /% Relative Content /%	
					3年参龄	4年参龄
19	7.715	octanal	辛醛	$C_8H_{16}O$	1.55	1.60
20	7.899	(1*S*)-*α*-pinene	(1*S*)-*α*-蒎烯	$C_{10}H_{16}$	—	2.00
21	8.326	*m*-isopropyltoluene	间甲基异丙基苯	$C_{10}H_{14}$	0.31	0.28
22	8.438	(±)-*α*-limonene	(±)-*α*-柠檬烯	$C_{10}H_{16}$	0.89	0.88
23	9.385	2,3-dimethyl-1-pentene	2,3-二甲基-1-戊烯	C_7H_{14}	0.10	—
24	9.773	1-octanol	1-辛醇	$C_4H_{10}O_2$	0.21	0.25
25	10.727	nonanal	壬醛	$C_9H_{18}O$	0.08	—
26	12.397	(2*E*)-2-nonenal	(2*E*)-壬烯醛	$C_9H_{16}O$	0.41	—
27	12.410	diallylamine	二烯丙基胺	$C_6H_{11}N$	—	0.30
28	12.738	2-methoxy-3-(1-methylpropyl) pyrazine	2-甲氧基-3-(1-甲基丙基)吡嗪	$C_9H_{14}N_2O$	0.23	0.23
29	12.988	2-methoxy-3-(2-methylpropyl) pyrazine	2-甲氧基-3-(2-甲基丙基)吡嗪	$C_9H_{14}N_2O$	0.20	0.18
30	14.238	(1-ethylbutyl) benzene	(1-乙基丁基)苯	$C_{12}H_{18}$	—	0.32
31	14.238	(1-methylpentyl)benzene	(1-甲基戊基)苯	$C_{12}H_{18}$	0.29	—
32	15.06	1,2,4-trimethyl-5-(1-methylethyl)benzene	1,2,4-三甲基-5-(1-甲基乙基)苯	$C_{12}H_{18}$	1.07	—
33	15.073	5-hydroxy-3-methyl-1-indanone	5-羟基-3-甲基-1-茚酮	$C_{10}H_{10}O_2$	—	1.98
34	15.349	(2*Z*)-2-decenal	(2*Z*)-2-癸醛	$C_{10}H_{18}O$	0.11	—
35	17.078	dodecamethyl-cyclohexasiloxane	十二甲基环己硅氧烷	$C_{12}H_{36}O_6Si_6$	0.23	0.41
36	17.197	1-[4-(1,1-dimethylethyl)-2,6-dimethylphenyl]ethanone	1-[4-(1,1-二甲基乙基)-2,6-二甲基苯基]乙酮	$C_{14}H_{20}O$	—	0.31
37	17.197	(−)-*δ*-selinene	(−)-*δ*-芹子烯	$C_{15}H_{24}$	0.41	—
38	17.677	4-(2,7,7-trimethylbicyclo [3.2.0] hept-2-en-1-yl)-3-buten-2-one	4-(2,7,7-三甲基双环[3.2.0]庚-2-烯-1-基)-3-丁烯-2-酮	$C_{14}H_{20}O$	1.55	—
39	17.940	(9*S*,9a*S*)-5,6,7,8,9,9a-hexahydro-3,5,5,9-tetramethyl-1*H*-benzocycloheptene	(9*S*,9a*S*)-5,6,7,8,9,9a-六氢-3,5,5,9-四甲基-1*H*-苯并环庚烯	$C_{15}H_{24}$	0.25	—
40	18.196	(1*R*,3a*S*,7a*S*)-1,2,3,6,7,7a-hexahydro-2,2,4,5-tetramethyl-1,3a-dihydro-3a*H*-indene	(1*R*,3a*S*,7a*S*)-1,2,3,6,7,7a-六氢-2,2,4,5-四甲基-1,3a-二氢-3a*H*-茚	$C_{15}H_{24}$	—	0.19

续表

序号 No.	保留时间 /min Retention Time/min	化合物名称 Compound Name		分子式 Molecular Formula	相对含量 /% Relative Content /%	
					3 年参龄	4 年参龄
41	18.203	3-(3-tertbutylphenyl)-2-methylpropanal	3-(3- 叔丁基苯基)-2- 甲基丙醛	$C_{14}H_{20}O$	0.28	—
42	18.433	*α*-cubebene	*α*- 荜澄茄油烯	$C_{15}H_{24}$	—	2.04
43	18.439	*α*-copaene	*α*- 蒎烯	$C_{15}H_{24}$	1.11	—
44	18.558	*β*-panasinsanene	*β*- 人参烯	$C_{15}H_{24}$	3.37	2.32
45	18.650	1,2,4-triethylbenzene	1,2,4- 三乙苯	$C_{12}H_{18}$	0.76	0.53
46	18.761	*β*-cubebene	*β*- 荜澄茄油烯	$C_{15}H_{24}$	0.16	0.28
47	18.821	*β*-elemene	*β*- 榄香烯	$C_{15}H_{24}$	0.64	0.54
48	18.985	1-ethyl-4-(1-methylethyl) benzene	1- 乙基 -4-(1- 甲基乙基) 苯	$C_{11}H_{16}$	—	0.21
49	18.985	1-ethyl-3-(1-methylethyl) benzene	1- 乙基 -3-(1- 甲基乙基) 苯	$C_{11}H_{16}$	0.27	—
50	19.294	*α*-gurjunene	*α*- 古芸烯	$C_{15}H_{24}$	1.01	0.92
51	19.531	*β*-caryophyllene	*β*- 石竹烯	$C_{15}H_{24}$	—	0.85
52	19.761	*β*-maaliene	*β*- 橄榄烯	$C_{15}H_{24}$	0.21	—
53	19.912	calarene	白菖烯	$C_{15}H_{24}$	5.91	5.43
54	20.386	*α*-neoclovene	*α*- 新丁香三环烯	$C_{15}H_{24}$	—	2.93
55	20.432	*γ*-maaliene	*γ*- 橄榄烯	$C_{15}H_{24}$	8.42	—
56	20.662	*β*-farnesene	*β*- 金合欢烯	$C_{15}H_{24}$	39.00	48.34
57	20.820	4,11,11-trimethyl-8-methylenebicyclo[7.2.0]undec-4-ene	4,11,11- 三甲基 -8- 亚甲基双环 [7.2.0] 十一碳 -4- 烯	$C_{15}H_{24}$	—	0.48
58	20.846	4-ethenyl-4,8,8-trimethyl-2-methylenebicyclo[5.2.0]nonane	4- 乙烯基 -4,8,8- 三甲基 -2- 亚甲基双环 [5.2.0] 壬烷	$C_{15}H_{24}$	0.56	—
59	20.918	*β*-neoclovene	*β*- 新丁香三环烯	$C_{15}H_{24}$	—	0.53
60	20.945	(9*S*,9a*S*)-2,3,5,6,7,8,9,9a-octahydro-5,5,9-trimethyl-3-methylene-1*H*-benzocycloheptene	(9*S*,9a*S*)-2,3,5,6,7,8,9,9a- 八氢 -5,5,9- 三甲基 -3- 亚甲基 -1*H*- 苯并环庚烯	$C_{15}H_{24}$	0.86	—
61	21.037	*β*-patchoulene	*β*- 广藿香烯	$C_{15}H_{24}$	—	0.58
62	21.056	1,2,3,4,4a,5,6,7-octahydro-4a,8-dimethyl-2-(1-methylethenyl)naphthalene	1,2,3,4,4a,5,6,7- 八氢 -4a,8 - 二甲基 -2-（1- 甲基乙烯基）萘	$C_{15}H_{24}$	0.58	—

续表

序号 No.	保留时间 /min Retention Time/min	化合物名称 Compound Name		分子式 Molecular Formula	相对含量/% Relative Content /%	
					3年参龄	4年参龄
63	21.142	curcumene	姜黄烯	$C_{15}H_{24}$	0.24	0.25
64	21.207	(*Z*)-*β*-farnesene	(*Z*)-*β*-金合欢烯	$C_{15}H_{24}$	0.36	0.32
65	21.319	*α*-selinine	*α*-芹子烯	$C_{15}H_{24}$	0.22	—
66	21.411	(−)-*α*-cedrene	(−)-*α*-柏木烯	$C_{15}H_{24}$	—	0.23
67	21.418	*α*-zingiberene	*α*-姜烯	$C_{15}H_{24}$	0.25	—
68	21.484	tetradecamethyl-cycloheptasiloxane	十四甲基环庚硅氧烷	$C_{14}H_{42}O_7Si_7$	0.61	0.60
69	21.556	(*Z*)-*α*-bisabolene	(*Z*)-*α*-红没药烯	C_5H_{24}	1.05	1.22
70	21.773	(*S*)-*β*-bisabolene	(*S*)-*β*-红没药烯	$C_{15}H_{24}$	7.70	6.09
71	21.937	agarospirol	沉香螺醇	$C_{15}H_{26}O$	0.19	0.21
72	22.089	*δ*-cadinene	*δ*-杜松烯	$C_{15}H_{24}$	3.26	4.72
73	22.259	1,2,3,4,4a,7-hexahydro-1,6-dimethyl-4-(1-methylethyl) naphthalene	1,2,3,4,4a,7-六氢-1,6-二甲基-4-(1-甲基乙基)萘	$C_{15}H_{24}$	—	0.28
74	22.825	(3*Z*,6*E*)-*α*-farnesene	(3*Z*,6*E*)-*α*-金合欢烯	$C_{15}H_{24}$	0.34	—
75	22.825	(1a*R*,4a*R*,7*R*,7a*R*,7b*S*)-1,1,7-trimethyl-4-methylidene-2,3,4a,5,6,7,7a,7b-octahydro-1a*H*-cyclopropa[e]azulene	(1a*R*,4a*R*,7*R*,7a*R*,7b*S*)-1,1,7-三甲基-4-亚甲基-2,3,4a,5,6,7,7a,7b-八氢-1a*H*-环丙烷并[e]薁	$C_{15}H_{24}$	—	0.25
76	22.943	(−)-*α*-himachalene	(−)-*α*-雪松烯	$C_{15}H_{24}$		0.32
77	22.95	(±)-globulol	(±)-蓝桉醇	$C_{15}H_{26}O$	0.30	—
78	23.266	(+)-viridiflorol	(+)-绿花白千层醇	$C_{15}H_{26}O$	0.27	—
79	23.266	*β*-selinene	*β*-芹子烯	$C_{15}H_{24}$	—	0.24
80	23.384	hexadecane	十六烷	$C_{16}H_{34}$	0.19	0.19
81	23.706	*cis*-decalin	顺-十氢化萘	$C_{10}H_{18}$	0.16	—
82	23.772	*α*-longifolene	*α*-长叶烯	$C_{15}H_{24}$	0.22	—
83	23.805	*rel*-(3a*R*,7a*R*)-1-ethylideneoctahydro-7a-methyl-1*H*-indene	*rel*-(3a*R*,7a*R*)-1-亚乙基新八氢-7a-甲基-1*H*-茚	$C_{12}H_{20}$	—	0.37
84	23.943	1,5-heptadien-3-yne	1,5-庚烯-3-炔	C_7H_8	1.67	—
85	24.042	1,2-benzisoxazole	1,2-苯并异噁唑	C_7H_5NO	1.09	—
86	24.114	*γ*-selinene	*γ*-芹子烯	$C_{15}H_{24}$	0.16	0.23
87	24.114	valencene	瓦伦烯	$C_{15}H_{24}$	0.20	—

续表

序号 No.	保留时间 /min Retention Time/min	化合物名称 Compound Name		分子式 Molecular Formula	相对含量/% Relative Content /%	
					3年参龄	4年参龄
88	24.252	hinesol	茅苍术醇	$C_{15}H_{26}O$	—	0.24
89	24.515	hexadecamethyl-cyclooctasiloxane	十六甲基环八硅氧烷	$C_{16}H_{48}O_8Si_8$	0.13	

注："—"表示未检出。

4.2.17.2 江源3年参龄、4年参龄西洋参中挥发性成分结果分析

从表4.17可知，从江源3年参龄、4年参龄西洋参中共鉴定出89种成分，其中3年参龄西洋参鉴定出62种化合物，占挥发性成分总量的96.07%，相对含量超过1%的有16种，含量最高的β-金合欢烯为39%，其次有γ-橄榄烯（8.42%）、(*S*)-β-红没药烯（7.70%）、白菖烯（5.91%）、β-人参烯（3.37 %）及δ-杜松烯（3.26%）等。

4年参龄西洋参鉴定出55种化合物，占挥发性成分总量的96.32%，共12种成分的相对含量超过1%，含量最高的β-金合欢烯为48.34%，其次有(*S*)-β-红没药烯（6.09%）、白菖烯（5.43%）及δ-杜松烯（4.72%）等。

4.2.18 北京西洋参中挥发性成分结果分析

4.2.18.1 北京3年参龄、4年参龄西洋参中挥发性成分及相对含量

北京3年参龄、4年参龄西洋参中挥发性成分及相对含量见表4.18。

表4.18 北京西洋参中挥发性成分及相对含量

Tab 4.18 The composition of volatile components and its relative contents of Beijing American ginsengs

序号 No.	保留时间 /min Retention Time/min	化合物名称 Compound Name		分子式 Molecular Formula	相对含量/% Relative Content /%	
					3年参龄	4年参龄
1	2.810	3-methyl-1-pentanal	3-甲基-1-戊醛	$C_6H_{12}O$	0.66	—
2	2.928	4-methyl-1-hexene	4-甲基-1-己烯	C_7H_{14}	—	0.56
3	3.000	*N,N*-diisopropylethylamine	*N,N*-二异丙基乙胺	$C_8H_{19}N$	0.56	—
4	4.138	1-hexanol	1-己醇	$C_6H_{14}O$	0.24	—
5	4.269	*p*-xylene	对二甲苯	C_8H_{10}	—	0.14
6	4.710	1,2-dihydro benzocyclobutene	1,2-二氢苯并环丁烯	C_8H_8	0.08	—
7	4.960	(*E*)-2-pentene	(*E*)-2-戊烯	C_5H_{10}	0.46	0.44
8	5.611	α-phellandRene	α-水芹烯	$C_{10}H_{16}$	0.21	0.22

续表

序号 No.	保留时间 /min Retention Time/min	化合物名称 Compound Name		分子式 Molecular Formula	相对含量 /% Relative Content /%	
					3年参龄	4年参龄
9	5.808	(1*R*)-*α*-pinene	(1*R*)-*α*-蒎烯	$C_{10}H_{16}$	3.09	3.37
10	6.196	*dl*-camphene	*dl*-莰烯	$C_{10}H_{16}$	0.91	0.99
11	6.387	(*Z*)-1,3-butadien-1-ol	(*Z*)-1,3-丁二烯-1-醇	C_4H_6O	0.14	—
12	6.459	*cis*-1,2-dimethylcyclopropane	顺-1,2-二甲基环丙烷	C_5H_{10}	—	0.21
13	6.637	benzaldehyde	苯甲醛	C_7H_6O	0.18	0.93
14	6.814	1-isopropyl-4-methyl-1,4-cyclohexadiene	1-异内基-4-甲基-1,4-环己二烯	$C_{10}H_{16}$	0.23	—
15	6.919	(1*S*)-*β*-pinene	(1*S*)-*β*-蒎烯	$C_{10}H_{16}$	1.12	—
16	6.978	*β*-pinene	*β*-蒎烯	$C_{10}H_{16}$	—	2.35
17	7.031	2-ethylhexanal	2-乙基己醛	$C_8H_{16}O$	0.10	—
18	7.090	crotonylalcohol	巴豆醇	C_4H_8O	—	0.13
19	7.255	2-methyl-4-propyl-oxetane	2-甲基-4-丙基氧杂环丁烷	$C_7H_{14}O$	0.16	—
20	7.307	3,5,5-trimethyl-1-hexanol	3,5,5-三甲基-1-己醇	$C_9H_{20}O$	—	0.23
21	7.366	*β*-myrcene	*β*-月桂烯	$C_{10}H_{16}$	0.43	0.43
22	7.498	3-hexyne	3-己炔	C_6H_{10}	0.11	—
23	7.800	octanal	辛醛	$C_8H_{16}O$	3.58	4.94
24	7.938	(1*S*)-3-carene	(1*S*)-3-蒈烯	$C_{10}H_{16}$	4.13	—
25	8.366	*m*-isopropyltoluene	间甲基异丙基苯	$C_{10}H_{14}$	0.44	0.29
26	8.484	(±)-*α*-limonene	(±)-*α*-柠檬烯	$C_{10}H_{16}$	1.19	1.48
27	9.365	*cis*-2-pentene	顺-2-戊烯	C_5H_{10}	0.23	—
28	9.411	2-methylundecane-2-thiol	2-甲基十一烷-2-硫醇	$C_{12}H_{26}S$	—	0.21
29	9.773	1-octanol	1-辛醇	$C_4H_{10}O_2$	0.22	—
30	9.858	1-nonanol	1-壬醇	$C_9H_{29}O$	—	0.13
31	10.753	nonanal	壬醛	$C_9H_{18}O$	0.12	0.21
32	11.384	5,6-dimethyl-1,3-cyclohexadiene	5,6-二甲基-1,3-环己二烯	C_8H_{12}	0.08	—
33	12.252	decamethyl-cyclopentasiloxane	十甲基环戊硅氧烷	$C_{10}H_{30}O_5Si_5$	—	0.28
34	12.403	(2*E*)-2-nonenal	(2*E*)-壬烯醛	$C_9H_{16}O$	0.98	—
35	12.416	cyclohexeneoxide	氧化环己烯	$C_6H_{10}O$	—	1.42
36	12.752	2-methoxy-3-(1-methylpropyl) pyrazine	2-甲氧基-3-(1-甲基丙基)吡嗪	$C_9H_{14}N_2O$	0.27	0.33
37	12.995	2-methoxy-3-methyl pyrazine	2-甲氧基-3-甲基吡嗪	$C_6H_8N_2O$	0.37	—

续表

序号 No.	保留时间/min Retention Time/min	化合物名称 Compound Name		分子式 Molecular Formula	相对含量/% Relative Content /%	
					3年参龄	4年参龄
38	13.008	2-methoxy-3-(2-methylpropyl) pyrrazine	2-甲氧基-3-(2-甲基丙基)吡嗪	$C_9H_{14}N_2O$	—	0.40
39	13.179	3-decanone	3-癸酮	$C_{10}H_{20}O$	0.11	—
40	14.238	1,5-decadiyne	1,5-癸二炔	$C_{10}H_{14}$	0.35	—
41	14.244	methyl-1-cyclopentene-1-carboxylate	环戊烯-1-羧酸甲酯	$C_7H_{10}O_2$	—	0.35
42	15.060	5-isopropyl-1,2,4-trimethylbenzene	5-异丙基-1,2,4-三甲基苯	$C_{12}H_{18}$	—	0.55
43	15.066	1,2,3,6-tetramethylbicyclo [2.2.2]octa-2,5-diene	1,2,3,6-四甲基双环[2.2.2]辛烷-2,5-二烯	$C_{12}H_{18}$	1.30	—
44	15.336	2,3,3-trimethyl-1-butene	2,3,3-三乙基-1-丁烯	C_7H_{14}	0.21	—
45	15.355	(*E*)-2-decenal	(*E*)-2-癸烯醛	$C_{10}H_{18}O$	—	0.20
46	17.085	(2*R*)-3*β*-acetoxy-2,3,3a*β*,9a*β*-tetrahydro-2*α*｛[(trime thylsilyl) oxy] methyl｝- 6*H* furo[2',3':4,5] oxazolo [3,2-a] pyrimidin-6-one	(2*R*)-3*β*-乙酰氧基-2,3,3a*β*,9a*β*-四氢-2*α*-｛[（三甲硅基）氧基]甲基｝-6*H*呋喃[2′,3′：4,5]噁唑[3,2-a]嘧啶-6-酮	$C_{14}H_{20}N_2O_6Si$	—	0.81
47	17.203	(1*R*,3a*S*,7a*S*)-1,2,3,6,7,7a-hexahydro-2,2,4,5-tetramethyl-1,3a-ethano-3a*H*-indene	(1*R*,3a*S*,7a*S*)-1,2,3,6,7,7a-六氢-2,2,4,5-四甲基-1,3a-乙醇3a*H*-茚	$C_{15}H_{24}$	0.61	0.55
48	17.676	4-(2,7,7-trimethylbicyclo [3.2.0]hept-2-en-1-yl)-3-buten-2-one	4-(2,7,7-三甲基双环[3.2.0]庚-2-烯-1-基)-3-丁烯-2-酮	$C_{14}H_{20}O$	—	1.89
49	17.939	2,3,4,5-tetramethyl benzaldehyde	2,3,4,5-四甲基苯甲醛	$C_{11}H_{14}O$	0.34	—
50	18.064	2,3-dihydro-4*H*-1-benzoselenin-4-one	2,3-二氢-4*H*-1-苯并硒-4-酮	C_9H_8OSe	0.26	0.38
51	18.202	3-(3-tertbutylphenyl)-2-methylpropanal	3-(3-叔丁基苯基)-2-甲基丙醛	$C_{14}H_{20}O$	0.39	—
52	18.203	1,3,5-tris(isopropyl)benzene	1,3,5-三（异丙基）苯	$C_{15}H_{24}$	1.66	0.42
53	18.327	1,2-diethyl-3,4-dimethylbenzene	1,2-二乙基-3,4-二甲苯	$C_{12}H_{18}$	—	0.60
54	18.334	(−)-aristolene	(−)-马兜铃烯	$C_{15}H_{24}$	0.61	—
55	18.419	(−)-*α*-copaene	(−)-*α*-蒎烯	$C_{15}H_{24}$	—	0.56
56	18.571	*β*-panasinsanene	*β*-人参烯	$C_{15}H_{24}$	4.49	4.37
57	18.650	4-(3-methyl-2-butenyl)phenol	4-(3-甲基-2-丁烯基)苯酚	$C_{11}H_{14}O$	1.06	1.00

续表

序号 No.	保留时间 /min Retention Time/min	化合物名称 Compound Name		分子式 Molecular Formula	相对含量 /% Relative Content /%	
					3年参龄	4年参龄
58	18.827	β-elemene	β-榄香烯	$C_{15}H_{24}$	0.64	0.69
59	18.985	1-ethyl-3-(1-methylethyl) benzene	1-乙基-3-(1-甲基乙基)苯	$C_{11}H_{16}$	0.33	—
60	18.985	1,2,4-trimethyl-5-ethyl benzene	1,2,4-三甲基-5-乙基苯	$C_{11}H_{16}$	—	0.36
61	19.287	α-gurjunene	α-古芸烯	$C_{15}H_{24}$	—	0.49
62	19.307	β-maaliene	β-橄榄烯	$C_{15}H_{24}$	0.59	—
63	19.524	β-chamigrene	β-花柏烯	$C_{15}H_{24}$	—	0.76
64	19.741	valencene	瓦伦烯	$C_{15}H_{24}$	0.19	—
65	19.886	calarene	白菖烯	$C_{15}H_{24}$	4.08	2.83
66	19.932	α-cubebene	α-荜澄茄油烯	$C_{15}H_{24}$	0.26	0.59
67	20.405	α-neoclovene	α-新丁香三环烯	$C_{15}H_{24}$	—	6.65
68	20.431	3,3,7,7-tetramethyl-5-(2-methyl-1-propen-1-yl)tricyclo [4.1.0.0^{2,4}]heptane	3,3,7,7-四甲基-5-（2-甲基-1-丙烯-1-基）三环[4.1.0.0^{2,4}]庚烷	$C_{15}H_{24}$	8.63	—
69	20.438	(Z)-β-farnesene	(Z)-β-金合欢烯	$C_{15}H_{24}$	—	2.74
70	20.589	β-farnesene	β-金合欢烯	$C_{15}H_{24}$	35.34	27.91
71	20.806	4,11,11-trimethyl-8-methylenebicyclo[7.2.0]undec-4-ene	4,11,11-三甲基-8-亚甲基双环[7.2.0]十一碳-4-烯	$C_{15}H_{24}$	—	0.64
72	20.839	4-ethenyl-4,8,8-trimethyl-2-methylenebicyclo[5.2.0]nonane	4-乙烯基-4,8,8-三甲基-2-亚甲基双环[5.2.0]壬烷	$C_{15}H_{24}$	0.53	—
73	20.912	β-neoclovene	β-新丁香三环烯	$C_{15}H_{24}$	0.91	1.03
74	20.990	1,2,3,4,4a,5,6,7-octahydro-4a,8-dimethyl-2-(1-methylethenyl)naphthalene	1,2,3,4,4a,5,6,7-八氢-4a,8-二甲基-2-（1-甲基乙烯基）萘	$C_{15}H_{24}$	—	0.81
75	21.043	γ-selinene	γ-芹子烯	$C_{15}H_{24}$	0.67	—
76	21.122	curcumene	姜黄烯	$C_{15}H_{24}$	0.21	0.30
77	21.273	α-selinine	α-芹子烯	$C_{15}H_{24}$	—	0.27
78	21.313	eremophilene	佛术烯	$C_{15}H_{24}$	0.25	—
79	21.398	(−)-α-cedrene	(−)-α-柏木烯	$C_{15}H_{24}$	—	0.26
80	21.470	tetradecamethyl-cycloheptasiloxane	十四甲基环庚硅氧烷	$C_{14}H_{42}O_7Si_7$	—	0.73
81	21.556	(Z)-α-bisabolene	(Z)-α-红没药烯	C_5H_{24}	0.78	0.97

续表

序号 No.	保留时间/min Retention Time/min	化合物名称 Compound Name		分子式 Molecular Formula	相对含量/% Relative Content/%	
					3年参龄	4年参龄
82	21.786	(*S*)-β-bisabolene	(*S*)-β-红没药烯	$C_{15}H_{24}$	7.36	10.47
83	22.062	δ-cadinene	δ-杜松烯	$C_{15}H_{24}$	—	2.92
84	22.069	β-sesquiphellandrene	β-倍半水芹烯	$C_{15}H_{24}$	1.43	—
85	22.818	(*E*)-nerolidol	(*E*)-橙花叔醇	$C_{15}H_{26}O$	0.47	0.68
86	22.943	(−)-globulol	(−)-蓝桉醇	$C_{15}H_{26}O$	0.25	0.37
87	22.943	(−)-α-himachalene	(−)-α-雪松烯	$C_{15}H_{24}$	0.31	—
88	23.160	spathulenol	桉油烯醇	$C_{15}H_{24}O$	0.16	—
89	23.390	hexadecane	十六烷	$C_{16}H_{34}$	0.17	0.37
90	23.706	3-heptyne	3-庚炔	C_7H_{12}	—	0.48
91	23.712	7-methyl-3,4-octadiene	7-甲基-3,4-辛二烯	C_9H_{16}	0.36	—
92	23.772	(3*S*,3a*S*,5*R*)-1,2,3,3a,4,5,6,7-octahydro-α,α,3,8-tetramethyl-5-azulenemethanol	(3*S*,3a*S*,5*R*)-1,2,3,3a,4,5,6,7-八氢-α,α,3,8-四甲基-5-薁甲醇	$C_{15}H_{26}O$	—	0.77
93	23.778	β-selinene	β-芹子烯	$C_{15}H_{24}$	0.59	—
94	23.923	ethyl 2-chloropropionate	2-氯丙酸乙酯	$C_5H_9ClO_2$	—	0.43
95	23.923	(3*Z*)-3-undecene-1,5-diyne	(3*Z*)-3-十一碳烯-1,5-二炔	$C_{11}H_{14}$	0.65	—
96	24.028	azidobenzene	叠氮苯	$C_6H_5N_3$	1.45	1.41
97	24.101	(+)-aromadendrene	(+)-香橙烯	$C_{15}H_{24}$	0.74	0.25
98	24.114	γ-muurolene	γ-衣兰油烯	$C_{15}H_{24}$	0.27	—
99	24.258	γ-gurjunene	γ-古芸烯	$C_{15}H_{24}$	0.20	—

注："—" 表示未检出。

4.2.18.2 北京3年参龄、4年参龄西洋参中挥发性成分结果分析

从表4.18可知，北京3年参龄、4年参龄西洋参中共鉴定出99种成分，其中3年参龄西洋参检测出67种化合物，占挥发性成分总量的99.50%，共15种成分的相对含量超过1%，含量最高的β-金合欢烯为35.34%，其次有3,3,7,7-四甲基-5-(2-甲基-1-丙烯-1-基)三环[4.1.0.$0^{2,4}$]庚烷（8.63%）、(*S*)-β-红没药烯（7.36%）、β-人参烯（4.49%）、(1*S*)-3-蒈烯（4.13%）及白菖烯（4.08%）等。

北京4年参龄西洋参检测出61种化合物，占挥发性成分总量的97.55%，共15种成分的相对含量超过1%，含量最高的β-金合欢烯为27.91%，其次有(*S*)-β-红没药烯（10.47%）、α-新丁香三环烯（6.65%）、辛醛（4.94%）、β-人参烯（4.37%）及(1*R*)-α-蒎烯（3.37%）等。

4.2.19 威海西洋参中挥发性成分结果分析

4.2.19.1 威海3年参龄、4年参龄西洋参中挥发性成分及相对含量

威海3年参龄、4年参龄西洋参中挥发性成分及相对含量见表4.19。

表4.19 威海西洋参中挥发性成分及相对含量

Tab 4.19 The composition of volatile components and its relative contents of Weihai American ginsengs

序号 No.	保留时间/min Retention Time/min	化合物名称 Compound Name		分子式 Molecular Formula	相对含量/% Relative Content /%	
					3年参龄	4年参龄
1	2.948	4-methyl-1-hexene	4-甲基-1-己烯	C_7H_{14}	0.23	—
2	3.000	2-methyl-1-propene	2-甲基-1-丙烯	C_4H_8	—	0.74
3	3.198	diisopropylethylamine	二异丙基乙胺	$C_8H_{19}N$	0.11	—
4	3.231	dimethylsiloxane cyclic trimer	六甲基环三硅氧烷	$C_6H_{18}O_3S_{i3}$	0.45	—
5	4.237	1-hexanol	1-己醇	$C_6H_{14}O$	0.24	—
6	4.967	heptanal	庚醛	$C_7H_{14}O$	0.27	—
7	5.019	(*E*)-2-pentene	(*E*)-2-戊烯	C_5H_{10}	—	0.80
8	5.617	*α*-thujene	*α*-侧柏烯	$C_{10}H_{16}$	0.24	—
9	5.657	*α*-phellandrene	*α*-水芹烯	$C_{10}H_{16}$	—	0.14
10	5.848	(1*R*)-*α*-pinene	(1*R*)-*α*-蒎烯	$C_{10}H_{16}$	3.86	2.2
11	6.236	*dl*-camphene	*dl*-莰烯	$C_{10}H_{16}$	1.05	0.65
12	6.453	9*H*-fluorene-2,7-disulfonic acid bis(3-methylbutyl) ester	9*H*-芴-2,7-二磺酸双(3-甲基丁基)酯	$C_{23}H_{30}O_6S_2$	0.12	—
13	6.492	(2*E*)-2-heptenal	(2*E*)-2-庚烯醛	$C_7H_{12}O$	—	0.31
14	6.702	benzaldehyde	苯甲醛	C_7H_6O	0.28	0.34
15	6.821	*cis*-1,2-dimethylcyclopentane	顺-1,2-二甲基环戊烷	C_7H_{14}	0.16	—
16	6.880	*β*-terpinene	*β*-松油烯	$C_{10}H_{16}$	0.10	—
17	7.011	(1*S*)-*β*-pinene	(1*S*)-*β*-蒎烯	$C_{10}H_{16}$	—	1.19
18	7.301	sulcatone	甲基庚烯酮	$C_8H_{14}O$	0.18	—
19	7.347	5-methyl-1,5-hexadien-3-ol	5-甲基-1,5-己二烯-3-醇	$C_7H_{12}O$	—	0.19
20	7.373	*α*-ocimene	*α*-罗勒烯	$C_{10}H_{16}$	0.50	—
21	7.406	*β*-pinene	*β*-蒎烯	$C_{10}H_{16}$	0.69	0.44
22	7.590	octamethylcyclotetrasiloxanes	八甲基环四硅氧烷	$C_8H_{24}O_4Si_4$	0.11	0.16
23	7.820	octanal	辛醛	$C_8H_{16}O$	2.74	5.08
24	8.392	*p*-isopropyltoluene	对甲基异丙基苯	$C_{10}H_{14}$	0.31	0.16

续表

序号 No.	保留时间/min Retention Time/min	化合物名称 Compound Name		分子式 Molecular Formula	相对含量/% Relative Content /%	
					3年参龄	4年参龄
25	8.504	(±)-*α*-limonene	(±)-*α*-柠檬烯	$C_{10}H_{16}$	1.25	0.73
26	9.392	(2*E*)-2-octenal	(2*E*)-2-辛烯醛	$C_8H_{14}O$	0.13	—
27	9.431	*trans*-1,2-dimethylcyclopropane	反-1,2-二甲基环丙烷	C_5H_{10}	—	0.36
28	9.786	1-cyclopropylpentane	1-环丙基戊烷	C_8H_{16}	0.54	—
29	10.766	nonanal	壬醛	$C_9H_{18}O$	0.14	0.30
30	11.220	3-chloro-5-(trifluoromethyl)-2-pyridinamine	3-氯-5-(三氟甲基)-2-吡啶胺	$C_6H_4ClF_3N_2$	0.25	0.16
31	12.252	decamethyl-cyclopentasiloxane	十甲基环戊硅氧烷	$C_{10}H_{30}O_5Si_5$	—	0.45
32	12.403	(3*Z*)-3-dodecene	(3*Z*)-3十二碳烯	$C_{12}H_{24}$	0.61	—
33	12.423	2,3-dimethyl-1-pentene	2,3-二甲基-1-戊烯	C_7H_{14}	—	1.22
34	12.758	2-methoxy-3-(1-methylpropyl) pyrazine	2-甲氧基-3-(1-甲基丙基)吡嗪	$C_9H_{14}N_2O$	0.25	0.21
35	13.008	2-methoxy-3-(2-methylpropyl) pyrazine	2-甲氧基-3-(2-甲基丙基)吡嗪	$C_9H_{14}N_2O$	0.32	0.40
36	14.244	1,4,4a,5,6,7-hexahydro-2,3-dimethyl naphthalene	1,4,4a,5,6,7-六氢-2,3-二甲基萘	$C_{12}H_{18}$	0.45	—
37	14.257	1,5-decadiyne	1,5-癸二炔	$C_{10}H_{14}$	—	0.52
38	15.066	1-phenyl-1,3-butanedione	1-苯基-1,3-丁二酮	$C_{10}H_{10}O_2$	—	0.90
39	15.066	1,2,3,6-tetramethylbicyclo [2-.2.2]-octa-2,5-diene	1,2,3,6-四甲基双环[2.2.2]辛烷-2,5-二烯	$C_{12}H_{18}$	0.91	—
40	15.329	(2*E*)-9-methyl-2-undecene	(2*E*)-9-甲基-2-十一烯	$C_{12}H_{24}$	0.18	—
41	16.296	4-hexen-3-ol	4-己烯-3-醇	$C_6H_{12}O$	0.11	—
42	16.329	3,5,11,15-tetramethyl-1-hexadecen-3-ol	3,5,11,15-四甲基-1-十六烯-3-醇	$C_{20}H_{40}O$	—	0.15
43	16.592	(+)-2-carene	(+)-2-蒈烯	$C_{10}H_{16}$	0.18	—
44	17.085	dodecamethyl-cyclohexasiloxane	十二甲基环己硅氧烷	$C_{12}H_{36}O_6Si_6$	—	0.69
45	17.203	1-[4-(1,1-dimethylethyl)-2,6-dimethylphenyl]ethanone	1-[4-(1,1-二甲基乙基)-2,6-二甲基苯基]乙酮	$C_{14}H_{20}O$	0.69	0.60
46	17.670	4-(2,7,7-trimethylbicyclo[3.2.0] hept-2-en-1-yl)-3-buten-2-one	4-(2,7,7-三甲基双环[3.2.0]庚-2-烯-1-基)-3-丁烯-2-酮	$C_{14}H_{20}O$	2.00	1.87
47	17.94	1,2,3,4-tetramethyl-5-(3-methylbutyl)benzene	1,2,3,4-四甲基-5-(3-甲基丁基)苯	$C_{15}H_{24}$	—	0.34

续表

序号 No.	保留时间/min Retention Time/min	化合物名称 Compound Name		分子式 Molecular Formula	相对含量/% Relative Content /%	
					3年参龄	4年参龄
48	18.203	(1*R*,3a*S*,7a*S*)-1,2,3,6,7,7a-hexahydro-2,2,4,5-tetramethyl-1,3a-dihydro-3a*H*-indene	(1*R*,3a*S*,7a*S*)-1,2,3,6,7,7a-六氢-2,2,4,5-四甲基-1,3a-二氢-3a*H*-茚	$C_{15}H_{24}$	0.38	0.41
49	18.328	2-(3-isopropyl-4-methyl-pent-3-en-1-ynyl)-2-methyl-cyclobutanone	2-(3-异丙基-4-甲基-戊-3-烯-1-基)-2-甲基-环丁酮	$C_{14}H_{20}O$	—	0.57
50	18.341	1,2,4,5-tetramethyl-3-(3-methylbutyl)-benzene	1,2,4,5-四甲基-3-(3-甲基丁基)苯	$C_{15}H_{24}$	0.66	—
51	18.413	*α*-cubebene	*α*-荜澄茄油烯	$C_{15}H_{24}$	0.53	0.52
52	18.558	*β*-panasinsanene	*β*-人参烯	$C_{15}H_{24}$	4.98	4.05
53	18.650	*N*,*N*-dimethyl-2-benzoxazolamine	*N*,*N*-二甲基-2-苯并噁唑胺	$C_9H_{10}N_2O$	—	1.09
54	18.669	1,2,4-triethylbenzene	1,2,4-三乙苯	$C_{12}H_{18}$	1.23	—
55	18.821	*β*-elemene	*β*-榄香烯	$C_{15}H_{24}$	—	1.33
56	18.834	1-ethenyl-1-methyl-2,4-bis(1-methylethenyl)-cyclohexane	1-乙烯基-1-甲基-2,4-双(1-甲基乙烯基)环己烷	$C_{15}H_{24}$	0.95	—
57	18.978	1-ethyl-4-(1-methylethyl) benzene	1-乙基-4-(1-甲基乙基)苯	$C_{11}H_{16}$	—	0.43
58	18.992	1-ethyl-3-(1-methylethyl)-benzene	1-乙基-3-(1-甲基乙基)苯	$C_{11}H_{16}$	0.40	—
59	19.294	*α*-gurjunene	*α*-古芸烯	$C_{15}H_{24}$	0.17	0.78
60	19.314	*β*-maaliene	*β*-橄榄烯	$C_{15}H_{24}$	0.85	—
61	19.524	(+)-aromadendrene	(+)-香橙烯	$C_{15}H_{24}$	—	0.99
62	19.537	cedrene	雪松烯	$C_{15}H_{24}$	1.08	—
63	19.761	valencene	瓦伦烯	$C_{15}H_{24}$	0.35	—
64	19.886	calarene	白菖烯	$C_{15}H_{24}$	5.69	3.74
65	19.932	*δ*-cadinene	*δ*-杜松烯	$C_{15}H_{24}$	1.68	0.47
66	20.386	clovene	丁香三环烯	$C_{15}H_{24}$	—	4.70
67	20.432	(*Z*)-*β*-farnesene	(*Z*)-*β*-金合欢烯	$C_{15}H_{24}$	0.23	3.75
68	20.438	*γ*-maaliene	*γ*-橄榄烯	$C_{15}H_{24}$	11.65	—
69	20.589	*β*-farnesene	*β*-金合欢烯	$C_{15}H_{24}$	34.38	36.15
70	20.806	4,11,11-trimethyl-8-methylene bicyclo[7.2.0] undec-4-ene	4,11,11-三甲基-8-亚甲基双环[7.2.0]十一碳-4-烯	$C_{15}H_{24}$	0.75	1.09
71	20.905	*β*-neoclovene	*β*-新丁香三环烯	$C_{15}H_{24}$	1.11	0.84
72	20.991	1,2,3,4,4a,5,6,7-octahydro-4a,8-dimethyl-2-(1-methylethenyl) naphthalene	1,2,3,4,4a,5,6,7-八氢-4a,8-二甲基-2-(1-甲基乙烯基)萘	$C_{15}H_{26}O$	0.84	0.71

续表

序号 No.	保留时间/min Retention Time/min	化合物名称 Compound Name		分子式 Molecular Formula	相对含量/% Relative Content /%	
					3年参龄	4年参龄
73	21.148	curcumene	姜黄烯	$C_{15}H_{24}$	0.17	—
74	21.313	*α*-selinine	*α*-芹子烯	$C_{15}H_{24}$	0.34	—
75	21.457	tetradecamethyl-cycloheptasiloxane	十四甲基环庚硅氧烷	$C_{14}H_{42}O_7Si_7$	—	0.89
76	21.484	*γ*-selinene	*γ*-芹子烯	$C_{15}H_{24}$	0.64	—
77	21.563	(*Z*)-*α*-bisabolene	(*Z*)-*α*-红没药烯	C_5H_{24}	0.71	0.90
78	21.747	(*S*)-*β*-bisabolene	(*S*)-*β*-红没药烯	$C_{15}H_{24}$	4.77	6.38
79	22.049	*β*-sesquiphellandrene	*β*-倍半水芹烯	$C_{15}H_{24}$	—	3.62
80	22.818	(+)-nerolidol	(+)-橙花叔醇	$C_{15}H_{26}O$	—	0.70
81	22.825	(*E*)-nerolidol	(*E*)-橙花叔醇	$C_{15}H_{26}O$	0.58	—
82	22.937	epiglobulol	表蓝桉醇	$C_{15}H_{26}O$	—	0.34
83	22.943	(−)-*α*-himachalene	(−)-*α*-雪松烯	$C_{15}H_{24}$	0.39	—
84	23.180	1-(4-hydroxy-3-methoxyphenyl)-ethanone	1-(4-羟基-3-甲氧基苯基)乙酮	$C_9H_{10}O_3$	0.20	—
85	23.266	(±)-globulol	(±)-蓝桉醇	$C_{15}H_{26}O$	0.35	—
86	23.384	hexadecane	十六烷	$C_{16}H_{34}$	0.19	0.62
87	23.713	2-methyl-2-cyclopenten-1-one	2-甲基-2-环戊烯-1-酮	C_6H_8O	0.36	—
88	23.772	5,6,6-trimethyl-3,4-undecadiene-2,10-dione	5,6,6-三甲基-3,4-十一烯-2,10-二酮	$C_{14}H_{22}O_2$	—	0.56
89	23.778	2,3,3a,8,9,9a-hexahydro-3a,4,6,9a-tetramethyl-1*H*-cyclopentacyclooctene	2,3,3a,8,9,9a-六氢-3a,4,6,9a-四甲基-1*H*-环戊二烯并环辛四烯	$C_{15}H_{24}$	0.77	—
90	23.930	1,5-heptadien-3-yne	1,5-庚烯-3-炔	C_7H_8	—	0.49
91	24.022	cyperene	香附子烯	$C_{15}H_{24}$	—	0.82
92	24.114	*γ*-muurolene	*γ*-衣兰油烯	$C_{15}H_{24}$	0.21	—

4.2.19.2 威海3年参龄、4年参龄西洋参中挥发性成分结果分析

从表4.19可知，威海3年参龄、4年参龄西洋参中共鉴定出92种成分，其中3年参龄西洋参检测出65种化合物，占挥发性成分总量的97.24%，共14种成分的相对含量超过1%，含量最高的*β*-金合欢烯为34.38 %，其次有*γ*-橄榄烯（11.65%）、白菖烯(5.69%)、*β*-人参烯（4.98%）、(*S*)-*β*-红没药烯（4.77%）及(1*R*)-*α*-蒎烯（3.86%）等。

4年参龄西洋参鉴定出55种化合物，占挥发性成分总量的98.24%，共15种成分的相对含量超过1%，含量最高的*β*-金合欢烯为36.155%，其次有(*S*)-*β*-红没药烯

（6.38%），辛醛（5.08%）、丁香三环烯（4.70%）、*β*-人参烯（4.05%）、(*Z*)-*β*-金合欢烯（3.75%）及白菖烯（3.74%）等。

4.2.20 青岛西洋参中挥发性成分结果分析

4.2.20.1 青岛3年参龄、4年参龄西洋参中挥发性成分及相对含量

青岛3年参龄、4年参龄西洋参中挥发性成分及相对含量见表4.20。

表4.20 青岛西洋参中挥发性成分及相对含量

Tab 4.20 The composition of volatile components and its relative contents of Qingdao American ginsengs

序号 No.	保留时间 /min Retention Time/min	化合物名称 Compound Name		分子式 Molecular Formula	相对含量/% Relative Content /%	
					3年参龄	4年参龄
1	1.390	5-methyl-1-hexene	5-甲基-1-己烯	C_7H_{14}	1.39	—
2	2.954	isopentane	异戊烷	C_5H_{12}	—	0.45
3	3.184	*N,N*-diisopropylethylamine	*N,N*-二异丙基乙胺	$C_8H_{19}N$	0.34	0.25
4	3.237	dimethylsiloxane cyclictrimer	六甲基环三硅氧烷	$C_6H_{18}O_3Si_3$	0.35	0.26
5	4.256	1-hexanol	1-己醇	$C_6H_{14}O$	0.25	0.44
6	4.986	heptanal	庚醛	$C_7H_{14}O$	0.48	0.26
7	5.630	*α*-thujene	*α*-侧柏烯	$C_{10}H_{16}$	—	0.19
8	5.644	*α*-phellandrene	*α*-水芹烯	$C_{10}H_{16}$	0.17	—
9	5.834	(1*R*)-*α*-pinene	(1*R*)-*α*-蒎烯	$C_{10}H_{16}$	2.60	3.39
10	6.216	*dl*-camphene	*dl*-莰烯	$C_{10}H_{16}$	—	0.97
11	6.229	(−)-camphene	(−)-莰烯	$C_{10}H_{16}$	0.75	—
12	6.465	4-methyl-1-hexene	4-甲基-1-己烯	C_7H_{14}	0.21	0.21
13	6.472	*trans*-1,2-dimethylcyclopropane	反-1,2-二甲基环丙烷	C_5H_{10}	0.40	—
14	6.702	*o*-phthalaldehyde	邻苯二甲醛	$C_8H_6O_2$	—	0.11
15	6.847	isopropylcyclobutane	异丙基环丁烷	C_7H_{14}	—	0.17
16	6.867	1-heptanol	1-庚醇	$C_7H_{16}O$	0.13	—
17	6.886	1-isopropyl-4-methyl-1,4-cyclohexadiene	1-异丙基-4-甲基-1,4-环己二烯	$C_{10}H_{16}$	—	0.12
18	6.899	*p*-phellandrene	*β*-水芹烯	$C_{10}H_{16}$	0.12	—
19	6.985	(1*S*)-*β*-pinene	(1*S*)-*β*-蒎烯	$C_{10}H_{16}$	1.11	0.62
20	7.103	1-hexen-3-ol	1-己烯-3-醇	$C_6H_{12}O$	—	0.13
21	7.116	1-bromo-2-methylpropane	1-溴-2-甲基丙烷	C_4H_9Br	0.18	—

续表

序号 No.	保留时间 /min Retention Time/min	化合物名称 Compound Name		分子式 Molecular Formula	相对含量 /% Relative Content /%	
					3 年参龄	4 年参龄
22	7.320	sulcatone	甲基庚烯酮	$C_8H_{14}O$	—	0.18
23	7.333	2,2,4,6,6-pentamethyl heptane	2,2,4,6,6- 五甲基庚烷	$C_{12}H_{26}$	0.24	—
24	7.386	*β*-myrcene	*β*- 月桂烯	$C_{10}H_{16}$	—	0.41
25	7.399	*β*-pinene	*β*- 蒎烯	$C_{10}H_{16}$	0.44	—
26	7.590	octamethyl-cyclotetrasiloxane	八甲基环四硅氧烷	$C_8H_{24}O_4Si_4$	0.20	0.10
27	7.807	octanal	辛醛	$C_8H_{16}O$	4.50	3.36
28	7.965	(1*S*)-*α*-pinene	(1*S*)-*α*- 蒎烯	$C_{10}H_{16}$	—	1.51
29	7.971	(1*S*)-3-carene	(1*S*)-3- 蒈烯	$C_{10}H_{16}$	1.37	—
30	8.379	*p*-isopropyltoluene	对甲基异丙基苯	$C_{10}H_{14}$	0.22	0.22
31	8.497	1,5-dimethyl-1,5-cyclooctadiene	1,5- 二甲基 -1,5- 环辛二烯	$C_{10}H_{16}$	1.01	—
32	8.497	(*R*)-(+)-limonene	(*R*)-(+)- 柠檬烯	$C_{10}H_{16}$	—	1.06
33	9.411	cyclohexeneoxide	氧化环己烯	$C_6H_{10}O$	—	0.24
34	9.411	2-hexyn-1-ol	2- 己炔 -1- 醇	$C_6H_{10}O$	0.53	—
35	9.799	1-octanol	1- 辛醇	$C_8H_{18}O$	—	0.59
36	9.819	*cis*-1-ethyl-2-methylcyclopentane	顺 -1- 乙基 -2- 甲基环戊烷	C_8H_{16}	0.23	—
37	10.753	nonanal	壬醛	$C_9H_{18}O$	—	0.16
38	12.416	3-allyloxy-2-methyl-1-propene	3- 烯丙氧基 -2- 甲基 -1- 丙烯	$C_7H_{12}O$	—	1.01
39	12.429	2-hexenal	2- 己烯醛	$C_6H_{10}O$	1.35	—
40	12.758	2-methoxy-3-(1-methylpropyl) pyrazine	2- 甲氧基 -3-(1- 甲基丙基) 吡嗪	$C_9H_{14}N_2O$	0.18	0.28
41	13.008	2-methoxy-3-methylpyrazine	2- 甲氧基 -3- 甲基吡嗪	$C_6H_8N_2O$	—	0.36
42	13.015	2-methoxy-3-(2-methylpropyl) pyRazine	2- 甲氧基 -3-(2- 甲基丙基) 吡嗪	$C_9H_{14}N_2O$	0.41	—
43	14.251	1,5-decadiyne	1,5- 癸二炔	$C_{10}H_{14}$	0.47	0.40
44	15.073	1,4,4a,5,6,7-hexahydro-2,3-dimethylnaphthalene	1,4,4a,5,6,7- 六氢 -2,3- 二甲基萘	$C_{12}H_{18}$	1.15	1.26
45	15.349	2-cyclohexen-1-ol	2- 环己烯醇	$C_6H_{10}O$	0.25	—
46	15.349	(*Z*)-2-decenal	(*Z*)-2- 癸烯醛	$C_{10}H_{18}O$	—	0.23
47	17.203	1-[4-(1,1-dimethylethyl)-2,6-dimethylphenyl]ethanone	1-[4-(1,1- 二甲基乙基)-2,6- 二甲基苯基] 乙酮	$C_{14}H_{20}O$	—	0.41
48	17.203	1,3-bis(1,1-dimethylethyl)-5-methylbenzene	1,3- 双（1,1- 二甲基乙基）-5- 甲基苯	$C_{13}H_{20}$	0.58	—

续表

序号 No.	保留时间 /min Retention Time/min	化合物名称 Compound Name		分子式 Molecular Formula	相对含量 /% Relative Content /%	
					3年参龄	4年参龄
49	17.670	4-(2,7,7-trimethylbicyclo [3.2.0] hept-2-en-1-yl)-3-buten-2-one	4-(2,7,7-三甲基双环[3.2.0]庚-2-烯-1-基)-3-丁烯-2-酮	$C_{14}H_{20}O$	2.09	1.20
50	17.939	2,3,4,5-tetramethyl benzaldehyde	2,3,4,5-四甲基苯甲醛	$C_{11}H_{14}O$	—	0.25
51	18.064	(9*S*,9a*S*)-2,3,5,6,7,8,9,9a-octahydro-5,5,9-trimethyl-3-methylene-1*H*-benzocycloheptene	(9*S*,9a*S*)-2,3,5,6,7,8,9,9a-八氢-5,5,9-三甲基-3-亚甲基-1*H*-苯并环庚烯	$C_{15}H_{24}$	0.32	—
52	18.064	2-amino-6-methyl-4,5,6,7-tetrahydrothieno[2,3-c]pyridine-3-carboxamide	2-氨基-6-甲基-4,5,6,7-四氢硫代[2,3-c]吡啶-3-甲胺	$C_9H_{13}N_3OS$	0.35	—
53	18.077	2,4,5-trichloropyrimidine	2,4,5-三氯嘧啶	$C_4HCl_3N_2$	—	0.24
54	18.202	lilestralis	铃兰醛	$C_{14}H_{20}O$	0.39	—
55	18.202	1,3,5-tris(isopropyl)benzene	1,3,5-三(异丙基)苯	$C_{15}H_{24}$	—	0.31
56	18.334	(−)-aristolene	(−)-马兜铃烯	$C_{15}H_{24}$	—	0.44
57	18.426	*α*-copaene	*α*-蒎烯	$C_{15}H_{24}$	1.00	—
58	18.564	*β*-panasinsanene	*β*-人参烯	$C_{15}H_{24}$	4.28	3.28
59	18.650	1,2-diethyl-3,4-dimethylbenzene	1,2-二乙基-3,4-二甲苯	$C_{12}H_{18}$	—	0.82
60	18.656	1-ethyl-2,3,5,6-tetramethylbenzene	1-乙基-2,3,5,6-四甲基苯	$C_{12}H_{18}$	1.02	—
61	18.768	(1*E*,6*E*,8*S*)-1-methyl-5-methylene-8-(1-methylethyl)-1,6-cyclodecadiene	(1*E*,6*E*,8*S*)-1-甲基-5-亚甲基-8-(1-甲基乙基)-1,6-环癸二烯	$C_{15}H_{24}$	0.25	—
62	18.827	*β*-elemene	*β*-榄香烯	$C_{15}H_{24}$	0.83	0.90
63	18.985	*p*-isopropyl- benzaldehyde	对异丙基苯甲醛	$C_{10}H_{12}O$	0.34	—
64	18.985	1-ethyl-4-(1-methylethyl)benzene	1-乙基-4-(1-甲基乙基)苯	$C_{11}H_{16}$	—	0.28
65	19.300	*β*-maaliene	*β*-橄榄烯	$C_{15}H_{24}$	0.76	—
66	19.307	*α*-gurjunene	*α*-古芸烯	$C_{15}H_{24}$	1.00	1.16
67	19.531	*γ*-gurjunene	*γ*-古芸烯	$C_{15}H_{24}$	0.89	—
68	19.531	cedrene	雪松烯	$C_{15}H_{24}$	—	0.84
69	19.748	valencene	瓦伦烯	$C_{15}H_{24}$	0.25	—
70	19.780	*γ*-maaliene	*γ*-橄榄烯	$C_{15}H_{24}$	—	0.27
71	19.932	calarene	白菖烯	$C_{15}H_{24}$	4.98	7.13
72	19.971	*α*-panasinsene	*α*-人参烯	$C_{15}H_{24}$	—	0.62
73	20.405	*α*-neoclovene	*α*-新丁香三环烯	$C_{15}H_{24}$	6.07	—

续表

序号 No.	保留时间 /min Retention Time/min	化合物名称 Compound Name		分子式 Molecular Formula	相对含量/% Relative Content /%	
					3年参龄	4年参龄
74	20.412	clovene	丁香三环烯	$C_{15}H_{24}$	—	5.03
75	20.438	(*Z*)-*β*-farnesene	(*Z*)-*β*-金合欢烯	$C_{15}H_{24}$	0.40	2.37
76	20.648	*β*-farnesene	*β*-金合欢烯	$C_{15}H_{24}$	34.14	40.50
77	20.813	*β*-caryophyllene	*β*-石竹烯	$C_{15}H_{24}$	0.72	—
78	20.826	*β*-chamigrene	*β*-花柏烯	$C_{15}H_{24}$	—	0.60
79	20.925	*β*-neoclovene	*β*-新丁香三环烯	$C_{15}H_{24}$	0.96	0.80
80	21.003	*γ*-selinene	*γ*-芹子烯	$C_{15}H_{24}$	0.82	—
81	21.023	1,2,3,4,4a,5,6,7-octahydro-4a,8-dimethyl-2-(1-methylethenyl) naphthalene	1,2,3,4,4a,5,6,7-八氢-4a,8-二甲基-2-(1-甲基乙烯基)萘	$C_{15}H_{24}$	—	0.64
82	21.142	curcumene	姜黄烯	$C_{15}H_{24}$	0.27	0.20
83	21.299	eremophilene	佛术烯	$C_{15}H_{24}$	—	0.25
84	21.576	(*Z*)-*α*-bisabolene	(*Z*)-*α*-红没药烯	$C_{15}H_{24}$	0.80	0.69
85	21.773	(*S*)-*β*-bisabolene	(*S*)-*β*-红没药烯	$C_{15}H_{24}$	8.25	5.90
86	22.056	*β*-cedrene	*β*-柏木烯	$C_{15}H_{24}$	—	1.19
87	22.062	*δ*-cadinene	*δ*-杜松烯	$C_{15}H_{24}$	2.60	—
88	22.825	(*E*)-nerolidol	(*E*)-橙花叔醇	$C_{15}H_{26}O$	0.65	0.56
89	22.943	*α*-cadinol	*α*-毕橙茄醇	$C_{15}H_{26}O$	0.31	—
90	22.943	ledol	喇叭茶醇	$C_{15}H_{26}O$	—	0.41
91	23.173	trimethylantimony	三甲基锑	C_3H_9Sb	—	0.25
92	23.265	(−)-globulol	(−)-蓝桉醇	$C_{15}H_{26}O$	—	0.42
93	23.265	(±)-globulol	(±)-蓝桉醇	$C_{15}H_{26}O$	0.36	—
94	23.390	hexadecane	十六烷	$C_{16}H_{34}$	0.26	0.30
95	23.706	(−)-humulene epoxide Ⅱ	葎草烯环氧化物Ⅱ	$C_{15}H_{24}O$	—	0.32
96	23.706	3,4-dimethylcyclohex-3-ene-1-carbaldehyde	3,4-二甲基-3-环己烯甲醛	$C_9H_{14}O$	0.31	—
97	23.772	2-(3,8-dimethyl-1,2,3,3a,4,5,6,7-octahydroazulen-5-yl)propan-2-ol	2-(3,8-二甲基-1,2,3,3a,4,5,6,7-八氢薁-5-基)丙醇	$C_{15}H_{26}O$	0.40	0.37
98	23.811	*α*-selinine	*α*-芹子烯	$C_{15}H_{24}$	0.25	0.31
99	24.114	*α*-elemene	*α*-榄香烯	$C_{15}H_{25}$	—	0.35
100	24.114	*γ*-muurolene	*γ*-衣兰油烯	$C_{15}H_{24}$	0.28	—
101	24.258	hinesol	茅苍术醇	$C_{15}H_{26}O$	—	0.21

4.2.20.2 青岛3年参龄、4年参龄西洋参中挥发性成分结果分析

从表4.20可知，青岛3年参龄、4年参龄西洋参中共鉴定出101种成分，其中3年参龄西洋参鉴定出63种化合物，占挥发性成分总量的98.19%，共16种成分的相对含量超过1%，含量最高的β-金合欢烯为34.14%，其次有(*S*)-β-红没药烯（8.25%）、α-新丁香三环烯（6.07%）、白菖烯（4.98%）、辛醛（4.50%）及β-人参烯（4.28 %）等。

4年参龄西洋参鉴定出66种化合物，占挥发性成分总量的98.76%，共15种成分的相对含量超过1%，含量最高的β-金合欢烯为40.50%，其次有白菖烯（7.13%）、(*S*)-β-红没药烯（5.90%）、丁香三环烯（5.03%）、(1*R*)-α-蒎烯（3.39%）、辛醛（3.36%）及β-人参烯（3.28 %）等。

4.2.21 烟台西洋参中挥发性成分结果分析

4.2.21.1 烟台3年参龄、4年参龄西洋参中挥发性成分及相对含量

烟台3年参龄、4年参龄西洋参中挥发性成分及相对含量见表4.21。

表4.21 烟台西洋参中挥发性成分及相对含量

Tab 4.21 The composition of volatile components and its relative contents of Yantai American ginsengs

序号 No.	保留时间/min Retention Time/min	化合物名称 Compound Name		分子式 Molecular Formula	相对含量/% Relative Content /%	
					3年参龄	4年参龄
1	2.816	4-methyl-1-hexene	4-甲基-1-己烯	C_7H_{14}	0.27	—
2	2.862	2-butene	2-丁烯	C_4H_8	—	0.33
3	4.177	1,3-dimethylbenzene	1,3-二甲苯	C_8H_{10}	0.10	—
4	4.191	1-hexanol	1-己醇	$C_6H_{14}O$	—	0.12
5	4.920	(*E*)-2-pentene	(*E*)-2-戊烯	C_5H_{10}	0.21	0.10
6	5.571	sabinane	桧烷	$C_{10}H_{16}$	0.12	0.12
7	5.775	(1*R*)-α-pinene	(1*R*)-α-蒎烯	$C_{10}H_{16}$	2.12	3.41
8	6.157	*dl*-camphene	*dl*-莰烯	$C_{10}H_{16}$	0.62	0.58
9	6.400	2,3,3-trimethyl-1-butene	2,3,3-三甲基-1-丁烯	C_7H_{14}	0.09	—
10	6.821	*p*-phellandrene	β-水芹烯	$C_{10}H_{16}$	0.10	—
11	6.847	β-thujene	β-侧柏烯	$C_{10}H_{16}$	—	0.10
12	6.919	(1*S*)-β-pinene	(1*S*)-β-蒎烯	$C_{10}H_{16}$	0.65	—
13	7.064	artemisia triene	黏蒿三烯	$C_{10}H_{16}$	—	0.07
14	7.255	sulcatone	甲基庚烯酮	$C_8H_{14}O$	0.06	—

续表

序号 No.	保留时间/min Retention Time/min	化合物名称 Compound Name		分子式 Molecular Formula	相对含量/% Relative Content /%	
					3年参龄	4年参龄
15	7.281	isobutene	异丁烯	C_4H_8	—	0.06
16	7.327	*β*-pinene	*β*-蒎烯	$C_{10}H_{16}$	0.32	—
17	7.353	1*H*-imidazole-2-carbonitrile	1*H*-咪唑-2-腈	$C_4H_3N_3$	—	0.70
18	7.537	octamethyl-cyclotetrasiloxane	八甲基环四硅氧烷	$C_8H_{24}O_4Si_4$	0.07	—
19	7.741	octanal	辛醛	$C_8H_{16}O$	1.68	1.04
20	7.906	1-isopropyl-4-methyl-1,4-cyclohexadiene	1-异丙基-4-甲基-1,4-环己二烯	$C_{10}H_{16}$	1.07	—
21	7.925	(1*S*)-*α*-pinene	(1*S*)-*α*-蒎烯	$C_{10}H_{16}$	—	1.39
22	8.326	1-isopropyl-2-methylbenzene	1-异丙基-2-甲基苯	$C_{10}H_{14}$	0.13	—
23	8.340	*p*-isopropyltoluene	对甲基异丙基苯	$C_{10}H_{14}$	—	0.18
24	8.445	(±)-*α*-limonene	(±)-*α*-柠檬烯	$C_{10}H_{16}$	0.65	—
25	8.458	(*R*)-(+)-limonene	(*R*)-(+)-柠檬烯	$C_{10}H_{16}$	—	0.63
26	9.385	(2*E*)-2-octenal	(2*E*)-2-辛烯醛	$C_8H_{14}O$	0.10	—
27	9.392	2-pentyn-1-ol	2-戊炔-1-醇	C_5H_8O	—	0.28
28	9.799	1-octanol	1-辛醇	$C_4H_{10}O_2$	0.07	0.08
29	10.444	2-isopropyl-3-methoxypyrazine	2-异丙基-3-甲氧基吡嗪	$C_8H_{12}N_2O$	—	0.06
30	10.733	*cis*-2-heptene	顺-2-庚烯	C_7H_{14}	0.06	—
31	12.403	crotonaldehyde	巴豆醛	C_4H_6O	—	0.38
32	12.403	diallylamine	二烯丙基胺	$C_6H_{11}N$	0.50	—
33	12.745	2-methoxy-3-(1-methylpropyl) pyrazine	2-甲氧基-3-(1-甲基丙基)吡嗪	$C_9H_{14}N_2O$	0.17	0.14
34	13.001	2-methoxy-3-(2-methylpropyl) pyrazine	2-甲氧基-3-(2-甲基丙基)吡嗪	$C_9H_{14}N_2O$	0.16	0.12
35	13.942	*cis*-*anti*-*cis*-tricyclo[7.3.0.0^{2,6}] dodecane	顺-反-顺三环[7.3.0.0^{2,6}]十二烷	$C_{12}H_{20}$	0.06	—
36	14.238	1,4,4a,5,6,7-hexahydro-2,3-dimethylnaphthalene	1,4,4a,5,6,7-六氢-2,3-二甲基萘	$C_{12}H_{18}$	0.28	—
37	14.244	(1-ethylbutyl) benzene	（1-乙基丁基）苯	$C_{12}H_{18}$	—	0.33
38	14.409	2,6-dimethoxytoluene	2,6-二甲氧基甲苯	$C_9H_{12}O_2$	—	0.09
39	14.540	2-methoxy-4-methyl-1-propan-2-ylbenzene	2-甲氧基-4-甲基-1-(1-甲基乙基)苯	$C_{11}H_{16}O$	—	0.11
40	15.066	5-hydroxy-3-methyl-1-indanone	5-羟基-3-甲基-1-茚酮	$C_{10}H_{10}O_2$	1.06	0.84

续表

序号 No.	保留时间/min Retention Time/min	化合物名称 Compound Name		分子式 Molecular Formula	相对含量/% Relative Content /%	
					3年参龄	4年参龄
41	15.355	2-cyclohexen-1-ol	2-环己烯醇	$C_6H_{10}O$	0.11	—
42	15.355	2-methylundecane-2-thiol	2-甲基十一烷-2-硫醇	$C_{12}H_{26}S$	—	0.06
43	16.592	2-(2-methylallyl)phenol	2-(2-甲基烯丙基)苯酚	$C_{10}H_{12}O$	—	0.14
44	17.196	1-[4-(1,1-dimethylethyl)-2,6-dimethylphenyl]ethanone	1-[4-(1,1-二甲基乙基)-2,6-二甲基苯基]乙酮	$C_{14}H_{20}O$	0.32	—
45	17.203	(1*R*,3a*S*,7a*S*)-1,2,3,6,7,7a-hexahydro-2,2,4,5-tetramethyl-1,3a-dihydro-3a*H*-indene	(1*R*,3a*S*,7a*S*)-1,2,3,6,7,7a-六氢-2,2,4,5-四甲基-1,3a-二氢-3a*H*-茚	$C_{15}H_{24}$	—	0.46
46	17.676	4-(2,7,7-trimethylbicyclo [3.2.0] hept-2-en-1-yl)-3-buten-2-one	4-(2,7,7-三甲基双环[3.2.0]庚-2-烯-1-基)-3-丁烯-2-酮	$C_{14}H_{20}O$	1.25	—
47	17.683	isolongifolene	异长叶烯	$C_{15}H_{24}$	—	1.79
48	17.939	1,2,3,4-tetramethyl-5-(3-methylbutyl) benzene	1,2,3,4-四甲基-5-(3-甲基丁基)苯	$C_{15}H_{24}$	0.19	—
49	18.203	1-(2,4,5-triethylphenyl)-ethanone	1-(2,4,5-三乙基苯基)乙酮	$C_{14}H_{20}O$	0.19	—
50	18.327	(−)-aristolene	(−)-马兜铃烯	$C_{15}H_{24}$	0.34	—
51	18.334	2-(3-isopropyl-4-methyl-pent-3-en-1-ynyl)-2-methyl-cyclobutanone	2-(3-异丙基-4-甲基-戊-3-烯-1-基)-2-甲基-环丁酮	$C_{14}H_{20}O$	—	0.29
52	18.452	(−)-*α*-copaene	(−)-*α*-蒎烯	$C_{15}H_{24}$	1.28	1.59
53	18.584	*β*-panasinsanene	*β*-人参烯	$C_{15}H_{24}$	2.53	2.32
54	18.656	1,3,5-triethyl-benzene	1,3,5-三乙苯	$C_{12}H_{18}$	0.58	—
55	18.663	1,2,4-triethylbenzene	1,2,4-三乙苯	$C_{12}H_{18}$	—	0.66
56	18.781	*β*-cubebene	*β*-荜澄茄油烯	$C_{15}H_{24}$	—	0.36
57	18.853	*β*-elemene	*β*-榄香烯	$C_{15}H_{24}$	0.58	1.39
58	18.985	1-ethyl-4-(1-methylethyl) benzene	1-乙基-4-(1-甲基乙基)苯	$C_{11}H_{16}$	0.21	—
59	18.998	1-ethyl-3-(1-methylethyl) benzene	1-乙基-3-(1-甲基乙基)苯	$C_{11}H_{16}$	—	0.22
60	19.314	*α*-gurjunene	*α*-古芸烯	$C_{15}H_{24}$	1.53	1.44
61	19.537	*β*-maaliene	*β*-橄榄烯	$C_{15}H_{24}$	0.89	—
62	19.965	calarene	白菖烯	$C_{15}H_{24}$	10.07	7.66
63	20.063	(−)-alloarromadendrene	香树烯	$C_{15}H_{24}$	0.36	0.17

续表

序号 No.	保留时间/min Retention Time/min	化合物名称 Compound Name		分子式 Molecular Formula	相对含量/% Relative Content/%	
					3年参龄	4年参龄
64	20.169	α-longifolene	α-长叶烯	$C_{15}H_{24}$	0.33	0.12
65	20.169	(−)-δ-selinene	(−)-δ-芹子烯	$C_{15}H_{24}$	0.18	—
66	20.432	valencene	瓦伦烯	$C_{15}H_{24}$	0.19	5.60
67	20.432	γ-maaliene	γ-橄榄烯	$C_{15}H_{24}$	5.83	—
68	20.754	β-farnesene	β-金合欢烯	$C_{15}H_{24}$	38.97	46.29
69	20.866	β-caryophyllene	β-石竹烯	$C_{15}H_{24}$	—	0.43
70	20.951	β-neoclovene	β-新丁香三环烯	$C_{15}H_{24}$	0.62	0.73
71	21.069	cycloisolongifolene	环状异长叶烯	$C_{15}H_{24}$	0.48	—
72	21.096	β-patchoulene	B-广藿香烯	$C_{15}H_{24}$	—	0.56
73	21.194	curcumene	姜黄烯	$C_{15}H_{24}$	0.30	0.24
74	21.240	(1E,6E,8S)-1-methyl-5-methylene-8-(1-methylethyl)-1,6-cyclodecadiene	(1E,6E,8S)-1-甲基-5-亚甲基-8-(1-甲基乙基)-1,6-环癸二烯	$C_{15}H_{24}$	0.14	0.51
75	21.240	(Z)-β-farnesene	(Z)-β-金合欢烯	$C_{15}H_{24}$	0.43	—
76	21.346	α-selinine	α-芹子烯	$C_{15}H_{24}$	0.16	0.27
77	21.431	α-zingiberene	α-姜烯	$C_{15}H_{24}$	0.19	—
78	21.503	δ-guaiene	δ-愈创木烯	$C_{15}H_{27}O$	0.38	—
79	21.589	(Z)-α-bisabolene	(Z)-α-红没药烯	$C_{5}H_{24}$	0.89	0.81
80	21.812	(S)-β-bisabolene	(S)-β-红没药烯	$C_{15}H_{24}$	10.78	4.77
81	21.970	T-muurolol	T-依兰油醇	$C_{15}H_{26}O$	—	0.57
82	21.983	γ-muurolene	γ-衣兰油烯	$C_{15}H_{24}$	0.16	—
83	22.121	δ-cadinene	δ-杜松烯	$C_{15}H_{24}$	3.49	4.25
84	22.286	1,2,3,4,4a,7-hexahydro-1,6-dimethyl-4-(1-methylethyl) naphthalene	1,2,3,4,4a,7-六氢-1,6-二甲基-4-（1-甲基乙基）萘	$C_{15}H_{24}$	—	0.26
85	22.483	α-calacorene	α-二去氢菖蒲烯	$C_{15}H_{20}$	—	0.13
86	22.575	(7R,8R)-8-hydroxy-4-isopropylidene-7-methylbicyclo[5.3.1]undec-1-ene	(7R,8R)-8-羟基-4-异亚丙基-7-甲基二环[5.3.1]-1-十二烯	$C_{15}H_{24}O$	—	0.13
87	22.950	caryophyllene oxide	石竹素	$C_{15}H_{24}O$	—	0.16
88	22.950	(−)-α-himachalene	(−)-α-雪松烯	$C_{15}H_{24}$	0.28	—

续表

序号 No.	保留时间 /min Retention Time/min	化合物名称 Compound Name		分子式 Molecular Formula	相对含量/% Relative Content /%	
					3年参龄	4年参龄
89	23.154	(1a*S*,4a*S*,7*R*,7a*S*,7b*S*)-decahydro-1,1,7-trimethyl-4-methylene-1*H*-cycloprop[e]azulen-7-ol	（1a*S*,4a*S*,7*R*,7a*S*,7b*S*）-癸氢-1,1,7-三甲基-4-亚甲基-1*H*-环丙烷[e]薁-7-醇	$C_{15}H_{24}O$	0.13	—
90	23.272	(±)-globulol	(±)-蓝桉醇	$C_{15}H_{26}O$	—	0.17
91	23.279	(-)-globulol	(-)-蓝桉醇	$C_{15}H_{26}O$	0.37	—
92	23.390	hexadecane	十六烷	$C_{16}H_{34}$	0.16	0.27
93	23.713	3,4-dimethyl-3-cyclohexen-1-carboxaldehyde	3,4-二甲基-3-环己烯-1-甲醛	$C_9H_{14}O$	0.12	—
94	23.713	3,3-dimethyl-2-(3-methyl-1,3-butadienyl)-cyclohexane-1-methanol	3,3-二甲基-2-(3-甲基-1,3-丁二烯基)-环己烷-1-甲醇	$C_{14}H_{24}O$	—	0.13
95	23.778	1,4-dimethyl-8-isopropylidenetricyclo[5.3.0.0^{4,10}]decane	1,4-二甲基-8-异丙基三环[5.3.0.0^{4,10}]癸烷	$C_{15}H_{24}$	—	0.11
96	23.923	4-(2-phenyl-2*H*-tetrazol-5-yl)-pyridine	4-(2-苯基-2*H*-四唑-5-基)-吡啶	$C_{12}H_9N_5$	—	0.21
97	23.943	1,5-heptadien-3-yne	1,5-庚二烯-3-炔	C_7H_8	1.03	—
98	24.028	azidobenzene	叠氮苯	$C_6H_5N_3$	—	0.53
99	24.074	1,2-benzisoxazole	1,2-苯并异噁唑	C_7H_5NO	2.51	—
100	24.114	isoaromadendrene epoxide	异香橙烯环氧化物	$C_{15}H_{24}O$	—	0.11
101	25.994	2-methyl-5,6,7,8-tetrahydro-[1,4]naphthoquinone	2-甲基-5,6,7,8-四氢-[1,4]萘醌	$C_{11}H_{12}O_2$	0.19	—

4.2.21.2 烟台3年参龄、4年参龄西洋参中挥发性成分结果分析

从表4.21可知，烟台3年参龄、4年参龄西洋参中共鉴定出101种成分，其中3年参龄西洋参检测出65种化合物，占挥发性成分总量的99.44%，共15种成分的相对含量超过1%，含量最高的*β*-金合欢烯为38.97%，其次有(*S*)-*β*-红没药烯（10.78%）、白菖烯（10.07%）、*γ*-橄榄烯（5.83%）、*δ*-杜松烯（3.49%）等，占总成分的69.14%。

4年参龄西洋参检出62种化合物，占挥发性成分总量的97.16%，共13种成分的相对含量超过1%，含量最高的*β*-金合欢烯为46.29%，其次有白菖烯（7.66%）、瓦伦烯（5.60%）、(*S*)-*β*-红没药烯（4.77%）、*δ*-杜松烯（4.25%）及(1*R*)-*α*-蒎烯（3.41%）等，占总挥发性成分的71.98%。

4.2.22 美国西洋参中挥发性成分结果分析

4.2.22.1 美国3年参龄、4年参龄西洋参中挥发性成分及相对含量

美国3年参龄、4年参龄西洋参中挥发性成分及相对含量见表4.22。

表4.22 美国西洋参中挥发性成分及相对含量

Tab 4.22 The composition of volatile components and its relative contents of American ginsengs

序号 No.	保留时间 /min Retention Time/min	化合物名称 Compound Name		分子式 Molecular Formula	相对含量/% Relative Content /%	
					3年参龄	4年参龄
1	2.553	1-butene	1-丁烯	C_4H_8	0.19	—
2	2.751	diisopropylethylamine	二异丙基乙胺	$C_8H_{19}N$	0.10	—
3	2.849	5-methyl-1-hexene	5-甲基-1-己烯	C_7H_{14}	—	0.45
4	4.164	1-hexanol	1-己醇	$C_6H_{14}O$	0.38	0.45
5	4.907	heptanal	正庚醛	$C_7H_{14}O$	0.22	0.22
6	5.361	*α*-phellandrene	*α*-水芹烯	$C_{10}H_{16}$	0.17	0.15
7	5.788	(1*R*)-*α*-pinene	(1*R*)-*α*-蒎烯	$C_{10}H_{16}$	3.78	2.92
8	6.150	camphene	莰烯	$C_{10}H_{16}$	1.04	0.83
9	6.413	1,1-dimethyl-cyclopropane	1,1-二甲基环丙烷	C_5H_{10}	—	0.16
10	6.439	2-pentyn-1-ol	2-戊炔-1-醇	C_5H_8O	0.18	—
11	6.781	(−)-*β*-pinene	(−)-*β*-蒎烯	$C_{10}H_{16}$	1.64	—
12	6.788	1-heptanol	1-庚醇	$C_7H_{16}O$	0.27	0.26
13	6.933	*α*-pinene	*α*-蒎烯	$C_{10}H_{16}$	—	0.86
14	7.051	1-octen-3-ol	1-辛烯-3-醇	$C_8H_{16}O$	—	0.14
15	7.130	2,2-dimethyl-pentane	2,2-二甲基-戊烷	C_7H_{16}	0.22	—
16	7.202	*β*-terpinen	*β*-萜品烯	$C_{10}H_{16}$	0.40	—
17	7.268	6-methyl-5-hepten-2-one	6-甲基-5-庚烯-2-酮	$C_8H_{14}O$	—	0.22
18	7.347	2-pentyl-furan	2-戊基呋喃	$C_9H_{14}O$	—	0.40
19	7.426	octamethyl-cyclotetrasiloxane	八甲基环四硅氧烷	$C_8H_{24}O_4Si_4$	0.11	0.10
20	7.768	octanal	辛醛	$C_8H_{16}O$	0.82	2.03
21	7.912	1,1-dimethyl-2-(3-methyl-1,3-butadienyl)-cyclopropane	1,1-二甲基-2-(3-甲基-1,3-丁二烯基)-环丙烷	$C_{10}H_{16}$	—	1.71
22	7.945	(1*R*)-*α*-pinene	(1*R*)-*α*-蒎烯	$C_{10}H_{16}$	1.50	—
23	8.221	*β*-cymene	*β*-伞花烃	$C_{10}H_{14}$	0.17	—
24	8.353	*p*-cymol	对聚伞花素	$C_{10}H_{14}$	—	0.19

续表

序号 No.	保留时间 /min Retention Time/min	化合物名称 Compound Name		分子式 Molecular Formula	相对含量 /% Relative Content /%	
					3年参龄	4年参龄
25	8.445	*dl*-limonene	*dl*-柠檬烯	$C_{10}H_{16}$	—	0.75
26	8.465	limonene	柠檬烯	$C_{10}H_{16}$	0.81	—
27	9.300	2-methylenecyclopentanol	2-亚甲基环戊醇	$C_6H_{10}O$	0.18	—
28	9.379	2-methyl-3-(2-propen-1-yloxy)-1-propene	2-甲基-3-(2-丙烯-1-基氧基)-1-丙烯	$C_7H_{12}O$	—	0.27
29	9.773	1-octanol	1-辛醇	$C_8H_{18}O$	0.67	0.67
30	10.727	nonanal	壬醛	$C_9H_{18}O$	—	0.26
31	12.364	2-methylenecyclopentanol	2-亚甲基-1-环戊醇	$C_6H_{10}O$	0.25	0.57
32	12.745	2-methoxy-3-(1-methylpropyl)-pyrazine	2-甲氧基-3-(1-甲基丙基)吡嗪	$C_9H_{14}N_2O$	0.27	0.29
33	13.002	2-methoxy-3-(2-methylpropyl)-pyrazine	2-甲氧基-3-(2-甲基丙基)吡嗪	$C_9H_{14}N_2O$	—	0.24
34	13.837	1-vinyladamantane	1-乙烯基金刚烷	$C_{12}H_{18}$	0.12	—
35	13.870	3-methyl-4-methylene-bicyclo[3.2.1]oct-2-ene	3-甲基-4-亚甲基-双环[3.2.1]辛-2-烯	$C_{10}H_{14}$	—	0.11
36	13.909	1,3-diisopropylbenzene	1,3-二异丙基苯	$C_{12}H_{18}$	0.12	—
37	14.244	1-phenyl-1,3-butanedione	1-苯基-1,3-丁二酮	$C_{10}H_{10}O_2$	—	0.30
38	14.244	1,5-decadiyne	1,5-癸二炔	$C_{10}H_{14}$	0.34	—
39	15.066	5-hydroxy-3-methyl-1-indanone	5-羟基-3-甲基-1-茚酮	$C_{10}H_{10}O_2$	1.72	1.48
40	15.356	2-methylenecyclopentanol	2-亚甲基环戊醇	$C_6H_{10}O$	—	0.10
41	17.183	1,3-dimethyl-5-tertbutyl-2-acetophenone	1,3-二甲基-5-叔丁基-2-苯乙酮	$C_{14}H_{20}O$	0.35	—
42	17.197	1,3-bis(1,1-dimethylethyl)-5-methyl-benzene	1,3-双(1,1-二甲基乙基)-5-甲基-苯	$C_{15}H_{24}$	—	0.28
43	17.670	(−)-isolongifolene	(−)-异长叶烯	$C_{15}H_{24}$	—	1.26
44	17.690	*α*-cubebene	*α*-荜澄茄油烯	$C_{15}H_{24}$	2.14	—
45	18.189	3-(1,1-dimethylethyl)-*α*-methyl- benzenepropanal	3-(1,1-二甲基乙基)-*α*-甲基苯丙醛	$C_{14}H_{20}O$	0.23	—
46	18.196	1,3,5-tris(isopropyl)benzene	1,3,5-三(异丙基)苯	$C_{15}H_{24}$	—	0.20
47	18.314	1,2,4,5-tetramethyl-3-(3-methylbutyl)-benzene	1,2,4,5-四甲基-3-(3-甲基丁基)苯	$C_{15}H_{24}$	0.35	—
48	18.328	1-(3-methylbutyl)-2,3,4,5-tetramethylbenzene	1-(3-甲基丁基)-2,3,4,5-四甲基苯	$C_{15}H_{24}$	0.20	0.28

续表

序号 No.	保留时间 /min Retention Time/min	化合物名称 Compound Name		分子式 Molecular Formula	相对含量/% Relative Content /%	
					3年参龄	4年参龄
49	18.420	(−)-copaene	(−)-蒎烯	$C_{15}H_{24}$	1.69	—
50	18.426	*α*-cubebene	*α*-荜澄茄油烯	$C_{15}H_{24}$	—	0.86
51	18.558	*β*-panasinsene	*β*-人参烯	$C_{15}H_{24}$	2.73	2.15
52	18.637	1,2-diethyl-3,4-dimethyl-benzene	1,2-二乙基-3,4-二甲基苯	$C_{12}H_{18}$	0.60	—
53	18.650	4-(3-methyl-2-butenyl)-phenol	4-(3-甲基-2-丁烯基)-苯酚	$C_{11}H_{14}O$	—	0.50
54	18.762	*β*-cubebene	*β*-荜澄茄油烯	$C_{15}H_{24}$	0.53	0.19
55	18.821	*β*-elemen	*β*-榄香烯	$C_{15}H_{24}$	0.46	0.54
56	18.972	1-ethyl-3-isopropylbenzene	1-乙基-3-异丙基苯	$C_{11}H_{16}$	0.26	0.19
57	19.314	(−)-*α*-gurjunene	(−)-*α*-古芸烯	$C_{15}H_{24}$	1.24	2.06
58	19.537	(−)-aristolene	(−)-马兜铃烯	$C_{15}H_{24}$	—	1.01
59	19.768	(−)-*β*-cadinene	(−)-*β*-杜松烯	$C_{15}H_{24}$	0.22	—
60	19.958	(1*R*,8a*S*)-1,2,3,7,8,8a-hexahydro-1,6-dimethyl-4-(1-methylethyl)naphthalene	(1*R*,8a*S*)-1,2,3,7,8,8a-六氢-1,6-二甲基-4-(1-甲基乙基)萘	$C_{15}H_{24}$	0.59	—
61	19.965	(+)-calarene	(+)-白菖烯	$C_{15}H_{24}$	7.12	13.73
62	20.004	(+)-*α*-elemene	(+)-*α*-榄香烯	$C_{15}H_{24}$	—	1.13
63	20.162	*α*-selinine	*α*-蛇床烯	$C_{15}H_{24}$	—	0.26
64	20.392	clovene	丁香三环烯	$C_{15}H_{24}$	3.85	3.22
65	20.649	(*E*)-*β*-farnesene	(*E*)-*β*-金合欢烯	$C_{15}H_{24}$	36.88	30.25
66	20.813	caryophyllene	石竹烯	$C_{15}H_{24}$	0.45	0.41
67	20.931	*β*-neoclovene	*β*-新丁香三环烯	$C_{15}H_{24}$	0.62	0.47
68	21.004	*γ*-selinine	*γ*-蛇床烯	$C_{15}H_{24}$	—	0.33
69	21.135	(−)-*α*-curcumene	(−)-*α*-姜黄烯	$C_{15}H_{24}$	0.34	0.35
70	21.201	*β*-*cis*-farnesene	*β*-顺-金合欢烯	$C_{15}H_{24}$	0.45	0.65
71	21.464	(−)-aromadendrene	(−)-香橙烯	$C_{15}H_{24}$	0.50	—
72	21.490	*β*-patchoulene	*β*-绿叶烯	$C_{15}H_{24}$	0.66	0.46
73	21.556	*cis*-(−)-2,4a,5,6,9a-hexahydro-3,5,5,9-tetramethyl(1*H*) benzocycloheptene	顺-(−)-2,4a,5,6,9a-六氢-3,5,5,9-四甲基（1*H*）苯并环庚烯	$C_{15}H_{24}$	0.98	—
74	21.563	(*Z*)-*α*-bisabolene	(*Z*)-*α*-红没药烯	$C_{15}H_{24}$	—	0.66
75	21.819	(*S*)-*β*-bisabolene	(*S*)-*β*-红没药烯	$C_{15}H_{24}$	9.01	14.10

续表

序号 No.	保留时间 /min Retention Time/min	化合物名称 Compound Name		分子式 Molecular Formula	相对含量/% Relative Content /%	
					3年参龄	4年参龄
76	21.944	2-isopropyl-5-methyl-9-methylene-bicyclo[4.4.0]dec-1-ene	2-异丙基-5-甲基-9-亚甲基-二环[4.4.0]癸-1-烯	$C_{15}H_{24}$	0.57	—
77	22.089	(−)-*β*-sesquiphellandrene	(−)-*β*-倍半水芹烯	$C_{15}H_{24}$	—	4.13
78	22.095	(+)-*δ*-cadinene	(+)-*δ*-杜松烯	$C_{15}H_{24}$	6.23	—
79	22.266	1,2,3,4,4a,7-hexahydro-1,6-dimethyl-4-(1-methylethyl) naphthalene	1,2,3,4,4a,7-六氢-1,6-二甲基-4-(1-甲基乙基)萘	$C_{15}H_{24}$	0.32	0.27
80	22.825	camphene	莰烯	$C_{10}H_{16}$	—	0.29
81	22.825	(*Z*,*E*)-*α*-farnesene	(*Z*,*E*)-*α*-金合欢烯	$C_{15}H_{24}$	0.41	—
82	22.943	valencene	瓦伦烯	$C_{15}H_{24}$	0.20	—
83	23.266	(−)-globulol	(−)-蓝桉醇	$C_{15}H_{26}O$	0.24	0.36
84	23.805	(1*Z*,3a*α*,7a*β*)-1-ethylideneoctahydro-7a-methyl-1*H*-indene	(1*Z*,3a*α*,7a*β*)-1-亚乙基八氢-7a-甲基-1*H*-茚	$C_{12}H_{20}$	0.25	—
85	23.923	1,7-octadiyne	1,7-辛二炔	C_8H_{10}	0.37	—
86	23.923	1,3-decadiyne	1,3-癸二炔	$C_{10}H_{14}$	—	0.93
87	24.022	(−)-*α*-gurjunene	(−)-*α*-古芸烯	$C_{15}H_{24}$	0.92	0.89
88	24.107	(+)-*α*-elemene	(+)-*α*-榄香烯	$C_{15}H_{24}$	0.23	0.31
89	24.114	*γ*-selinine	*γ*-蛇床烯	$C_{15}H_{24}$	—	0.35
90	24.252	agarospirol	沉香螺醇	$C_{15}H_{26}O$	0.25	0.21
91	27.770	hexadecanoicacidmethylester	棕榈酸甲酯	$C_{17}H_{34}O_2$	0.21	—

4.2.22.2 美国3年参龄、4年参龄西洋参中挥发性成分结果分析

从表4.22可知，美国3年参龄、4年参龄西洋参中共鉴定出91种成分，其中3年参龄西洋参鉴定出61种化合物，占挥发性成分总量的97.66%，共14种成分的相对含量超过1%，含量最高的(*E*)-*β*-金合欢烯为36.88%，其次有(*S*)-*β*-红没药烯（9.01%）、(+)-白菖烯（7.12%）、(+)-*δ*-杜松烯（6.23%）、丁香三环烯（3.85%）及(1*R*)-*α*-蒎烯（3.78 %）等。

4年参龄西洋参鉴定出61种化合物，占挥发性成分总量的99.41%，共14种成分的相对含量超过1%，含量最高的(*E*)-*β*-金合欢烯为30.25%，其次有(*S*)-*β*-红没药烯（14.10%）、(+)-白菖烯（13.73%）、(−)-*β*-倍半水芹烯（4.13%）及丁香三环烯（3.22%）等。

4.2.23 加拿大西洋参中挥发性成分结果分析

4.2.23.1 加拿大3年参龄、4年参龄西洋参中挥发性成分及相对含量

加拿大3年参龄、4年参龄西洋参中挥发性成分及相对含量见表4.23。

表4.23 加拿大西洋参中挥发性成分及相对含量

Tab 4.23 The composition of volatile components and its relative contents of Canadan American ginseng

序号 No.	保留时间 /min Retention Time/min	化合物名称 Compound Name		分子式 Molecular Formula	相对含量/% Relative Content /%	
					3年参龄	4年参龄
1	2.954	2-methyl-butane	2-甲基丁烷	C_5H_{12}	—	0.17
2	3.014	2-methyl-1-propene	2-甲基-1-丙烯	C_4H_8	0.13	—
3	3.158	diisopropylethylamine	二异丙基乙胺	$C_8H_{19}N$	—	6.36
4	3.290	*N*, *N*-dimethylpivalamide	*N*, *N*-二甲基异戊酰胺	$C_7H_{15}NO$	0.15	—
5	4.250	1-hexanol	1-己醇	$C_6H_{14}O$	—	0.17
6	4.309	(1-methylbutyl)oxirane	(1-甲基丁基)环氧乙烷	$C_7H_{14}O$	0.19	—
7	4.822	styrene	苯乙烯	C_8H_8	0.84	—
8	4.96	(2*E*)-pentene	(2*E*)-戊烯	C_5H_{10}	—	0.13
9	5.663	*α*-phellandrene	*α*-水芹烯	$C_{10}H_{16}$	0.13	—
10	5.867	(1*R*)-*α*-pinene	(1*R*)-*α*-蒎烯	$C_{10}H_{16}$	2.48	1.09
11	6.235	camphene	莰烯	$C_{10}H_{16}$	0.71	0.33
12	6.466	2-heptyn-1-ol	2-庚炔-1-醇	$C_7H_{12}O$	—	0.08
13	6.873	(*Z*)-2,7-dimethyl-1-octen-5-yne	(*Z*)2, 7-二甲基-1-辛烯-5-炔	$C_{10}H_{16}$	—	0.10
14	6.979	(1*S*)-*β*-pinene	(1*S*)-*β*-蒎烯	$C_{10}H_{16}$	0.48	0.42
15	7.327	2,2,4,6,6-pentamethyl-heptane	2, 2, 4, 6, 6-五甲基庚烷	$C_{12}H_{26}$	0.10	0.11
16	7.373	*β*-thujene	*β*-侧柏烯	$C_{10}H_{16}$	—	0.19
17	7.399	*β*-pinene	*β*-蒎烯	$C_{10}H_{16}$	0.36	—
18	7.597	octamethyl-cyclotetrasiloxane	八甲基环四硅氧烷	$C_8H_{24}O_4Si_4$	0.15	0.09
19	7.781	octanal	辛醛	$C_8H_{16}O$	0.54	1.74
20	7.939	1-isopropyl-4-methyl-1,4-cyclohexadiene	1-异丙基-4-甲基-1, 4-环己二烯	$C_{10}H_{16}$	—	0.58
21	7.965	(+)-3-carene	(+)-3-蒈烯	$C_{10}H_{16}$	0.74	—
22	8.504	limonene	柠檬烯	$C_{10}H_{16}$	0.58	0.24
23	9.411	(*E*)-2-octenal	(*E*)-2-辛烯醛	$C_8H_{14}O$	—	0.12
24	9.444	2-hexynol	2-己炔-1-醇	$C_6H_{10}O$	0.10	—

续表

序号 No.	保留时间 /min Retention Time/min	化合物名称 Compound Name		分子式 Molecular Formula	相对含量/% Relative Content /%	
					3年参龄	4年参龄
25	9.826	formicacid octylester	甲酸辛酯	$C_9H_{18}O_2$	0.70	—
26	9.832	1-octanol	1-辛醇	$C_8H_{18}O$	—	0.27
27	10.312	1-undecene	1-十一碳烯	$C_{11}H_{22}$	—	0.10
28	10.753	nonanal	壬醛	$C_9H_{18}O$	0.10	0.12
29	12.252	decamethyl-cyclopentasiloxane	十甲基环戊硅氧烷	$C_{10}H_{30}O_5Si_5$	—	0.20
30	12.416	diphosphoric acid diisooctyl ester	焦磷酸二异辛酯	$C_{16}H_{36}O_7P_2$	—	0.55
31	12.429	(2*E*)-2-heptenal	(2*E*)-2-庚烯醛	$C_7H_{12}O$	0.22	—
32	12.758	2-methoxy-3-(1-methylpropyl)-pyrazine	2-甲氧基-3-(1-甲基丙基)吡嗪	$C_9H_{14}N_2O$	0.27	0.22
33	13.008	2-methoxy-3-(2-methylpropyl)-Pyrazine	2-甲氧基-3-(2-甲基丙基)吡嗪	$C_9H_{14}N_2O$	0.17	0.21
34	14.257	1,5-decadiyne	1,5-癸二炔	$C_{10}H_{14}$	—	0.26
35	14.264	1-phenylbutan-1,3-dione	1-苯基丁烷-1,3-二酮	$C_{10}H_{10}O_2$	0.39	—
36	15.066	2,3-dihydro-7-hydroxy-3-methyl-1*H*-inden-1-one	2,3-二氢-7-羟基-3-甲基-1*H*-茚-1-酮	$C_{10}H_{10}O_2$	—	0.64
37	15.079	5-hydroxy-3-methyl-1-indanone	5-羟基-3-甲基-1-吲哚酮	$C_{10}H_{10}O_2$	1.23	—
38	15.356	2, 3-dimethyl-1-pentene	2, 3-二甲基-1-戊烯	C_7H_{14}	—	0.13
39	17.085	dodecamethyl-cyclohexasiloxane	十二甲基环己硅氧烷	$C_{12}H_{36}O_6Si_6$	—	0.34
40	17.203	1,3-dimethyl-5-tertbutyl-2-acetophenone	1, 3-二甲基-5-叔丁基-2-苯乙酮	$C_{14}H_{20}O$	—	0.16
41	17.677	(9*S*,9a*S*)-5,6,7,8,9,9a-hexahydro-3,5,5,9-tetramethyl-1*H*-benzocycloheptene	(9*S*, 9a*S*)-5, 6, 7, 8, 9, 9a-六氢-3, 5, 5, 9-四甲基-1*H*-苯并环庚烷	$C_{15}H_{24}$	—	0.61
42	18.334	1-(3-methylbutyl)-2, 3, 4, 5-tetramethylbenzene	1-(3-甲基丁基)-2,3,4,5-四甲基苯	$C_{15}H_{24}$	—	0.15
43	18.419	copaene	蒎烯	$C_{15}H_{24}$	1.48	0.37
44	18.446	*α*-cubebene	*α*-荜澄茄油烯	$C_{15}H_{24}$	1.23	—
45	18.571	*β*-panasinsene	*β*-人参烯	$C_{15}H_{24}$	1.08	1.1
46	18.650	4-(3-methyl-2-butenyl)-phenol	4-(3-甲基-2-丁烯基)苯酚	$C_{11}H_{14}O$	—	0.31
47	18.656	1, 2, 4-triethylbenzene	1, 2, 4-三乙苯	$C_{12}H_{18}$	0.25	—
48	18.775	*β*-cubebene	*β*-荜澄茄油烯	$C_{15}H_{24}$	0.31	—
49	18.821	(−)-*β*-elemene	(−)-*β*-榄香烯	$C_{15}H_{24}$	0.45	0.64

续表

序号 No.	保留时间 /min Retention Time/min	化合物名称 Compound Name		分子式 Molecular Formula	相对含量 /% Relative Content /%	
					3年参龄	4年参龄
50	19.307	*α*-gurjunene	*α*-古芸烯	$C_{15}H_{24}$	0.56	0.26
51	19.320	*β*-maaliene	*β*-橄榄烯	$C_{15}H_{24}$	0.25	1.45
52	19.524	(−)-aristolene	马兜铃烯	$C_{15}H_{24}$	—	0.70
53	19.537	caryophyllene	石竹烯	$C_{15}H_{24}$	0.6	—
54	19.945	calarene	白菖烯	$C_{15}H_{24}$	2.91	9.77
55	20.162	seychellene	西车烯	$C_{15}H_{24}$	—	0.18
56	20.366	3a*R*-(3a*α*,7*R*,9a*S*)-1,4,5,6,7,8,9,9a-octahydro-1,1,7-trimethyl-3a,7-Methano-3a*H*-cyclopentacyclooctene	(3a*R*,(3a*α*,7*R*, 9a*S*)-1,4,5,6,7,8,9,9a-八氢-1,1,7-三甲基-3a,7-甲酮-3a*H*-环戊环辛烯	$C_{15}H_{24}$	1.26	—
57	20.386	(−)-clovene	(−)-丁香三环烯	$C_{15}H_{24}$	—	1.67
58	20.681	(*E*)-*β*-farnesene	(*E*)-*β*-金合欢烯	$C_{15}H_{24}$	50.4	35.27
59	20.826	2-methylene-4,8,8-trimethyl-4-ethenyldicyclo[5,2,0]nonane	2-亚甲基-4, 8, 8-三甲基-4-乙烯基二环[5, 2, 0]壬烷	$C_{15}H_{24}$	0.28	—
60	20.826	caryophyllene	石竹烯	$C_{15}H_{24}$	—	0.32
61	20.925	*β*-neoclovene	*β*-新丁香三环烯	$C_{15}H_{24}$	0.25	0.32
62	20.984	*γ*-selinene	*γ*-芹子烯	$C_{15}H_{24}$	—	0.34
63	21.036	*β*-patchoulene	*β*-广藿香烯	$C_{15}H_{24}$	—	0.49
64	21.063	*α*-funebrene	*α*-柏木萜烯	$C_{15}H_{24}$	0.25	—
65	21.148	(±)*α*-curcumene	(±)-*α*-姜黄烯	$C_{15}H_{22}$	0.29	0.28
66	21.214	(*Z*)-*β*-farnesene	(*Z*)-*β*-金合欢烯	$C_{15}H_{24}$	0.47	0.51
67	21.425	zingiberene	姜烯	$C_{15}H_{24}$	0.45	0.36
68	21.562	1,2,4a,5,6,8a-hexahydro-4,7-dimethyl-1-(1-methylethyl)-naphthalene	1,2,4a,5,6,8a-六氢-4,7-二甲基-1-(1-甲基乙基)萘	$C_{15}H_{24}$	1.47	—
69	21.596	(*Z*)-(2-bromoethenyl)-benzene	(*Z*)-(2-溴乙烯基)苯	C_8H_7Br	—	1.68
70	21.799	*β*-bisabolene	*β*-红没药烯	$C_{15}H_{24}$	9.35	13.12
71	21.957	2-isopropyl-5-methyl-9-methylene-bicyclo[4.4.0]dec-1-ene	2-异丙基-5-甲基-9-亚甲基-双环[4.4.0]-1-癸烯	$C_{15}H_{24}$	0.28	—
72	21.983	copaene	蒎烯	$C_{15}H_{24}$	—	0.19
73	22.095	*δ*-cadinene	*δ*-杜松烯	$C_{15}H_{24}$	7.52	—
74	22.128	*β*-sesquiphellandrene	*β*-倍半水芹烯	$C_{15}H_{24}$	—	4.72

续表

序号 No.	保留时间 /min Retention Time/min	化合物名称 Compound Name		分子式 Molecular Formula	相对含量/% Relative Content /%	
					3年参龄	4年参龄
75	22.266	1,2,3,4,4a,7-hexahydro-1,6-dimethyl-4-(1-methylethyl) naphthalene	1, 2, 3, 4, 4a, 7-六氢-1, 6-二甲基-4-(1-甲基乙基) 萘	$C_{15}H_{24}$	0.24	—
76	22.825	(6*E*)-nerolidol	(6*E*)-6-橙花叔醇	$C_{15}H_{26}O$	0.28	0.74
77	22.957	(±)-aromadendrene	(±)香橙烯	$C_{15}H_{24}$	—	0.24
78	23.16	spathulenol	桉油烯醇	$C_{15}H_{24}O$	—	0.16
79	23.279	ledol	喇叭茶醇	$C_{15}H_{26}O$	—	0.38
80	23.397	hexadecane	十六烷	$C_{16}H_{34}$	—	0.25
81	23.811	(±)-*δ*-selinene	(±)-*δ*-芹子烯	$C_{15}H_{24}$	0.27	0.18
82	23.936	1, 5-heptadien-3-yne	1, 5-庚二烯-3-炔	C_7H_8	1.13	—
83	24.081	1, 2-benzisoxazole	1, 2-苯并异噁唑	C_7H_5NO	5.79	1.95
84	24.107	1, 3-decadiyne	1, 3-癸二炔	$C_{10}H_{14}$	—	5.41
85	24.272	*β*-guaiene	*β*-愈创木烯	$C_{15}H_{24}$	—	0.18
86	24.528	(*Z*,*Z*)-10,12-hexadecadienal	(*Z*,*Z*)-10,12-十六碳二烯醛	$C_{16}H_{28}O$	—	0.21
87	24.936	1-bromo-tridecane	1-溴正十三烷	$C_{13}H_{27}Br$	—	0.16

4.2.23.2 加拿大3年参龄、4年参龄西洋参中挥发性成分结果分析

从表4.23可知，从加拿大3年参龄、4年参龄西洋参中共鉴定出87种成分，其中3年参龄西洋参鉴定出49种化合物，占挥发性成分总量的99.86%，相对含量超过1%的有13种。其中相对含量较高的有(*E*)-*β*-金合欢烯（50.40%）、*β*-红没药烯（9.35%）、*δ*-杜松烯（7.52%）、1,2-苯并异噁唑（5.79%），占总组分的73.6%。

4年参龄西洋参中鉴定出63种化合物，占挥发性成分总量的99.79%，相对含量超过1%的有13种。其中相对含量较高的有(*E*)-*β*-金合欢烯（35.27%）、*β*-红没药烯（13.12%）、白菖烯（9.77%）、1,3-癸二炔（5.41%）、二异丙基乙胺（6.36%）和*β*-倍半水芹烯（4.72%），占总组分的74.65%。

5 西洋参中核苷酸的含量及分析

西洋参中核苷酸研究的较少，含量也不多，为了用全面的营养成分及功能因子来诠释西洋参的奇特功效，对其核苷酸的研究是十分必要的。

本书采用最常见的高效液相色谱-紫外检测器法（HPLC-UV），对西洋参中核苷酸含量进行了分析。

5.1 分析方法

见《人参营养成分及功能因子》P29 ～ 32。

5.2 不同产地不同参龄西洋参样品中5种核苷类成分的含量

不同产地不同参龄西洋参中5种核苷类成分的含量，见表5.1。

由表5.1分析可得尿嘧啶、腺嘌呤、尿苷、鸟苷及腺苷等5种核苷的总和。不同产地不同参龄西洋参样品中5种核苷类成分含量堆积柱状图，见图5.1。

表5.1 不同产地不同参龄西洋参中5种核苷类成分的含量

Tab 5.1 Five nucleosides contents of American ginsengs from different regions with different cultivation ages

单位：%

序号 No.	产地 Region	参龄/年 Cultivation Age /Year	尿嘧啶 Uracil	腺嘌呤 Adenine	尿苷 Uridine	鸟苷 Guanosine	腺苷 Adenosine
1	集安	3	0.48	0.25	0.46	0.39	0.23
2		4	0.42	0.10	0.52	0.39	0.25
3	通化	3	0.80	0.21	0.35	0.22	0.23
4		4	0.58	0.07	0.26	0.12	0.28
5	靖宇	3	0.67	0.04	0.26	0.21	0.22
6		4	0.48	0.09	0.25	0.20	0.21
7	安图	3	0.96	1.13	0.24	0.20	0.21
8		4	0.40	0.26	0.38	0.37	0.29

续表

序号 No.	产地 Region	参龄/年 Cultivation Age /Year	尿嘧啶 Uracil	腺嘌呤 Adenine	尿苷 Uridine	鸟苷 Guanosine	腺苷 Adenosine
9	图们	3	0.91	0.85	0.28	0.20	0.22
10		4	0.68	0.68	0.23	0.37	0.23
11	蛟河	3	1.00	1.42	0.24	0.20	0.23
12		4	0.44	0.06	0.45	0.42	0.50
13	桦甸	3	0.66	0.71	0.37	0.22	0.23
14		4	0.47	0.53	0.56	0.54	0.25
15	敦化	3	0.69	0.66	0.32	0.11	0.22
16		4	0.79	0.62	0.24	0.20	0.23
17	桦树	3	0.45	0.26	0.43	0.22	0.27
18		4	0.20	0.08	0.29	0.66	0.75
19	新宾	3	1.02	1.40	0.59	0.13	0.27
20		4	1.29	2.26	0.61	0.15	0.22
21	绥化	3	0.56	0.77	0.37	0.42	0.24
22		4	0.57	0.69	0.42	0.39	0.22
23	黑河	3	0.75	0.68	0.37	0.22	0.31
24		4	0.71	0.83	0.34	0.26	0.28
25	汪清	3	0.79	0.29	0.29	0.21	0.22
26		4	0.51	0.05	0.38	0.08	0.21
27	清原	3	0.34	0.21	0.57	0.37	0.26
28		4	0.20	0.16	0.30	0.64	0.23
29	抚松	3	0.41	0.20	0.28	0.43	0.23
30		4	1.34	2.44	0.51	0.21	0.21
31	延吉	3	0.27	0.18	0.47	0.50	0.23
32		4	0.80	0.64	0.29	0.21	0.23
33	江源	3	0.61	0.10	0.28	0.20	0.34
34		4	0.66	0.78	0.49	0.26	0.37
35	北京	3	1.00	1.19	0.53	0.20	0.22
36		4	0.75	0.89	0.33	0.21	0.22
37	威海	3	0.99	1.44	0.33	0.20	0.22
38		4	0.24	0.07	0.40	0.66	0.65
39	青岛	3	0.66	0.15	0.35	0.22	0.23
40		4	0.48	0.13	0.25	0.20	0.22
41	烟台	3	0.75	0.81	0.34	0.20	0.22
42		4	0.70	0.84	0.40	0.30	0.30
43	美国	3	0.22	0.09	0.49	0.56	0.62
44		4	1.04	1.54	0.53	0.27	0.25
45	加拿大	3	0.83	0.60	0.31	0.22	0.22
46		4	0.96	0.67	0.40	0.25	0.23

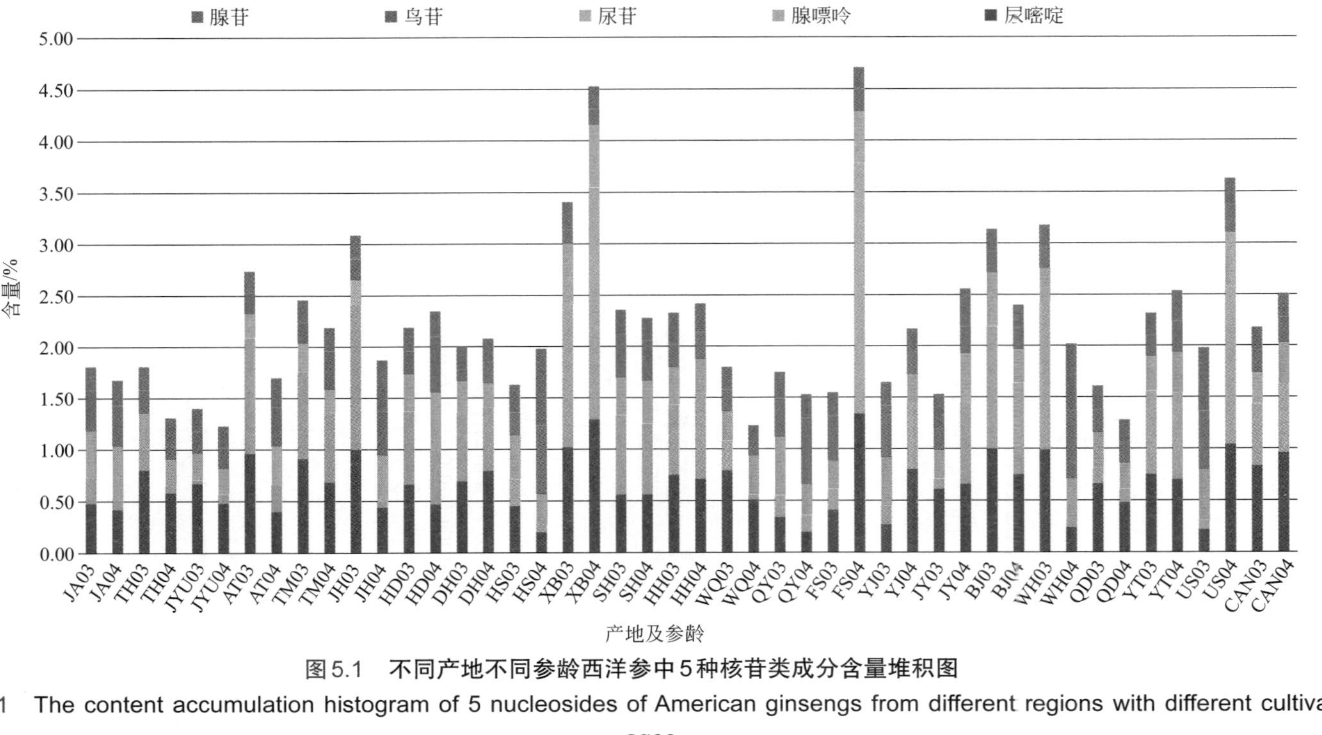

图 5.1 不同产地不同参龄西洋参中5种核苷类成分含量堆积图

Fig 5.1 The content accumulation histogram of 5 nucleosides of American ginsengs from different regions with different cultivation ages

5.3 结果分析

5.3.1 相同产地不同参龄西洋参中5种核苷含量分析

由表5.1中分析可知，5种核苷含量趋势，分别见图5.2～图5.11。从参龄上来看，集安、通化、靖宇、安图、图们、蛟河、桦甸、桦树、绥化、黑河、汪清、清原、北京、威海、青岛、烟台等产地西洋参的尿嘧啶含量为3年参龄＞4年参龄；敦化、新宾、抚松、延吉、江源、美国、加拿大等地西洋参的尿嘧啶含量为3年参龄＜4年参龄，见图5.2和图5.3。

集安、通化、安图、图们、蛟河、桦甸、敦化、桦树、绥化、汪清、清原、北京、威海、青岛等产地西洋参的腺嘌呤含量为3年参龄＞4年参龄；靖宇、新宾、黑河、抚松、延吉、江源、烟台、美国、加拿大等地西洋参的腺嘌呤含量为3年参龄＜4年参龄，见图5.4和图5.5。

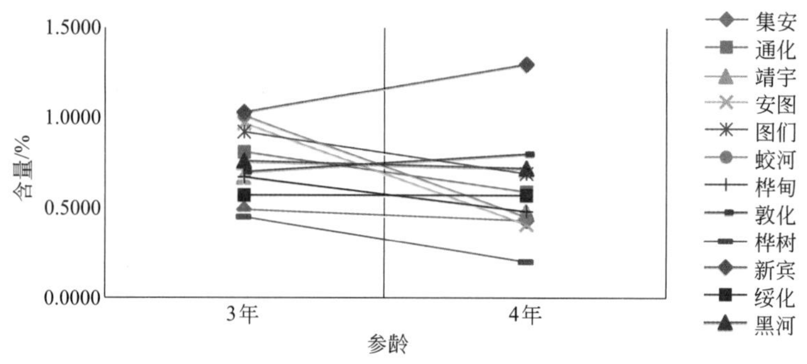

图5.2 同一产地不同参龄西洋参中尿嘧啶含量趋势（一）

Fig 5.2 Tendency chart of uracil contents of American ginsengs from the same region with different cultivation ages

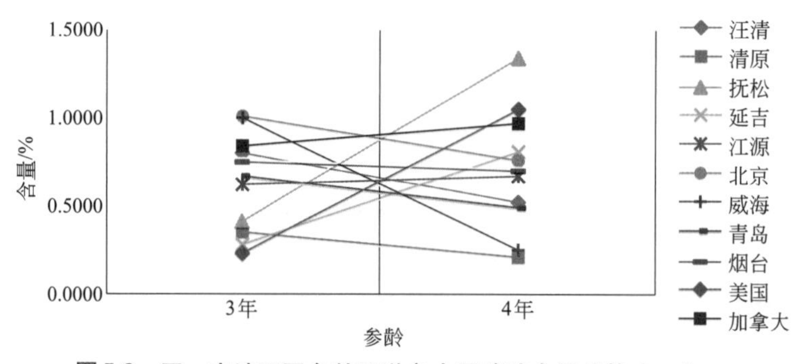

图5.3 同一产地不同参龄西洋参中尿嘧啶含量趋势（二）

Fig 5.3 Tendency chart of uracil contents of American ginsengs from the same region with different cultivation ages

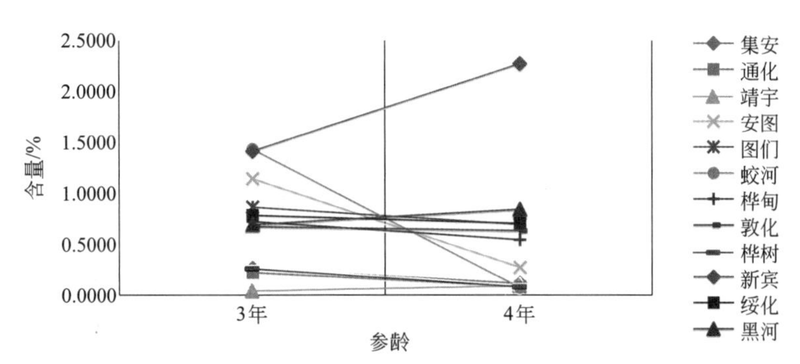

图5.4 同一产地不同参龄西洋参中腺嘌呤含量趋势

Fig 5.4 Tendency chart of adenine contents of American ginsengs from the same region with different cultivation ages

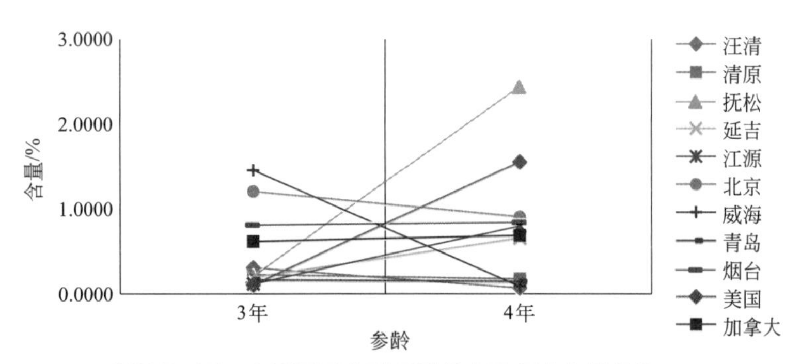

图5.5 同一产地不同参龄西洋参中腺嘌呤含量趋势

Fig 5.5 Tendency chart of adenine contents of American ginsengs from the same region with different cultivation ages

通化、靖宇、图们、敦化、桦树、黑河、清原、延吉、北京、青岛等产地西洋参的尿苷含量为3年＞4年，集安、安图、蛟河、桦甸、新宾、绥化、汪清、抚松、江源、威海、烟台、美国、加拿大等地西洋参尿苷含量为3年＜4年，见图5.6和图5.7。

通化、靖宇、绥化、汪清、抚松、延吉、青岛、美国等产地西洋参的鸟苷含量为3年＞4年；集安、安图、图们、蛟河、桦甸、敦化、桦树、新宾、黑河、清原、江源、北京、威海、烟台、加拿大等地西洋参的鸟苷含量为3年＜4年，见图5.8和图5.9。

靖宇、新宾、绥化、黑河、汪清、清原、抚松、延吉、北京、青岛、美国等产地西洋参的腺苷含量为3年＞4年，集安、通化、安图、图们、蛟河、桦甸、敦化、桦树、江源、威海、烟台、加拿大等地西洋参的腺苷含量为3年＜4年，见图5.10和图5.11。

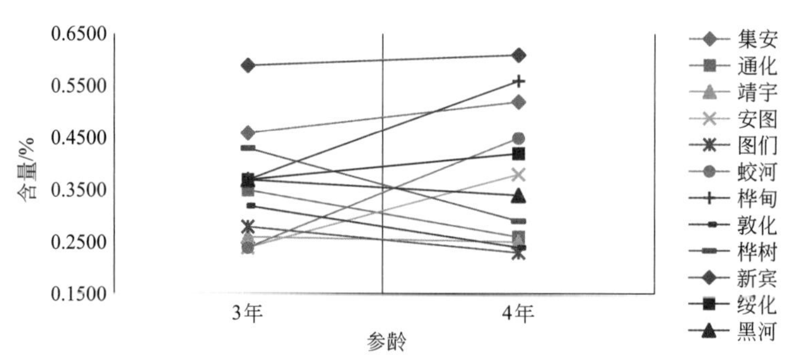

图5.6 同一产地不同参龄西洋参中尿苷含量趋势（一）

Fig 5.6 Tendency chart of uridine contents of American ginsengs from the same region with different cultivation ages

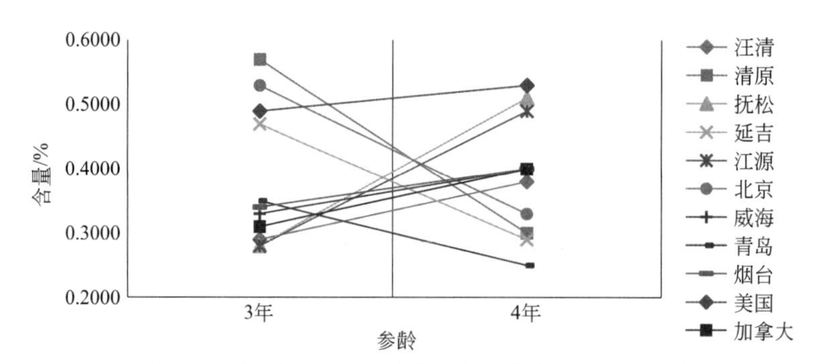

图5.7 同一产地不同参龄西洋参中尿苷含量趋势（二）

Fig 5.7 Tendency chart of uridine contents of American ginsengs from the same region with different cultivation ages

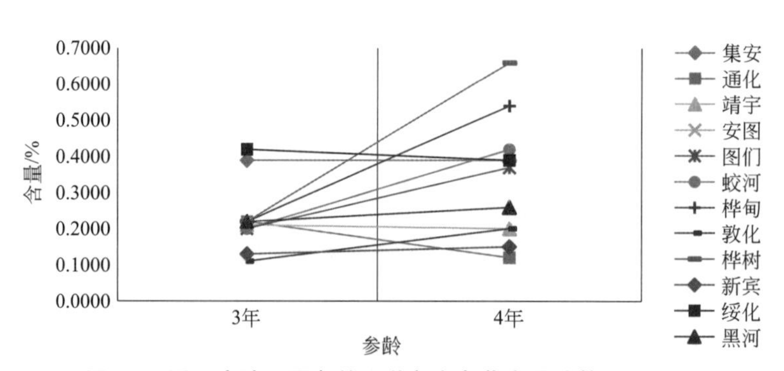

图5.8 同一产地不同参龄西洋参中鸟苷含量趋势（一）

Fig 5.8 Tendency chart of vernine contents of American ginsengs from the same region with different cultivation ages

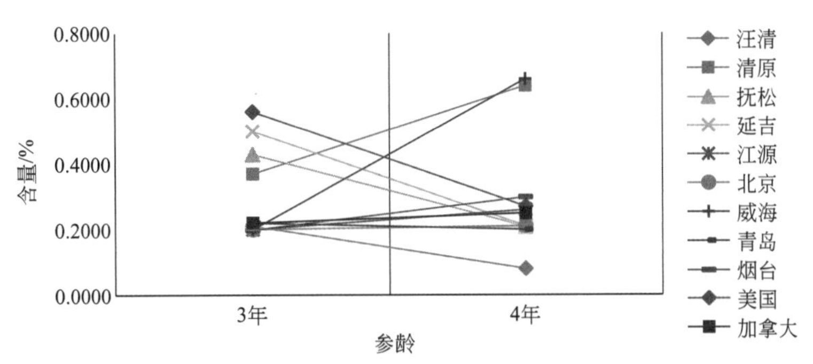

图5.9 同一产地不同参龄西洋参中鸟苷含量趋势（二）

Fig 5.9 Tendency chart of vernine contents of American ginsengs from the same region with different cultivation ages

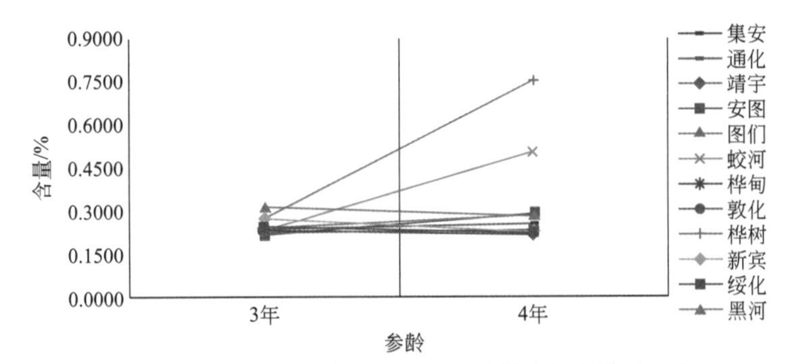

图5.10 同一产地不同参龄西洋参中腺苷含量趋势（一）

Fig 5.10 Tendency chart of adenosine contents of American ginsengs from the same region with different cultivation ages

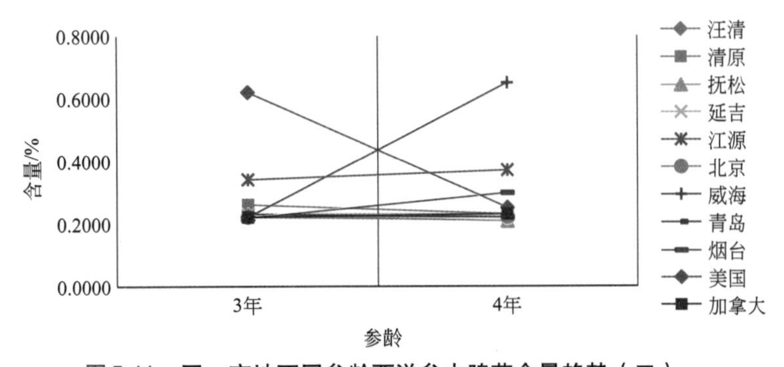

图5.11 同一产地不同参龄西洋参中腺苷含量趋势（二）

Fig 5.11 Tendency chart of adenosine contents of American ginsengs from the same region with different cultivation ages

5.3.2 相同参龄不同产地西洋参中5种核苷含量分析

根据数据分析（图5.12和图5.13）得知，3年参龄西洋参中尿嘧啶含量由高到低为：新宾>北京>蛟河>威海>安图>图们>加拿大>通化>汪清>黑河>烟台>敦化>靖宇>桦甸>青岛>江源>绥化>集安>桦树>抚松>清原>延吉>美国；4年参龄西洋参中尿嘧啶含量由高到低为：抚松>新宾>美国>加拿大>延吉>敦化>北京>黑河>烟台>图们>江源>通化>绥化>汪清>靖宇>青岛>桦甸>蛟河>集安>安图>威海>桦树>清原。

3年参龄西洋参中腺嘌呤含量由高到低为：威海>蛟河>新宾>北京>安图>图们>烟台>绥化>桦甸>黑河>敦化>加拿大>汪清>桦树>集安>通化>清原>抚松>延吉>青岛>江源>美国>靖宇；4年参龄西洋参中腺嘌呤含量由高到低为：抚松>新宾>美国>北京>烟台>黑河>江源>绥化>图们>加拿大>延吉>敦化>桦甸>安图>清原>青岛>集安>靖宇>桦树>通化>威海>蛟河>汪清。

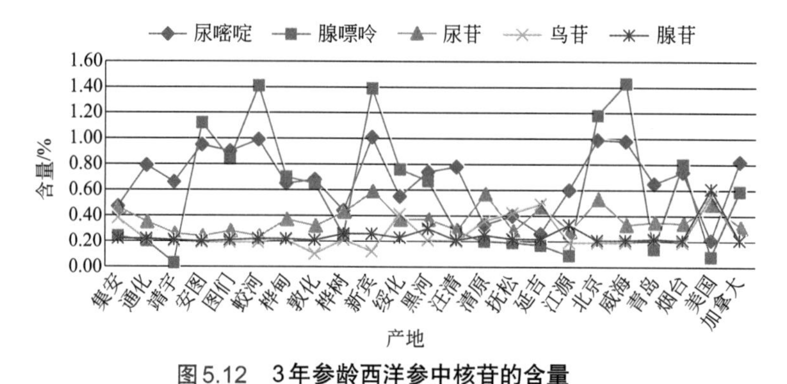

图5.12　3年参龄西洋参中核苷的含量

Fig 5.12　Nucleoside contents of 3-year-old American ginsengs

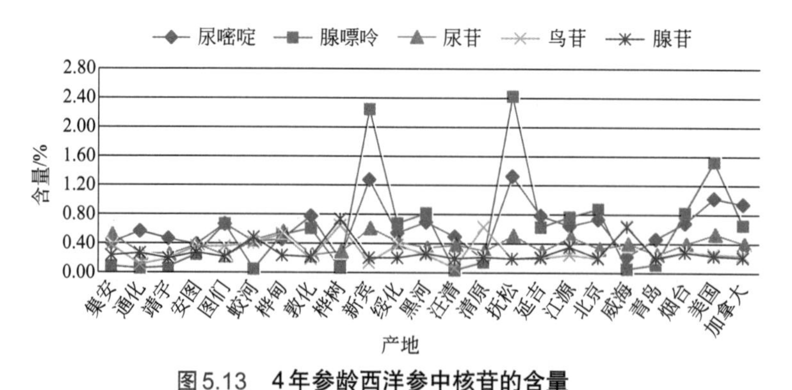

图5.13　4年参龄西洋参中核苷的含量

Fig 5.13　Nucleoside contents of 4-year-old American ginsengs

3年参龄西洋参中腺苷含量由高到低为：美国>江源>黑河>桦树>新宾>清原>绥化>集安>蛟河>延吉>青岛>通化>桦甸>抚松>加拿大>靖宇>威海>北京>敦化>图们>汪清>烟台>安图；4年参龄西洋参中腺苷含量由高到低为：桦树>威海>蛟河>江源>烟台>安图>通化>黑河>美国>集安>桦甸>清原>

延吉>图们>敦化>加拿大>北京>绥化>新宾>青岛>汪清>靖宇>抚松。

3年参龄西洋参中尿苷含量由高到低为：新宾>清原>北京>美国>延吉>集安>桦树>桦甸>黑河>绥化>通化>青岛>烟台>威海>敦化>加拿大>汪清>抚松>图们>江源>靖宇>蛟河>安图；4年参龄西洋参中尿苷含量由高到低为：新宾>桦甸>美国>集安>抚松>江源>蛟河>绥化>威海>烟台>加拿大>安图>汪清>黑河>北京>清原>桦树>延吉>通化>靖宇>青岛>敦化>图们。

3年参龄西洋参中鸟苷含量由高到低为：美国>延吉>抚松>绥化>集安>清原>加拿大>通化>青岛>桦树>黑河>桦甸>靖宇>汪清>图们>安图>烟台>蛟河>江源>北京>威海>新宾>敦化；4年参龄西洋参中鸟苷含量由高到低为：桦树>威海>清原>桦甸>蛟河>集安>绥化>安图>图们>烟台>美国>黑河>江源>加拿大>抚松>延吉>北京>青岛>敦化>靖宇>新宾>通化>汪清。

5.3.3 不同参龄不同产地西洋参中5种核苷的聚类分析

应用SPSS 22.0统计软件中的系统聚类法，采用Ward法、卡方度量、平方Euclidean距离，以5种核苷含量为特征变量进行聚类分析，建立亲缘关系树状图，见图5.14。结果表明，当聚类距离L=8时，所有西洋参样品可聚为3大类，当聚类距离为5时，除第二类外，第一类和第三类继续细分，随着聚类距离的不断缩小，所聚类的类别数也不断增大。当聚类距离L=1.1时，所有西洋参样品划分为13类。

① 北京3～4年参龄（35，36），烟台3年参龄（41），图们3年参龄（9），敦化3年参龄（15），美国4年参龄（44），新宾3年参龄（19）；

② 蛟河3年参龄（11），威海3年参龄（37），安图3年参龄（7）；

③ 新宾4年参龄（20），抚松4年参龄（30）；

④ 延吉4年参龄（32），加拿大3～4年参龄（45，46），敦化4年参龄（16）；

⑤ 黑河3～4年参龄（23，24），烟台4年参龄（42），桦甸3年参龄（13），江源4年参龄（34）；

⑥ 绥化3～4年参龄（21，22），图们4年参龄（10）；

⑦ 靖宇4年参龄（6），青岛3～4年参龄（39，40），通化3年参龄（3），汪清3年参龄（25）；

⑧ 通化4年参龄（4），江源3年参龄（33），靖宇3年参龄（5），汪清4年参龄（26）；

⑨ 威海4年参龄（38），美国3年参龄（43），桦树4年参龄（18）；

⑩ 蛟河4年参龄（12）；

⑪ 集安3年参龄（1），安图4年参龄（8），抚松3年参龄（29），桦树3年参龄（17），桦甸4年参龄（14）；

⑫ 清原3年参龄（27），延吉3年参龄（31），集安4年参龄（2）；

⑬ 清原4年参龄（28）。

可根据系统聚类分析发现以5种核苷类含量数据为特征变量时，不同参龄不同产地西洋参之间的相似性。

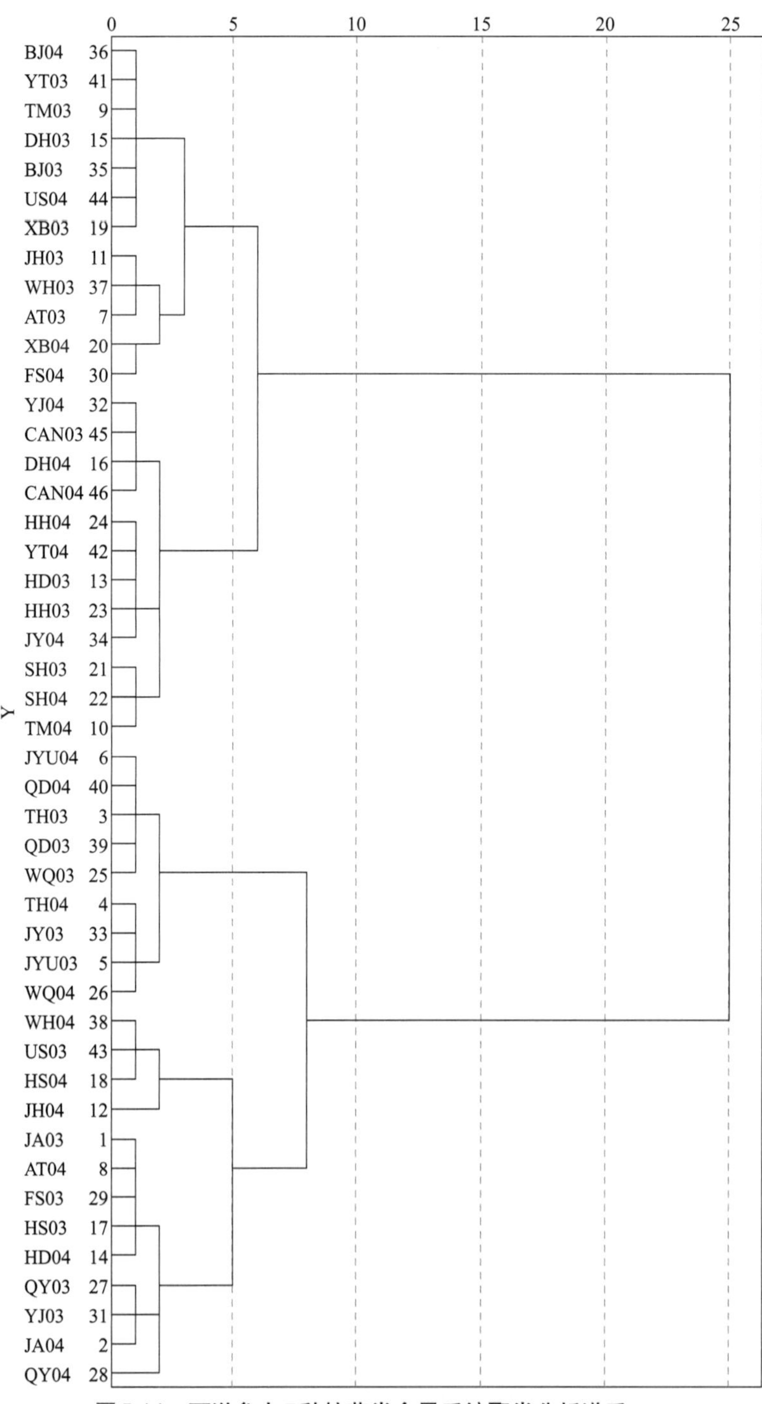

图 5.14 **西洋参中 5 种核苷类含量系统聚类分析谱系**

Fig 5.14 Systematic cluster analysis graph of 5 nucleosides in American ginseng

6 西洋参中黄酮（异黄酮）的含量及分析

黄酮（异黄酮）类化合物是西洋参中主要的营养成分及功能因子，有关西洋参中黄酮类成分的研究较少，常见的含量分析方法有分光光度法、高效液相色谱法-二极管阵列检测器-质谱检测器联用（HPLC-DAD-MS）及高效液相色谱-紫外检测器法（HPLC-UV）等。

本书采用分光光度法对西洋参中黄酮（异黄酮）的含量进行了分析。

6.1 分析方法

见《人参营养成分及功能因子》P33 ～ 35。

6.2 不同产地不同参龄西洋参中黄酮（异黄酮）含量

不同产地不同参龄西洋参中总黄酮含量见表6.1。

表6.1 不同产地不同参龄西洋参中总黄酮含量

Tab 6.1 Total flavonoids contents of American ginsengs from different regions with different cultivation ages

序号 No.	产地 Region	参龄/年 Cultivation Age/Year	平行样1/% Sample 1/%	平行样2/% Sample 2/%	总黄酮含量/% Content of Total Flavonoids/%
1	集安	3	0.064	0.059	0.062
2		4	0.048	0.019	0.034
3	通化	3	0.053	0.028	0.041
4		4	0.067	0.051	0.059
5	靖宇	3	0.051	0.045	0.048
6		4	0.037	0.062	0.050
7	安图	3	0.065	0.095	0.080
8		4	0.015	0.044	0.030

续表

序号 No.	产地 Region	参龄/年 Cultivation Age/Year	平行样1/% Sample 1/%	平行样2/% Sample 2/%	总黄酮含量/% Content of Total Flavonoids/%
9	图们	3	0.049	0.069	0.059
10		4	0.048	0.028	0.038
11	蛟河	3	0.041	0.042	0.042
12		4	0.033	0.039	0.036
13	桦甸	3	0.034	0.037	0.036
14		4	0.018	0.018	0.018
15	敦化	3	0.024	0.015	0.020
16		4	0.023	0.049	0.036
17	桦树	3	0.037	0.045	0.041
18		4	0.113	0.112	0.113
19	新宾	3	0.022	0.028	0.025
20		4	0.028	0.037	0.033
21	绥化	3	0.104	0.065	0.085
22		4	0.112	0.104	0.108
23	黑河	3	0.035	0.031	0.033
24		4	0.030	0.017	0.024
25	汪清	3	0.050	0.045	0.048
26		4	0.051	0.061	0.056
27	清原	3	0.048	0.028	0.038
28		4	0.022	0.019	0.021
29	抚松	3	0.045	0.047	0.046
30		4	0.043	0.036	0.040
31	延吉	3	0.012	0.019	0.016
32		4	0.025	0.055	0.040
33	江源	3	0.042	0.038	0.040
34		4	0.027	0.035	0.031
35	北京	3	0.057	0.047	0.052
36		4	0.048	0.028	0.038
37	威海	3	0.059	0.035	0.047
38		4	0.084	0.062	0.073
39	青岛	3	0.021	0.30	0.026
40		4	0.010	0.003	0.007
41	烟台	3	0.066	0.055	0.061
42		4	0.038	0.042	0.040
43	美国	3	0.010	0.013	0.012
44		4	0.028	0.040	0.034

续表

序号 No.	产地 Region	参龄/年 Cultivation Age/Year	平行样1/% Sample 1/%	平行样2/% Sample 2/%	总黄酮含量/% Content of Total Flavonoids/%
45	加拿大	3	0.220	0.219	0.220
46		4	0.258	0.158	0.208

6.3 结果分析

6.3.1 相同产地不同参龄西洋参中总黄酮含量分析

从表6.1可知，集安、安图、图们、蛟河、桦甸、黑河、清原、抚松、江源、北京、青岛、烟台、加拿大等产地的西洋参总黄酮含量3年参龄＞4年参龄；通化、靖宇、敦化、桦树、新宾、绥化、汪清、延吉、威海、美国等产地的西洋参总黄酮含量4年参龄＞3年参龄，见图6.1和图6.2。

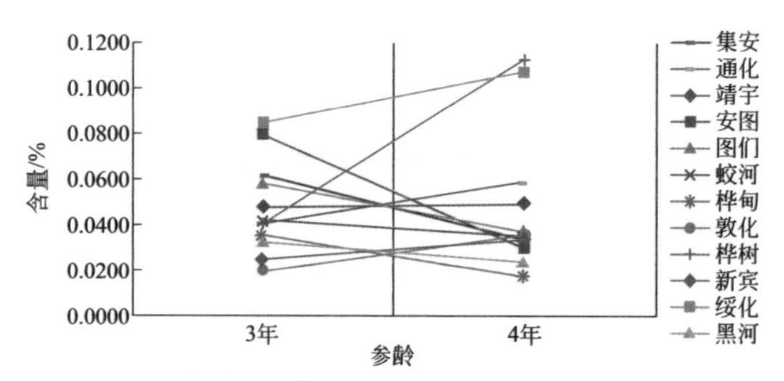

图6.1　同一产地不同参龄西洋参中总黄酮含量趋势（一）

Fig 6.1　Tendency chart of total flavonoids contents of American ginsengs from the same region with different cultivation ages

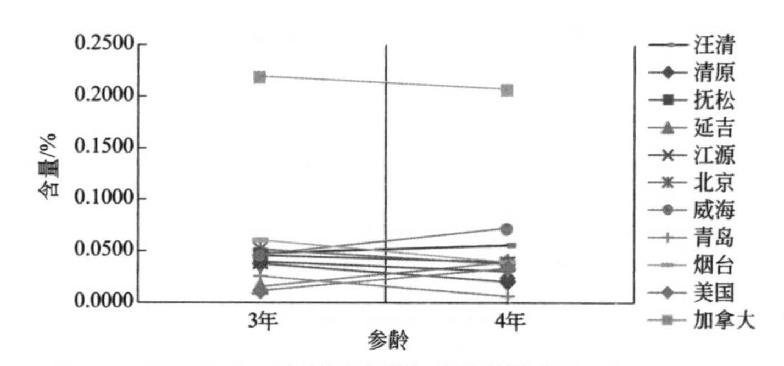

图6.2　同一产地不同参龄西洋参中总黄酮含量趋势（二）

Fig 6.2　Tendency chart of total flavonoids contents of American ginsengs from the same region with different cultivation ages

6.3.2 相同参龄不同产地西洋参中总黄酮含量分析

从表6.1中可知，3年参龄西洋参中总黄酮含量由高到低依次为：加拿大>绥化>安图>集安>烟台>图们>北京>靖宇>汪清>威海>抚松>蛟河>桦树>通化>江源>清原>桦甸>黑河>青岛>新宾>敦化>延吉>美国，见图6.3；4年参龄西洋参中总黄酮含量由高到低依次为：加拿大>桦树>绥化>威海>通化>汪清>靖宇>抚松>延吉>烟台>图们>北京>蛟河>敦化>集安>美国>新宾>江源>安图>黑河>清原>桦甸>青岛，见图6.4。

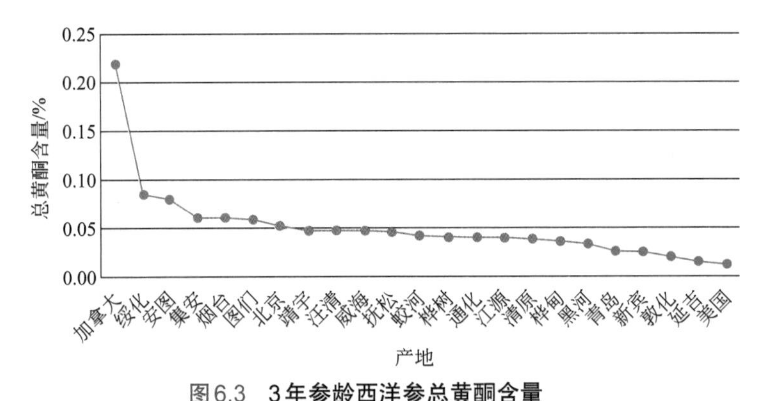

图6.3　3年参龄西洋参总黄酮含量

Fig 6.3　Total flavonoids contents of 3-year-old in American ginsengs

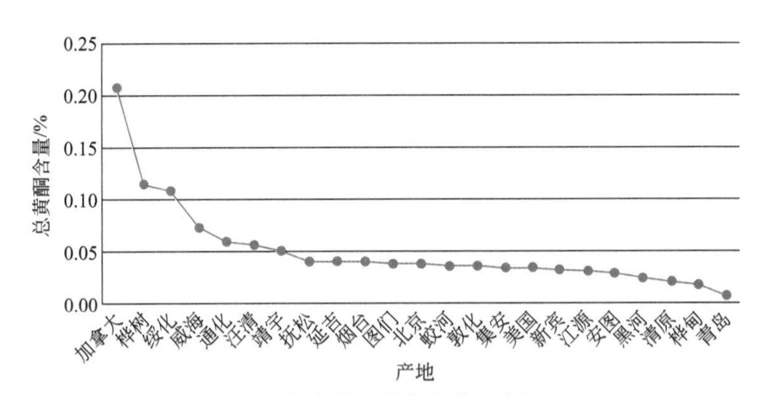

图6.4　4年参龄西洋参总黄酮含量

Fig 6.4　Total flavonoids contents of 4-year-old in American ginsengs

6.3.3 不同产地西洋参中总黄酮含量分析

从表6.1中可知，各产地西洋参中黄酮的含量变化趋势，在不同参龄不同产地西洋参中，加拿大3年、4年参龄西洋参中总黄酮含量均较高，青岛3年、4年参龄西洋参中总黄酮含量均较低，其中总黄酮含量最高的是3年参龄加拿大西洋参，为0.22%；总黄酮含量最低的是4年参龄青岛西洋参，为0.01%，其余国内外各产地西洋参中总黄酮含量差异较小，见图6.5。

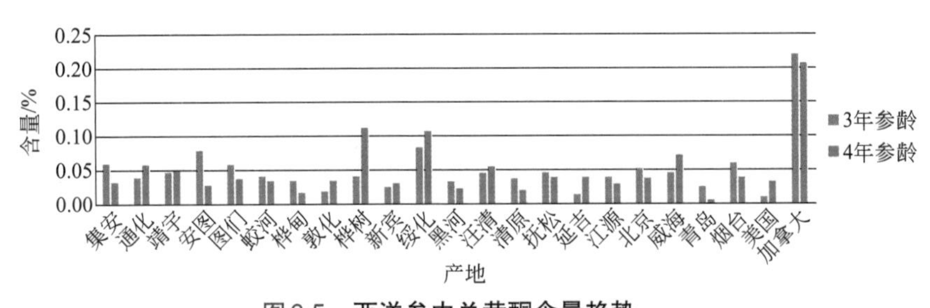

图6.5 **西洋参中总黄酮含量趋势**

Fig 6.5 Tendency chart of total flavonoids contents in American ginsengs

7 西洋参中人参皂苷的含量及分析

人参皂苷是西洋参最重要的营养成分及生物功能因子，研究的最多，主要含有达玛烷型、齐墩果酸型和奥克梯隆型三种类型人参皂苷，而奥克梯隆型人参皂苷是西洋参中特有的，是区别于人参的标志性成分之一。人参皂苷含量分析方法有，比色法测定人参总皂苷，HPLV-PAD法及HPLC-UV法测定单体人参皂苷，但不适用于没有紫外吸收的奥科梯隆型人参皂苷的分析。

本书采用比色法测定了西洋参中总皂苷，采用新建立的高效液相-蒸发光检测器（HPLC-ELSD）的测定方法，对其19种单体人参皂苷（元）及其含量进行了分析。

7.1 人参总皂苷含量分析

7.1.1 分析方法

见《人参营养成分及功能因子》P37 ～ 39。

7.1.2 不同产地不同参龄的西洋参中人参总皂苷含量

不同产地不同参龄的西洋参中人参总皂苷含量见表7.1。

表7.1 不同产地不同参龄西洋参中人参总皂苷的含量

Tab 7.1 Total ginsenosides contents of American ginsengs from different regions with different cultivation ages

地区 Region	人参总皂苷含量/% Content of Total Ginsenosides/%	
	3年	4年
集安	3.38	3.69
通化	3.05	3.82
靖宇	3.61	4.07

续表

地区 Region	人参总皂苷含量/% Content of Total Ginsenosides/%	
	3年	4年
安图	3.50	3.74
图们	3.41	3.71
蛟河	3.43	3.91
桦甸	3.31	3.66
敦化	3.79	4.13
桦树	3.13	3.90
新宾	3.51	3.50
绥化	3.12	3.67
黑河	3.16	3.39
汪清	3.23	3.77
清原	3.32	3.85
抚松	3.54	4.11
延吉	3.59	3.63
江源	3.63	3.84
北京	3.03	3.60
青岛	3.39	3.78
威海	3.67	3.68
烟台	3.01	3.53
美国	3.58	3.73
加拿大	3.60	3.89
平均数x	3.39	3.77
x± 标准偏差SD	3.39± 0.23	3.77± 0.19

7.1.3 结果分析

7.1.3.1 相同参龄西洋参样品中总皂苷均值的分析

3年参龄西洋参的总皂苷含量均值为3.39%，4年参龄西洋参的总皂苷含量均值为3.77%。结果表明，3年参龄西洋参中总皂苷含量比4年参龄西洋参中总皂苷含量稍低。见表7.1。

7.1.3.2 相同产地不同参龄西洋参样品中总皂苷含量的分析

西洋参中总皂苷含量的变化较大，见表7.1和图7.1。由图7.1可知，相同产地不同参龄的西洋参样品中总皂苷含量不同。

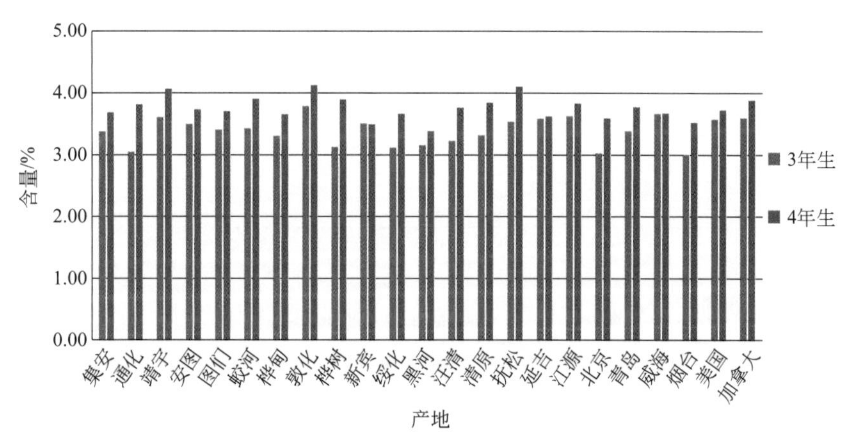

图7.1 不同产地不同参龄西洋参总皂苷含量堆积柱状图

Fig 7.1 The content accumulation histogram of total ginsenosides of American ginsengs from different regions with different cultivation ages

其中，除了新宾西洋参中总皂苷含量3年参龄高于4年参龄。集安、通化、靖宇、安图、图们、蛟河、桦甸、绥化、汪清、清原、敦化、桦树、黑河、抚松、延吉、江源、北京、青岛、威海、烟台、美国、加拿大等地的西洋参中总皂苷含量4年参龄高于3年参龄。可见，在大多数3年和4年两种参龄的采样区域，4年参龄西洋参中总皂苷含量高于3年参龄西洋参。

7.1.3.3 相同参龄不同产地西洋参样品中总皂苷含量分析

从表7.1可知，西洋参总皂苷含量最高的3个样品依次为敦化4年（4.13%）、抚松4年（4.11%）、靖宇4年（4.07%）。

3年参龄西洋参中总皂苷含量顺序为：敦化＞威海＞江源＞靖宇＞加拿大＞延吉＞美国＞抚松＞新宾＞安图＞蛟河＞图们＞青岛＞集安＞清原＞桦甸＞汪清＞黑河＞桦树＞绥化＞通化＞北京＞烟台。

4年参龄西洋参中总皂苷含量顺序为：敦化＞抚松＞靖宇＞蛟河＞桦树＞加拿大＞清原＞江源＞通化＞青岛＞汪清＞安图＞美国＞图们＞集安＞威海＞绥化＞桦甸＞延吉＞北京＞烟台＞新宾＞黑河。

相同参龄不同产地的西洋参样品总皂苷含量与相同参龄总皂苷含量平均值的关系见图7.2和图7.3。相同参龄不同产地西洋参样品中总皂苷的含量排序见图7.4和图7.5。

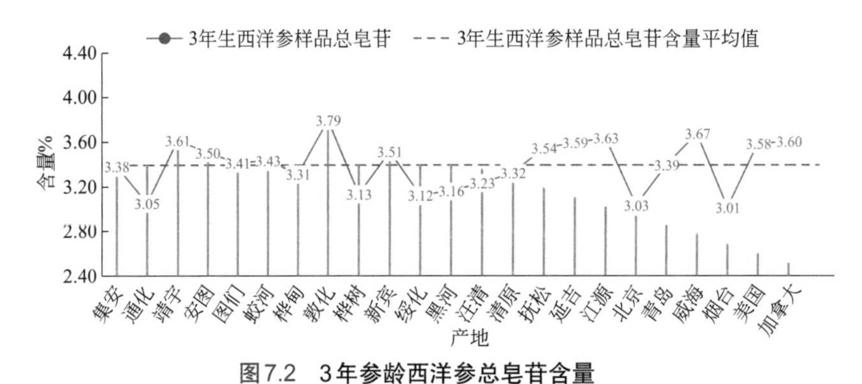

图7.2　3年参龄西洋参总皂苷含量

Fig 7.2　Total ginsenosides contents of 3-year-old American ginsengs

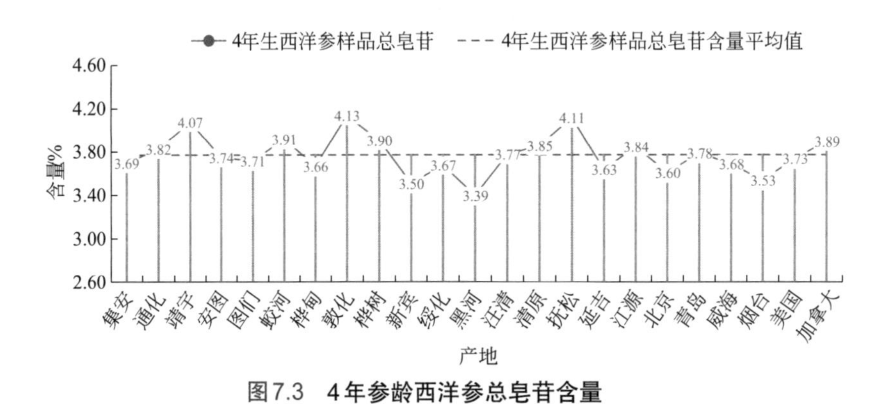

图7.3　4年参龄西洋参总皂苷含量

Fig 7.3　Total ginsenosides contents of 4-year-old American ginsengs

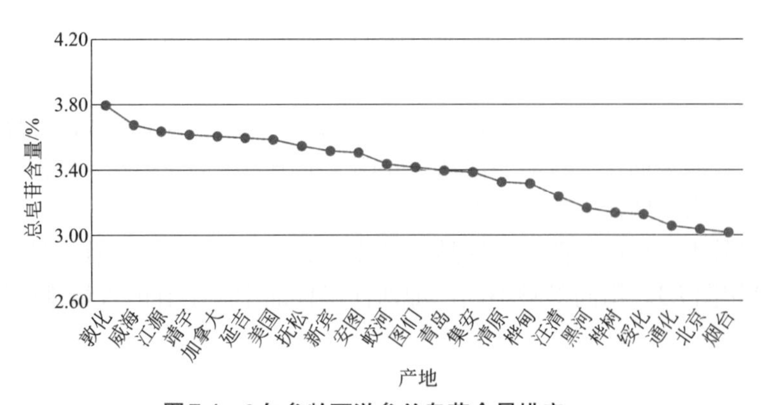

图7.4　3年参龄西洋参总皂苷含量排序

Fig 7.4　Sequenced total ginsenosides contents of 3-year-old American ginsengs

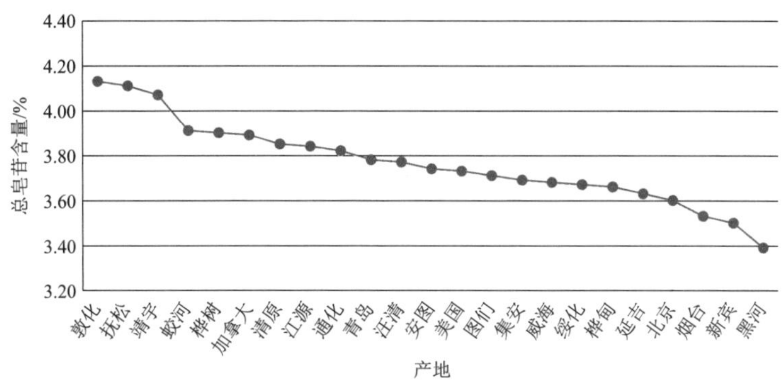

图7.5 4年参龄西洋参总皂苷含量排序

Fig 7.5 Sequenced total ginsenosides contents of 4-year-old American ginsengs

7.2 西洋参中19种单体皂苷含量比较

7.2.1 单体人参皂苷的含量测定方法

采用高效液相-蒸发光检测器（HPLC-ELSD）法检测样品中的单体人参皂苷。

7.2.1.1 对照品溶液的制备

分别取对照品，用甲醇溶解并定容，配成19种单体人参皂苷对照品溶液，单体人参皂苷浓度及HPLC色谱图保留时间见表7.2。

表7.2 19种单体人参皂苷（元）标准品溶液的浓度及保留时间

Tab 7.2 Concentration and retention time of 19 monomer ginsenosides (sapogenin) standard substances

人参皂苷 Name of Ginsenoside	浓度/(μg/μL) Concentration/(μg/μL)	保留时间/min Retention Time /min
Rg_1	0.26	25.538
Re	0.27	26.628
Rt_5	0.24	62.210
PF_{11}	0.23	62.792
S-Rh_1	0.17	74.017
Rg_2	0.17	74.017
Rb_1	0.25	82.436
Rc	0.11	88.395
Ro	0.17	91.346
Rb_2	0.21	92.832
Rb_3	0.27	98.289

续表

人参皂苷 Name of Ginsenoside	浓度/(μg/μL) Concentration/(μg/μL)	保留时间/min Retention Time /min
Rd	0.18	106.436
Ocotillol	0.25	108.033
20*S*-Rg_3	0.21	110.678
20*R*-Rg_3	0.13	111.271
PPT	0.20	113.490
F_2	0.09	117.748
Rh_2	0.11	119.078
PPD	0.28	132.499

7.2.1.2 供试品溶液的制备

取干燥西洋参根粉末（过60目筛）约1g，精密称定，每个样品称取2份，作为平行样。分别加水煎煮两次，每次加水100mL，第1次2h，第2次1.5h，煎液滤过，合并滤液，过D101型大孔吸附树脂柱（2.9cm×20cm），上样速度2mL/min，上样后吸附4h。用水洗脱至无色，再用80%乙醇洗脱至无皂苷反应，收集80%乙醇洗脱液，回收溶剂至近干，85℃蒸干，加甲醇溶解并转移至10mL容量瓶中，加甲醇稀释至刻度，摇匀。用0.45μm针式过滤器滤过，取续滤液，即得平行供试品1和供试品2。

7.2.1.3 色谱条件的选择

Waters 1525型高效液相色谱仪（美国Waters公司）；Waters 2998二极管阵列检测器（美国Waters公司）；色谱柱：Unitary C_{18} (4.6mm×250mm,5μm)；柱温：30℃；检测波长：203nm；流速：1.3mL/min；流动相：乙腈(A)-0.05%磷酸水溶液(B)梯度洗脱。梯度洗脱程序见表7.3，所有组分均在135min内出峰。在此色谱条件下，皂苷类成分与其他成分色谱峰均达到基线分离。

表7.3 HPLC梯度洗脱程序

Tab 7.3 Gradient elution program of HPLC

时间/min Time/min	流动相A/% Phase A/ %	流动相B/% Phase B/%
0～14	20→21	80→79
14～24	21→22	79→78
24～36	22→23	78→77
36～52	23→25	77→75
52～55	25→28	75→72

续表

时间/min Time/min	流动相A/% Phase A/ %	流动相B/% Phase B/%
55 ～ 78	28→30	72→70
78 ～ 96	30→35	70→65
96 ～ 112	35→60	65→40
112 ～ 127	60→90	40→10
127 ～ 134	90→100	10→0
134 ～ 138	100	0
138 ～ 139	100→20	0→80

7.2.1.4 线性关系考察

精密吸取对照品溶液4μL、6μL、10μL、15μL、20μL分别进样，记录色谱图。以对照品的量（μg）的对数为横坐标（x），以对照品的峰面积的对数为纵坐标（y），进行线性回归分析，得到回归方程，见表7.4。对照品及美国4年参龄样品色谱图分别见图7.6和图7.7。

表7.4 19种单体人参皂苷峰面积-含量线性回归方程和相关系数

Tab 7.4 Linear regression equation and correlation coefficient of 19 monomer ginsenoside peak area with contents

人参皂苷 Name of Ginsenoside	线性回归方程 Linear Regression Equation	相关系数 Correlation Coefficient
Rg_1	$y = 0.9928x + 8.5647$	0.9931
Re	$y = 1.0255x + 8.4829$	0.9638
Rt_5	$y = 1.197x + 8.6925$	0.9952
PF_{11}	$y = 1.316x + 8.9212$	0.9970
S-Rh_1+Rg_2	$y = 1.3114x + 8.4383$	0.9999
Rb_1	$y = 1.2307x + 8.7911$	0.9983
Rc	$y = 1.25x + 8.6756$	0.9884
Ro	$y = 1.1901x + 8.7653$	0.9971
Rb_2	$y = 1.2651x + 8.3447$	0.9715
Rb_3	$y = 1.2561x + 8.7343$	0.9838
Rd	$y = 0.9246x + 8.6752$	0.9980
Ocotillol	$y = 1.0321x + 9.5718$	0.9954
20S-Rg_3	$y = 1.0741x + 9.1702$	0.9999
20R-Rg_3	$y = 1.0639x + 9.7$	0.9987
PPT	$y = 1.3385x + 6.991$	0.9876

续表

人参皂苷 Name of Ginsenoside	线性回归方程 Linear Regression Equation	相关系数 Correlation Coefficient
F_2	$y = 1.0978x + 8.9745$	0.9808
Rh_2	$y = 1.0073x + 8.9697$	0.9923
PPD	$y = 1.7354x + 8.8598$	0.9994

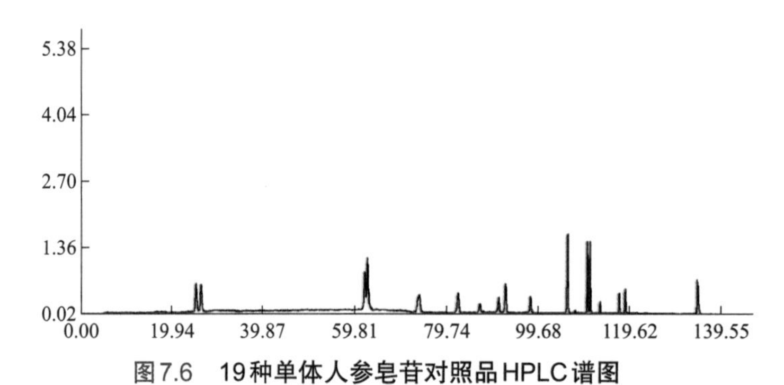

图7.6 19种单体人参皂苷对照品HPLC谱图

Fig 7.6 HPLC chromatogram of 19 monomer ginsenosides reference substances

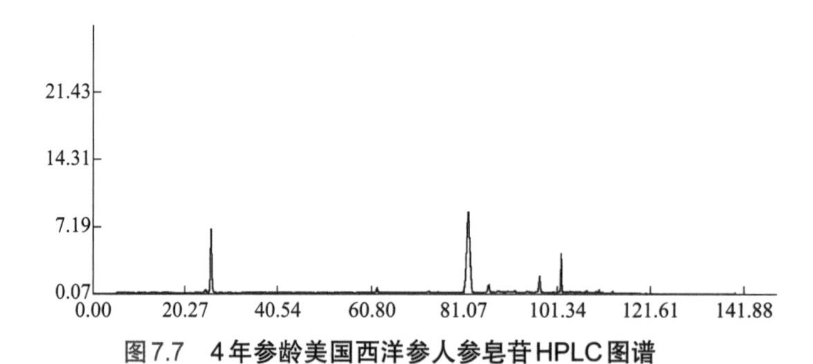

图7.7 4年参龄美国西洋参人参皂苷HPLC图谱

Fig 7.7 HPLC chromatogram of ginsenosides of 4-year-old American ginseng from America

7.2.2 西洋参中19种单体人参皂苷的含量

西洋参中19种单体人参皂苷含量结果见表7.5，19种单体人参皂苷（元）组成堆积柱状图见图7.8。

表7.5　不同产地不同参龄西洋参19种单体人参皂苷(元)的含量

Tab 7.5　Contents of 19 monomer ginsenosides of American ginsengs from different regions and cultivation ages

单位：%

产地	参龄/年	Rg_1	Re	RT_5	PF_{11}	S-Rh_1+Rg_2	Rb_1	Rc	Ro	Rb_2	Rb_3	Rd	Ocotillol	20S-Rg_3	20R-Rg_3	PPT	F_2	Rh_2	PPD
集安	3	0.1818	1.8527	0.0132	0.1079	0.0269	1.8442	0.2271	0.0132	0.0347	0.0475	0.5161	0.0029	0.0096	0.0062	0.0480	0.0014	0.0006	0.0083
	4	0.1045	2.8098	0.0062	0.0952	0.0264	3.8892	0.1392	0.0047	0.0497	0.0540	0.7554	0.0011	0.0254	0.0028	0.0511	0.0029	—	0.0045
通化	3	0.0372	2.1225	0.0019	0.0499	0.0209	2.4325	0.1247	0.0085	0.0383	0.0250	0.2913	0.0010	0.0110	0.0025	0.0188	0.0016	—	0.0023
	4	0.1050	2.8891	0.0236	0.1186	0.0342	3.1491	0.2535	0.0016	0.0517	0.0540	0.1479	0.0020	0.0261	0.0035	0.0878	0.0029	—	0.0073
靖宇	3	0.0675	1.9029	0.0097	0.0540	0.0329	1.5993	0.2104	0.0027	0.0571	0.0339	0.5694	0.0044	0.0154	0.0036	0.018	0.0025	—	0.0003
	4	0.1492	3.7989	0.0132	0.0907	0.0417	3.5031	0.2313	0.0053	0.0411	0.0585	0.9839	0.0029	0.0488	0.0056	0.1021	0.0042	—	0.0016
安图	3	0.1082	1.9488	0.0034	0.0952	0.0552	2.4831	0.2457	0.0045	0.0487	0.0539	0.8832	0.0035	0.0423	0.0066	0.0598	0.0016	—	0.0073
	4	0.1100	2.3287	0.0122	0.0692	0.0205	3.4255	0.2966	0.0044	0.0547	0.0547	0.9965	0.0015	0.0145	0.0064	0.0563	0.0013	—	0.0024
图们	3	0.0608	2.0937	0.0075	0.0702	0.0194	1.5165	0.1463	0.0198	0.0286	0.0305	0.4214	0.0010	0.0178	0.0028	0.0390	0.0029	—	0.0032
	4	0.0696	2.0485	0.0065	0.1110	0.0347	2.5516	0.1884	0.0032	0.0409	0.0414	1.0075	0.0023	0.0595	0.008	0.0423	0.0030	—	0.0027
蛟河	3	0.0797	1.8034	0.0086	0.086	0.0279	1.8883	0.1990	0.0012	0.0373	0.0428	0.6937	0.0016	0.0165	0.0038	0.0212	0.0021	—	0.0015
	4	0.0203	1.5376	0.0012	0.0471	0.0161	1.6911	0.1011	0.0023	0.0192	0.0342	0.3062	0.0009	0.0158	0.0082	0.0320	0.0022	—	0.0054
桦甸	3	0.0638	1.1366	0.0034	0.0612	0.0142	1.3617	0.1477	0.0020	0.0287	0.0362	0.5256	0.0031	0.0145	0.0037	0.0834	0.0012	—	0.0027
	4	0.0976	2.1524	0.0092	0.1026	0.0229	2.4010	0.1941	0.0014	0.0355	0.0445	0.3873	0.0019	0.0179	0.0027	0.0548	0.0066	—	0.0031
敦化	3	0.0849	2.0588	0.0100	0.0694	0.0235	2.1893	0.1148	0.0270	0.0364	0.0376	0.5449	0.0020	0.0219	0.0032	0.0669	0.0008	0.0003	0.0239
	4	0.1582	2.5118	0.0038	0.0806	0.0362	2.3429	0.1814	0.0075	0.0566	0.0355	0.5505	0.0024	0.0263	0.0037	0.0629	0.0027	—	0.0029
桦树	3	0.0706	1.4510	0.0049	0.0700	0.0369	1.5874	0.2032	0.0095	0.0353	0.0139	0.5478	0.0018	0.0422	0.0086	0.0314	0.0036	0.0023	0.0021
	4	0.0983	2.7672	0.0020	0.1109	0.0482	2.5689	0.1831	0.0172	0.0547	0.0415	0.7831	0.0039	0.0483	0.0095	0.0416	0.0051	0.0020	0.0057

续表

产地	参龄/年	Rg_1	Re	RT_5	PF_{11}	S-Rh_1+Rg_2	Rb_1	Rc	Ro	Rb_2	Rb_3	Rd	Ocotillol	20S-Rg_3	20R-Rg_3	PPT	F_2	Rh_2	PPD
新宾	3	0.0679	2.0136	0.0035	0.0767	0.0271	2.6366	0.1846	0.0011	0.0425	0.0329	1.2952	0.0012	0.0230	0.0028	0.0600	0.0019	—	0.0042
	4	0.0927	1.7491	0.0063	0.0530	0.0386	2.2679	0.1728	0.0061	0.0316	0.0349	1.6634	0.0047	0.0499	0.0259	0.0608	0.0020	—	0.0047
绥化	3	0.0858	1.4375	0.0106	0.0769	0.0371	1.8945	0.2672	0.0023	0.0555	0.0592	0.8444	0.0020	0.0329	0.0064	0.0396	0.0030	—	0.0028
	4	0.0679	2.1489	0.0013	0.0548	0.0304	2.5782	0.2086	0.0018	0.0343	0.0464	0.7370	0.0023	0.0264	0.0051	0.0481	0.0053	—	0.0034
黑河	3	0.0436	1.753	0.0077	0.0781	0.0196	1.6116	0.1949	0.0094	0.0229	0.1217	0.2207	0.004	0.0074	0.0012	0.0499	0.0011	—	0.0055
	4	0.1052	1.0523	0.0015	0.0607	0.0353	2.2883	0.1393	0.0349	0.0251	0.0334	0.8728	0.0027	0.0264	0.0125	0.0711	0.0007	—	0.0039
汪清	3	0.1062	1.4015	0.0106	0.0619	0.0236	1.6874	0.1681	0.0002	0.0279	0.0333	1.2045	0.0012	0.0523	0.0053	0.0703	0.0037	—	0.0019
	4	0.0760	1.5589	0.0053	0.0593	0.0164	2.1766	0.1775	0.0048	0.0246	0.0433	0.4943	0.0015	0.0196	0.0036	0.0733	0.0023	—	0.0027
清原	3	0.1048	1.9117	0.0082	0.0966	0.0257	2.2406	0.2420	0.0015	0.0423	0.0466	0.7428	0.0290	0.0019	0.0060	0.0369	0.0022	—	0.0073
	4	0.0576	1.5501	0.0042	0.0758	0.0250	2.0155	0.1599	0.0019	0.0249	0.0301	0.7776	0.0023	0.0296	0.0031	0.0340	0.0027	—	0.0040
抚松	3	0.1163	1.9790	0.0141	0.0924	0.0298	2.7512	0.2730	0.0133	0.0325	0.0554	0.8024	0.0013	0.0154	0.0003	0.0354	0.0002	—	0.0012
	4	0.1263	2.8687	0.0051	0.1087	0.0335	3.8504	0.2925	0.0055	0.0678	0.0593	1.0696	0.0055	0.0294	0.0106	0.0721	0.0025	—	0.0043
延吉	3	0.1721	2.1360	0.009	0.1377	0.1549	1.8852	0.2579	0.0101	0.0553	0.0665	0.8297	0.0039	0.2563	0.0464	0.0328	0.0255	—	0.0024
	4	0.1123	2.7943	0.0087	0.1061	0.0270	2.5344	0.2262	0.0019	0.0303	0.0381	0.4932	0.0020	0.0117	0.0014	0.0318	0.0005	—	0.0047
江源	3	0.1062	1.4714	0.0080	0.0806	0.0126	1.3847	0.2112	0.0035	0.0392	0.0504	0.4446	0.0079	0.0018	0.0028	0.0341	0.0004	—	0.0027
	4	0.1845	2.4702	0.0084	0.1041	0.0269	2.6614	0.2935	0.0018	0.2760	0.0620	0.9069	0.0030	0.0246	0.0095	0.0701	0.0032	—	0.0030
北京	3	0.0736	3.5050	0.0043	0.1124	0.0196	2.7437	0.2482	0.0160	0.0442	0.0393	0.4176	0.0039	0.0097	0.0035	0.0766	0.0108	—	0.0009
	4	0.1589	2.3570	0.0023	0.0919	0.0456	2.4968	0.2176	0.0068	0.0499	0.0396	0.6642	0.0013	0.0422	0.0063	0.0795	0.0029	—	0.0015

续表

产地	参龄/年	Rg_1	Re	RT_5	PF_{11}	S-Rh_1+Rg_2	Rb_1	Rc	Ro	Rb_2	Rb_3	Rd	Ocotillol	20S-Rg_3	20R-Rg_3	PPT	F_2	Rh_2	PPD
威海	3	0.1100	2.2593	0.0148	0.1441	0.0879	2.8102	0.2883	0.0129	0.0543	0.0642	0.6899	0.0030	0.0251	0.0044	0.0426	0.0032	—	0.0035
	4	0.0706	2.9874	0.0125	0.1244	0.0246	3.3367	0.1954	0.0043	0.0465	0.0590	0.3334	0.0018	0.0275	0.0037	0.0459	0.0017	—	0.0018
青岛	3	0.0923	2.7966	0.0098	0.0992	0.0270	2.9536	0.2363	0.0209	0.0369	0.0651	0.6432	0.0032	0.0134	0.0006	0.0251	0.0013	0.0005	0.0029
	4	0.0732	3.1401	0.0081	0.1256	0.0313	3.7965	0.3534	0.0010	0.0523	0.0729	0.5904	0.0033	0.0075	0.0015	0.0841	0.0022	—	0.0031
烟台	3	0.1172	2.1733	0.0036	0.0998	0.0261	1.9361	0.2191	0.0035	0.0372	0.0496	0.4928	0.0019	0.0278	0.0112	0.0559	0.0004	—	0.0068
	4	0.2057	3.0141	0.0053	0.0853	0.0382	3.0595	0.3612	0.0268	0.1182	0.0660	0.8826	0.0014	0.0098	0.0023	0.0469	0.0016	—	0.0027
美国	3	0.1223	1.6828	0.0084	0.0915	0.0185	2.0187	0.2897	0.0020	0.0428	0.0540	0.7421	0.0019	0.0263	0.0019	0.0127	0.0049	0.0009	0.0011
	4	0.0767	1.3739	0.0076	0.0733	0.0343	1.9022	0.1825	0.0353	0.0377	0.0396	0.5058	0.0014	0.0249	0.0044	0.0765	0.0029	0.0027	0.0019
加拿大	3	0.1020	2.4734	0.0056	0.0882	0.0235	2.5732	0.2163	0.0038	0.0407	0.0557	1.0022	0.0030	0.0465	0.0067	0.0938	0.0050	—	0.0055
	4	0.1009	3.6709	0.0283	0.1183	0.1739	2.8330	0.2191	0.0141	0.0211	0.0413	0.7487	0.0035	0.2414	0.1041	0.0629	0.0300	—	0.0039

注“—”表示未检出。

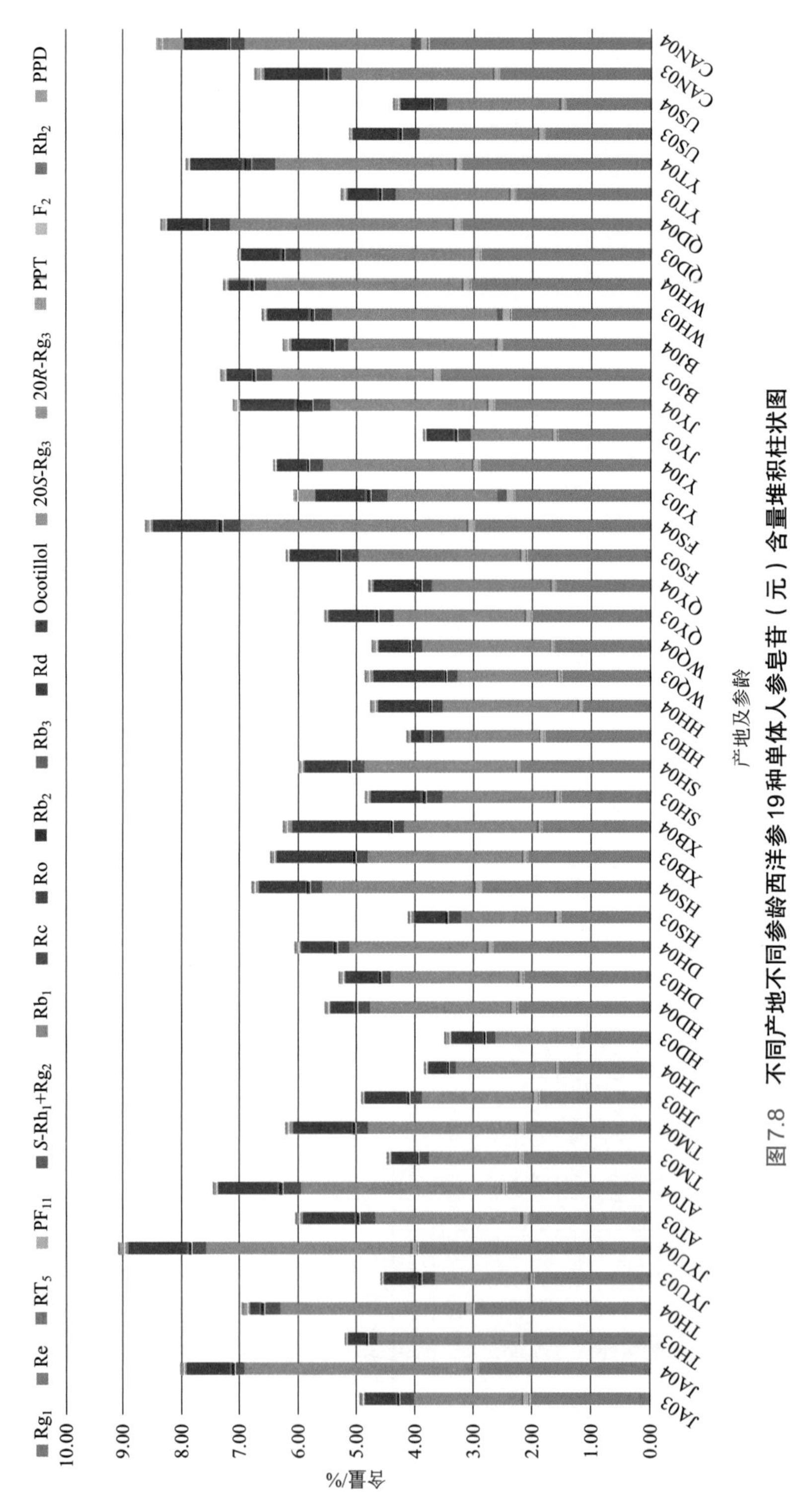

图 7.8 不同产地不同参龄西洋参 19 种单体人参皂苷（元）含量堆积柱状图

Fig 7.8 The content accumulation histogram of 19 monomer ginsenosides (sapogenin) of American ginsengs from different regions and cultivation ages

7.2.3 结果分析

7.2.3.1 单体皂苷类型分析

西洋参中人参皂苷按其结构不同，可分为三大类：①达玛烷型；②奥克梯隆型；③齐墩果酸型。其中达玛烷型人参皂苷又可分为原人参二醇型 (PPD type) 及原人参三醇型 (PPT type) 两类，其区别在于原人参三醇型人参皂苷元在C-6位比原人参二醇型人参皂苷元多了一个—OH。不同类型的人参皂苷（元）具有不同的性质，对西洋参的药理活性具有重要意义。人参和西洋参都是五加科人参属植物，人参皂苷都是其主要的营养成分和功能因子。不同在于，人参之中特有成分为达玛烷型人参皂苷Rf，而西洋参中特有成分为奥克梯隆型（Ocotillol）人参皂苷，主要包括拟人参皂苷RT_5和拟人参皂苷F_{11}，是区别人参与西洋参的标志性成分。各种类型的人参皂苷的母核结构见图7.9。

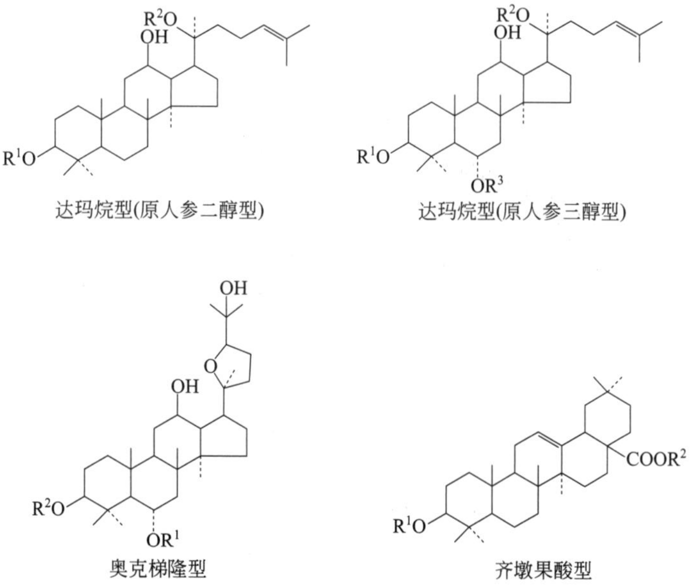

达玛烷型(原人参二醇型)　　达玛烷型(原人参三醇型)

奥克梯隆型　　齐墩果酸型

图7.9 人参皂苷母核的化学结构

Fig 7.9 Chemical structure of ginsenoside mother nucleus

常见的人参皂苷（元）分类如下：

（1）达玛烷型人参皂苷

① 原人参二醇型人参皂苷（元）：人参皂苷Rb_1、Rb_2、Rb_3、Rc、Rd、Rg_3、Rh_2、F_2、PPD等；

② 原人参三醇型人参皂苷（元）：人参皂苷Re、Rg_1、Rg_2、Rh_1、PPT等。

（2）奥克梯隆型人参皂苷（元）

包括：拟人参皂苷RT_5、PF_{11}、Ocotillol。

（3）齐墩果酸型人参皂苷（元）

包括：人参皂苷Ro等。

7.2.3.2 西洋参中单体人参皂苷的比例分析

对西洋参中19种单体人参皂苷（元）进行含量测定，结果表明，西洋参中均含有拟人参皂苷RT_5、PF_{11}，人参皂苷Rg_1、Re、Rg_2、Rh_1、Rb_1、Rc、Rb_2、Rd、20*S*-Rg_3、20*R*-Rg_3、PPT等13种；人参皂苷Rh_2检出率稍低。

由表7.5及图7.9结果可见，西洋参中单体人参皂苷含量丰富，测定的16种人参皂苷和3种人参皂苷元中，人参皂苷Rb_1、Re、Rd、Rc、Rg_1、PF_{11}的含量均很高，最高达到了38.89mg/g（集安4年Rb_1），并随产地及参龄的不同而有较大变化；人参皂苷元PPD、人参皂苷F_2、Rh_2，以及Ocotillol的含量较低，均小于0.30mg/g，且有的样品中未检测到Rh_2，单体人参皂苷（元）的平均含量比例见图7.10。

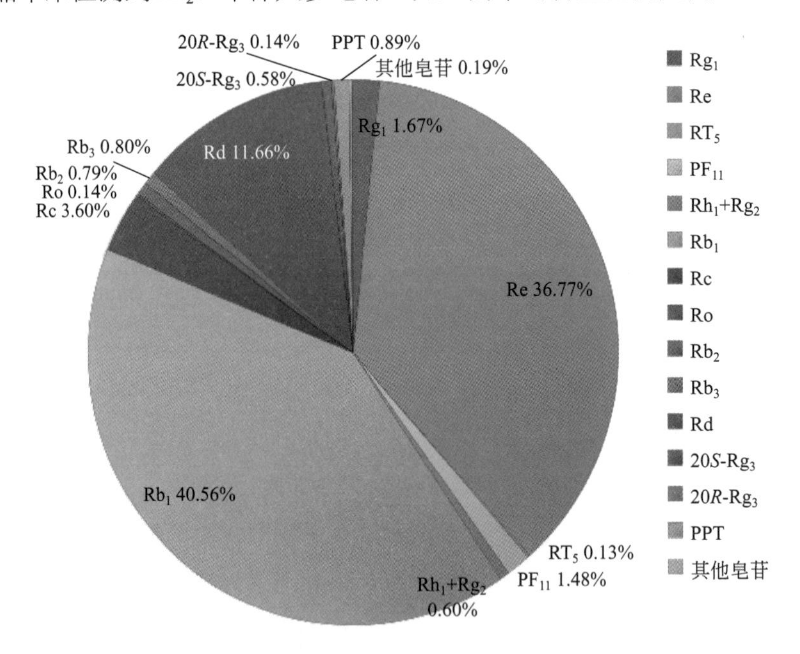

图7.10 西洋参中单体人参皂苷（元）的平均含量比例

Fig 7.10 Average proportions of ginsenosides (sapogenin) in Americal ginsengs

7.2.3.3 相同参龄不同产地西洋参中单体人参皂苷的含量分析

（1）4年参龄不同产地西洋参中单体人参皂苷的含量分析

不同产地的4年参龄西洋参中，单体人参皂苷的含量见图7.11～图7.16。在多数4年参龄西洋参中，原人参二醇型人参皂苷最多，其次为原人参三醇型人参皂苷、奥克梯隆型人参皂苷，齐墩果酸型人参皂苷含量最少。4年参龄西洋参测定的16种人参皂苷和3种人参皂苷元中人参皂苷Rb_1、Re、Rd、Rc、PF_{11}、Rg_1的含量较高，其中抚松4年参龄西洋参中Rd、Rc、PF_{11}、Rb_1、Rg_1、Re、RT_5、PPT的含量均较高。

Rb_2、Rd、Rg_1、Rb_1、Re、Rc、PF_{11}的含量因产地不同变化较大，其他人参皂苷的含量变化较小。其中新宾4年参龄西洋参中Rd含量最高，为16.63mg/g。

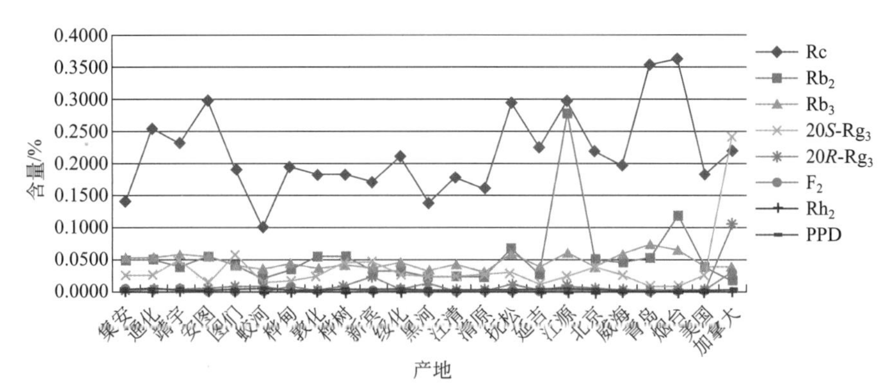

图7.11 4年参龄不同产地西洋参中原人参二醇型人参皂苷的含量变化（一）

Fig 7.11 Content variation of PPD type ginsenosides of 4-year-old American ginsengs from different regions

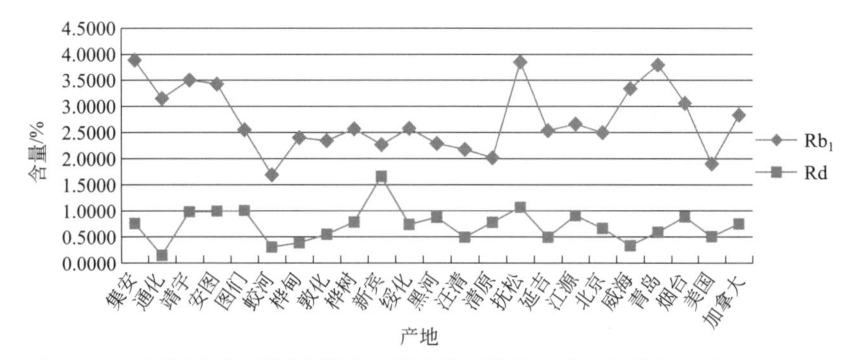

图7.12 4年参龄不同产地西洋参中原人参二醇型人参皂苷的含量变化（二）

Fig 7.12 Content variation of PPD type of 4-year-old American ginsengs from different regions

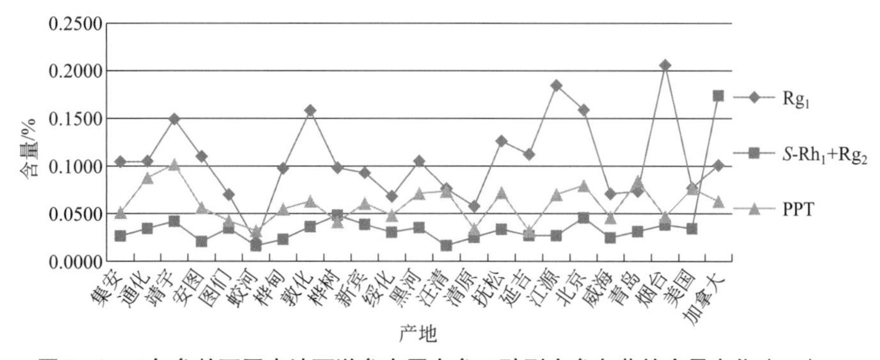

图7.13 4年参龄不同产地西洋参中原人参三醇型人参皂苷的含量变化（一）

Fig 7.13 Content variation of PPT type of 4-year-old American ginsengs from different regions

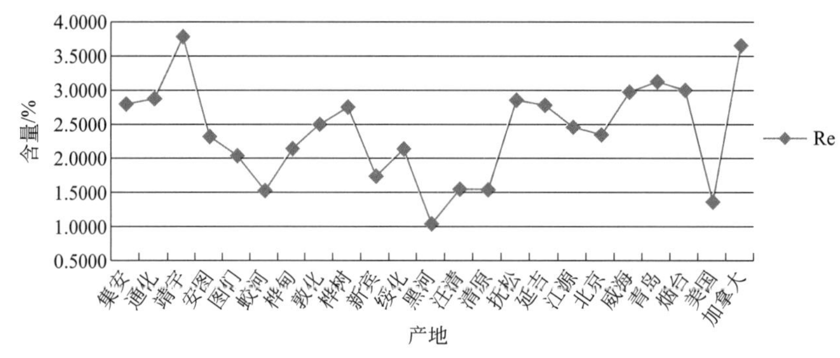

图7.14 4年参龄不同产地西洋参中原人参三醇型人参皂苷的含量变化（二）

Fig 7.14 Content variation of PPT type of 4-year-old American ginsengs from different regions

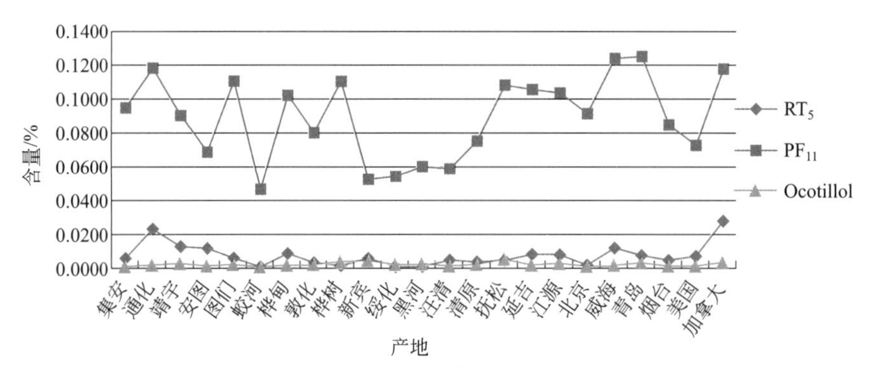

图7.15 4年参龄不同产地西洋参中奥克梯隆型人参皂苷含量变化

Fig 7.15 Content variation of Ocotillol type ginsenosides of 4-year-old American ginsengs from different regions

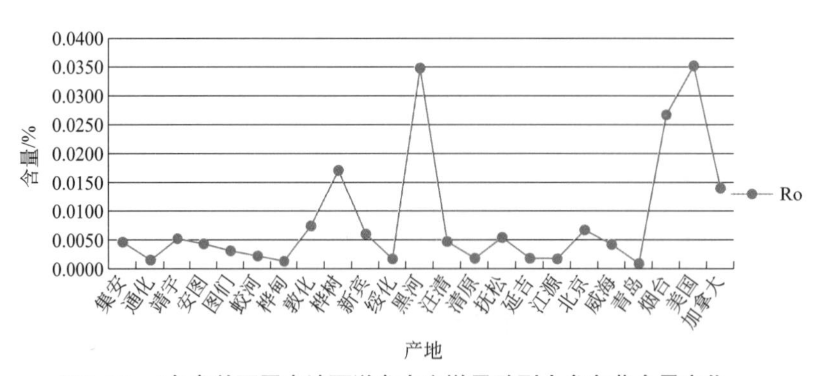

图7.16 4年参龄不同产地西洋参中齐墩果酸型人参皂苷含量变化

Fig 7.16 Content variation of Oleanolic acid type ginsenosides of 4-year-old American ginsengs from different regions

（2）3年参龄不同产地西洋参中单体人参皂苷的含量分析

3年参龄不同产地的西洋参样品中，单体人参皂苷的含量区别见图7.17～图7.21。3年参龄西洋参样品中，人参皂苷Rd、Rb_1、Re、Rc、Rg_1、PF_{11}的含量显著较高，其中Rb_1和Re含量走势基本相同，其中3年参龄北京西洋参人参皂苷Re含量最高。3年参龄威海西洋参中人参皂苷RT_5、PF_{11}含量显著较高，3年参龄集安西洋参中Rg_1含量较高，测定的16种人参皂苷和3种人参皂苷元中人参皂苷Rd、Rb_1、Re、Rc、Rg_1、PF_{11}、PPT的含量因产地不同波动较大，其他皂苷的含量波动较小。

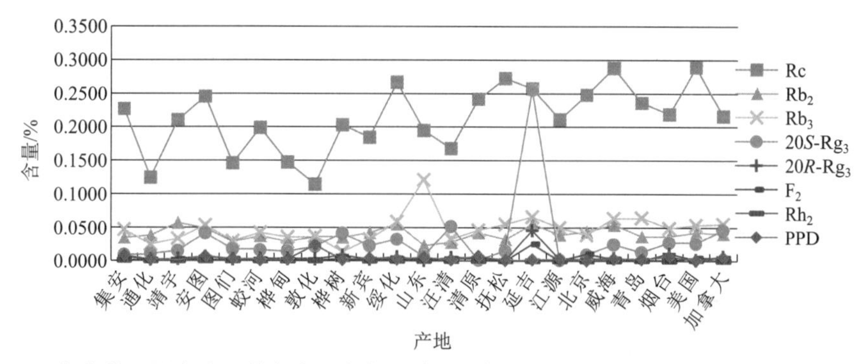

图7.17　3年参龄不同产地西洋参中原人参二醇型人参皂苷（元）含量变化（除Rb_1、Rd外）

Fig 7.17　Content variation of PPD type ginsenosides (sapogenin) of 3-year-old American ginsengs from different regions (Rb_1, Rd excepted)

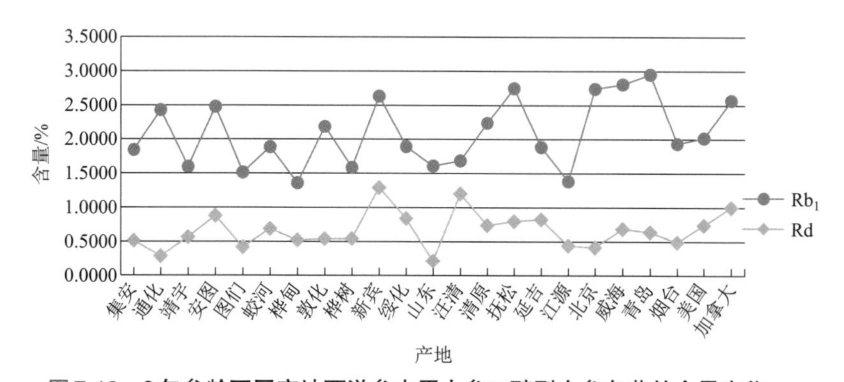

图7.18　3年参龄不同产地西洋参中原人参二醇型人参皂苷的含量变化

Fig 7.18　Content variation of PPD type ginsenosides of 3-year-old American ginsengs from different regions

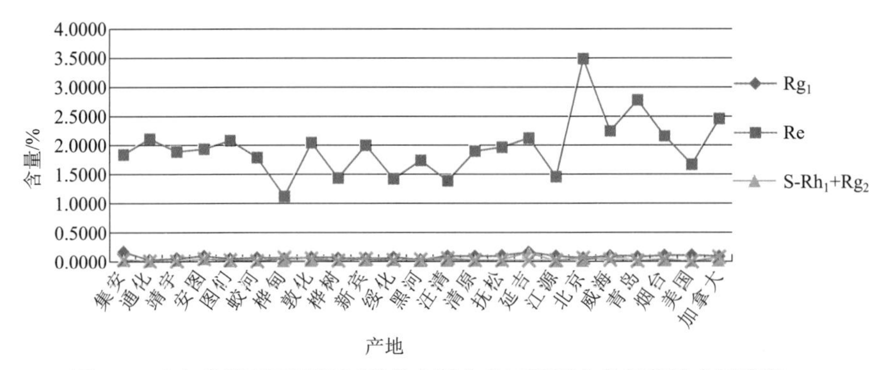

图7.19 3年参龄不同产地西洋参中原人参三醇型人参皂苷的含量变化

Fig 7.19 Content variation of PPT type ginsenosides of 3-year-old American ginsengs from different regions

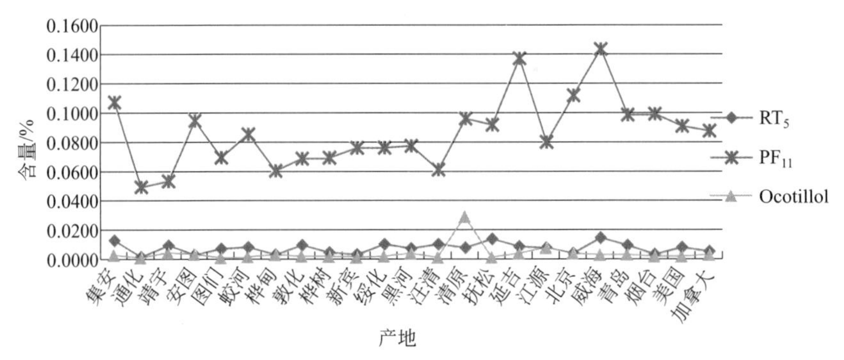

图7.20 3年参龄不同产地西洋参中奥克梯隆型人参皂苷含量变化

Fig 7.20 Content variation of Ocotillol type ginsenosides of 3-year-old American ginsengs from different regions

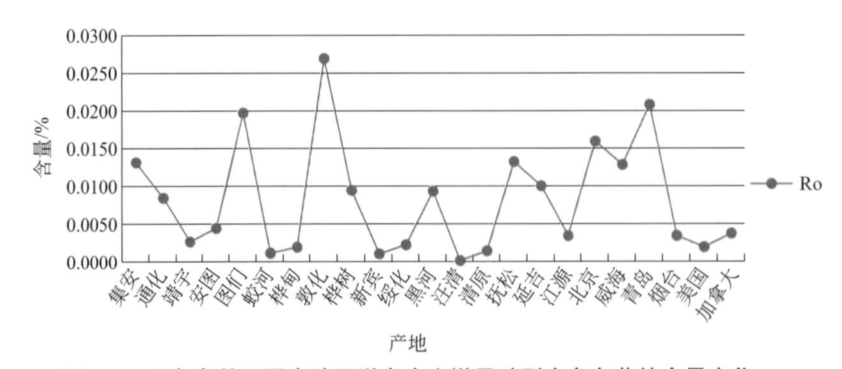

图7.21 3年参龄不同产地西洋参中齐墩果酸型人参皂苷的含量变化

Fig 7.21 Content variation of Oleanolic acid type ginsenosides of 3-year-old American ginsengs from different regions

7.2.3.4 西洋参19种人参皂苷（元）的聚类分析

（1）概述

单体人参皂苷为西洋参中的主要营养成分和功能因子，对其品质影响重大。为了更深入地探求生长参龄、产区与西洋参品质之间的相关性，本书针对其单体皂苷含量这一指标，对各个不同参龄及产区西洋参样品进行聚类分析。

（2）聚类分析方法的步骤

应用SPSS 22.0统计软件中的系统聚类法，以不同西洋参样品的19种人参皂苷含量为特征变量，进行变量聚类分析；聚类数方案范围最小聚类数为2，最大聚类数为46；绘制垂直谱系图；聚类方法为Ward的方法，测量采用计数方法，进行卡方度量，建立谱系图，见图7.22。

（3）系统聚类结果分析

结果表明，当聚类距离在L=25时，所有西洋参样品可聚为两大类；当聚类距离L=14时，西洋参样品可聚为3大类，即除第一类之外，第二类细分为两类。随着聚类距离的不断缩小，所聚类的类别数也不断增大，这些不同的类别显示出不同产地的西洋参样品在西洋参单体皂苷方面的细微区别。当聚类距离L=3.2时，聚类结果如下：

① 图们4年（10），清原4年（28），新宾3年（19）；

② 蛟河3年（11），美国3年（43），清原3年（27），桦甸3年（13），加拿大3年（45），安图3年（7），桦树3年（17），绥化3年（21）；

③ 威海3年（37），美国4年（44），安图4年（8），抚松3～4年（29，30），绥化4年（22），汪清4年（26）；

④ 新宾4年（20），汪清3年（25）；

⑤ 黑河4年（24）；

⑥ 延吉4年（32），青岛3～4年（39，40），桦甸4年（14），蛟河4年（12），集安4年（2）；

⑦ 黑河3年（23），北京3年（35）；

⑧ 通化3～4年（3，4），威海4年（38）；

⑨ 延吉3年（31）；

⑩ 加拿大4年（46）；

⑪ 敦化3～4年（15，16），北京4年（36），烟台3年（41），靖宇4年（6），桦树4年（18），图们3年（9）；

⑫ 集安3年（1），江源3～4年（33，34），靖宇3年（5），烟台4年（42）。

在以上各类别内的西洋参样品中，其单体人参皂苷在组成及含量变化方面是接近的。

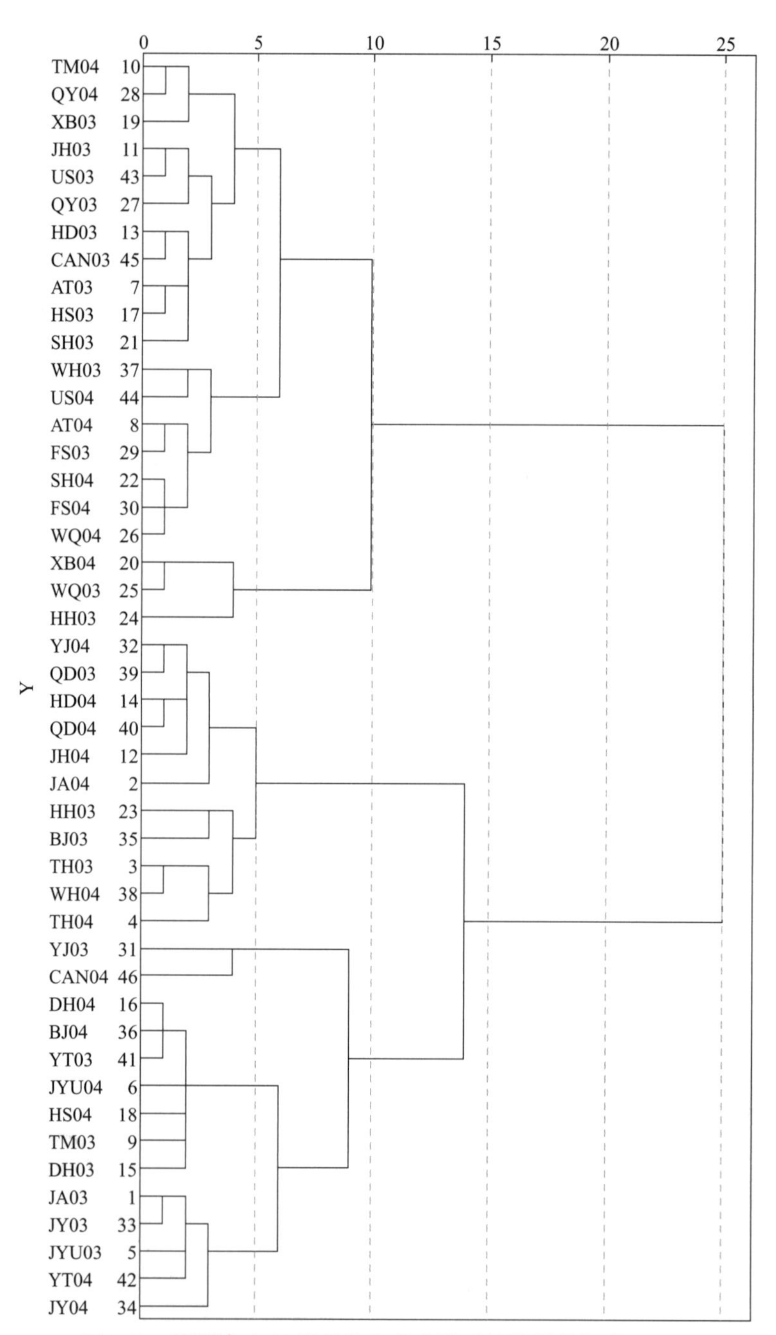

图7.22　西洋参中19种单体皂苷含量系统聚类分析谱系

Fig 7.22　Systematic cluster analysis graph of 19 monomer ginsenosides in American ginseng

8 西洋参中维生素的含量及分析

维生素类是维系有机体生存的十分重要的营养成分及功能因子，也是机体必需的营养成分，广泛参与生物体的新陈代谢。西洋参中富含维生素类成分，常见的维生素类分析方法有滴定法、分光光度法及HPLC法等。

本书采用高效液相-二极管阵列检测器（HPLC-PDA）梯度洗脱法检测西洋参中的维生素类成分；采用RP-HPLC法梯度洗脱同时分离测定西洋参多种水溶性维生素的含量。

8.1 分析方法

见《人参营养成分及功能因子》P49 ～ 53。

8.2 不同产地不同参龄西洋参中维生素含量

西洋参中10种维生素含量测定结果见表8.1。不同产地不同参龄西洋参样品中10种维生素含量堆积柱状图见图8.1。由表8.1可知，各产地不同参龄的西洋参中所含10种维生素类成分的组成及含量各不相同，缺乏规律性。通过对西洋参中的10种维生素类成分的总含量进行排序，得到含量最高的两个样品为桦甸3年参龄西洋参（1.18%）和新宾4年参龄西洋参（1.17%），含量最低的为集安3年参龄西洋参（0.14%）。其中维生素C、维生素B_1、烟酸及生物素的含量较多。

8.3 结果分析

8.3.1 相同产地不同参龄西洋参中维生素含量分析

从表8.1及图8.1可知西洋参中维生素的含量趋势，具体变化情况详见图8.2 ～图8.11。

从参龄上来看，集安、安图、蛟河、敦化、新宾、绥化、黑河、汪清、美国、威海等产地西洋参中维生素总含量为4年＞3年。通化、靖宇、图们、桦甸、桦树、清原、抚松、延吉、江源、加拿大、北京、青岛、烟台等产地的西洋参中维生素总含量为4年参龄＜3年参龄，见图8.2和图8.3，4年参龄<3年参龄的维生素总含量趋势更高。

从参龄上来看，集安、靖宇、安图、图们、黑河、清原、抚松、延吉、美国、北京、青岛、烟台等产地西洋参中维生素C含量为4年参龄＞3年参龄，通化、蛟河、桦甸、敦化、桦树、新宾、绥化、汪清、江源、加拿大、威海西洋参中维生素C含量为4年参龄＜3年参龄，见图8.4和图8.5。

集安、靖宇、安图、蛟河、敦化、新宾、绥化、汪清、威海、美国等产地西洋参中维生素B_1含量为4年参龄＞3年参龄，通化、图们、桦甸、桦树、黑河、清原、抚松、延吉、北京、青岛、烟台、江源、加拿大西洋参中维生素B_2含量为4年参龄＜3年参龄，见图8.6和图8.7。

集安、安图、蛟河、绥化、黑河、汪清、江源、北京、威海、青岛、美国、加拿大等产地的西洋参中烟酸含量为4年参龄＞3年参龄；通化、靖宇、图们、桦甸、敦化、桦树、新宾、清原、抚松、延吉、烟台等产地西洋参烟酸含量为4年参龄＜3年参龄，见图8.8和图8.9。

通化、蛟河、敦化、新宾、黑河、汪清、烟台、加拿大等产地西洋参的生物素含量为4年参龄＞3年参龄；其他产地西洋参生物素含量为4年参龄＜3年参龄，见图8.10和图8.11。

表 8.1　不同产地不同参龄西洋参中 10 种维生素的含量

Tab 8.1　Ten Vitamin contents of American ginsengs from different regions with different cultivation ages

产地 Region	参龄/年 Cultivation Age/Year	维生素种类及含量/% Kinds and Contents of Vitamins/%										总含量/% Total Content/%
		维生素C Vitamin C	维生素 B_1 Vitamin B_1	维生素 B_2 Vitamin B_2	烟酸 Niacin	泛酸钙 Calcium pantothenate	维生素 B_6 Vitamin B_6	烟酰胺 Nicotinamide	叶酸 Folate	生物素 Biotin	维生素 B_{12} Vitamin B_{12}	
集安	3	0.0124	0.0152	0.0001	0.0687	0.0006	0.0007	0.0144	0.0001	0.0237	0.0002	0.1361
	4	0.1131	0.2304	0.0002	0.1097	0.0443	0.0046	0.0149	0.0021	0.0141	0.0001	0.5335
通化	3	0.1657	0.3943	0.0002	0.1343	0.0450	0.0032	0.0193	0.0052	0.0118	0.0001	0.7791
	4	0.0162	0.0266	0.0001	0.0787	0.0001	0.0018	0.0243	0.0025	0.0332	0.0001	0.1836
靖宇	3	0.0193	0.0338	0.0001	0.1311	0.0775	0.0069	0.0224	0.0041	0.0260	0.0002	0.3214
	4	0.0223	0.0360	0.0001	0.0614	0.0009	0.0003	0.0124	0.0002	0.0101	0.0003	0.1440
安图	3	0.0314	0.0414	0.0001	0.0789	0.0007	0.0005	0.0106	0.0004	0.0415	0.0002	0.2057
	4	0.1005	0.2211	0.0002	0.1012	0.0513	0.0042	0.0192	0.0035	0.0211	0.0001	0.5224
图们	3	0.0182	0.0323	0.0001	0.0796	0.0006	0.0003	0.0161	0.0010	0.0346	0.0001	0.1829
	4	0.0199	0.0309	0.0001	0.0704	0.0003	0.0001	0.0114	0.0013	0.0340	0.0001	0.1685
蛟河	3	0.0385	0.0508	0.0001	0.0819	0.0005	0.0003	0.0190	0.0008	0.0436	0.0002	0.2357
	4	0.0203	0.0554	0.0002	0.1129	0.0081	0.0026	0.0227	0.0010	0.1725	0.0002	0.3959
桦甸	3	0.2511	0.5360	0.0002	0.1360	0.0034	0.0044	0.0218	0.0018	0.2264	0.0002	1.1813
	4	0.1549	0.2688	0.0002	0.1318	0.0001	0.0050	0.0267	0.0028	0.1399	0.0001	0.7303
敦化	3	0.0889	0.0459	0.0002	0.1212	0.1329	0.0004	0.0160	0.0002	0.0403	0.0001	0.4461
	4	0.0748	0.1465	0.0001	0.1123	0.0701	0.0011	0.0192	0.0010	0.1350	0.0004	0.5605

续表

产地 Region	参龄/年 Cultivation Age/Year	维生素种类及含量/% Kinds and Contents of Vitamins/%										总含量/% Total Content/%
		维生素C Vitamin C	维生素B_1 Vitamin B_1	维生素B_2 Vitamin B_2	烟酸 Niacin	泛酸钙 Calcium pantothenate	维生素B_6 Vitamin B_6	烟酰胺 Nicotinamide	叶酸 Folate	生物素 Biotin	维生素B_{12} Vitamin B_{12}	
桦树	3	0.1350	0.2338	0.0002	0.1552	0.0285	0.0040	0.0213	0.0013	0.2300	0.0002	0.8095
	4	0.0526	0.0211	0.0001	0.0524	0.0566	0.0050	0.0169	0.0014	0.1629	0.0018	0.3708
新宾	3	0.2195	0.3143	0.0001	0.1430	0.2184	0.0006	0.0014	0.0004	0.0010	0.0001	0.8988
	4	0.0578	0.4832	0.0001	0.1080	0.1759	0.0012	0.0189	0.0018	0.3251	0.0003	1.1723
绥化	3	0.1853	0.1050	0.0001	0.0665	0.0001	0.0047	0.0078	0.0008	0.1884	0.0004	0.5591
	4	0.0444	0.3406	0.0001	0.0707	0.0398	0.0002	0.0158	0.0007	0.1377	0.0002	0.6502
黑河	3	0.0383	0.1120	0.0001	0.0917	0.0668	0.0003	0.0021	0.0003	0.0463	0.0001	0.3580
	4	0.0447	0.0533	0.0002	0.1105	0.0734	0.0021	0.0257	0.0009	0.1808	0.0001	0.4917
汪清	3	0.1016	0.0742	0.0001	0.0900	0.0717	0.0021	0.0265	0.0011	0.0233	0.0002	0.3908
	4	0.0954	0.2724	0.0020	0.1105	0.1266	0.0060	0.0153	0.0008	0.0836	0.0003	0.7129
清原	3	0.0218	0.2215	0.0001	0.1329	0.0876	0.0049	0.0249	0.0006	0.0977	0.0003	0.5923
	4	0.1060	0.0513	0.0002	0.0984	0.0258	0.0006	0.0281	0.0025	0.0539	0.0001	0.3669
抚松	3	0.0409	0.2094	0.0001	0.1186	0.0361	0.0040	0.0200	0.0011	0.2621	0.0001	0.6924
	4	0.0844	0.0534	0.0002	0.1036	0.0496	0.0058	0.0194	0.0010	0.1386	0.0012	0.4572
延吉	3	0.0230	0.1910	0.0002	0.1210	0.0565	0.0023	0.0287	0.0015	0.1131	0.0001	0.5374
	4	0.1934	0.0471	0.0001	0.0720	0.0017	0.0009	0.0148	0.0005	0.0274	0.0002	0.3581

续表

产地 Region	参龄/年 Cultivation Age/Year	维生素种类及含量/% Kinds and Contents of Vitamins/%										总含量/% Total Content/%
		维生素C Vitamin C	维生素B_1 Vitamin B_1	维生素B_2 Vitamin B_2	烟酸 Niacin	泛酸钙 Calcium pantothenate	维生素B_6 Vitamin B_6	烟酰胺 Nicotinamide	叶酸 Folate	生物素 Biotin	维生素B_{12} Vitamin B_{12}	
江源	3	0.2159	0.5180	0.0002	0.1201	0.0891	0.0008	0.0178	0.0026	0.1137	0.0002	1.0784
	4	0.0211	0.4574	0.0001	0.1368	0.1139	0.0098	0.0168	0.0029	0.0948	0.0003	0.8539
北京	3	0.0221	0.0377	0.0001	0.1161	0.0503	0.0021	0.0282	0.0001	0.0874	0.0003	0.3444
	4	0.1446	0.0323	0.0001	0.1286	0.0022	0.0010	0.0017	0.0008	0.0117	0.0002	0.3232
威海	3	0.1243	0.1881	0.0001	0.1083	0.0995	0.0029	0.0290	0.0014	0.1276	0.0002	0.6814
	4	0.0751	0.2841	0.0007	0.1201	0.1656	0.0034	0.0203	0.0032	0.1126	0.0002	0.7853
青岛	3	0.0222	0.1549	0.0001	0.0929	0.0812	0.0045	0.0152	0.0008	0.1373	0.0019	0.5110
	4	0.2001	0.0312	0.0001	0.1038	0.0797	0.0003	0.0379	0.0008	0.0546	0.0001	0.5086
烟台	3	0.0341	0.2092	0.0003	0.1516	0.0509	0.0013	0.0299	0.0002	0.0670	0.0001	0.5446
	4	0.1036	0.0427	0.0001	0.0923	0.0403	0.0021	0.0171	0.0009	0.1457	0.0006	0.4454
美国	3	0.1469	0.0722	0.0002	0.1081	0.0008	0.0004	0.0159	0.0009	0.1872	0.0001	0.5327
	4	0.1976	0.1670	0.0002	0.1378	0.1538	0.0009	0.0256	0.0002	0.0758	0.0003	0.7592
加拿大	3	0.1927	0.5225	0.0002	0.1169	0.1688	0.0038	0.0122	0.0015	0.0429	0.0002	1.0617
	4	0.0219	0.5121	0.0002	0.1638	0.0494	0.0036	0.0136	0.0008	0.2329	0.0003	0.9986

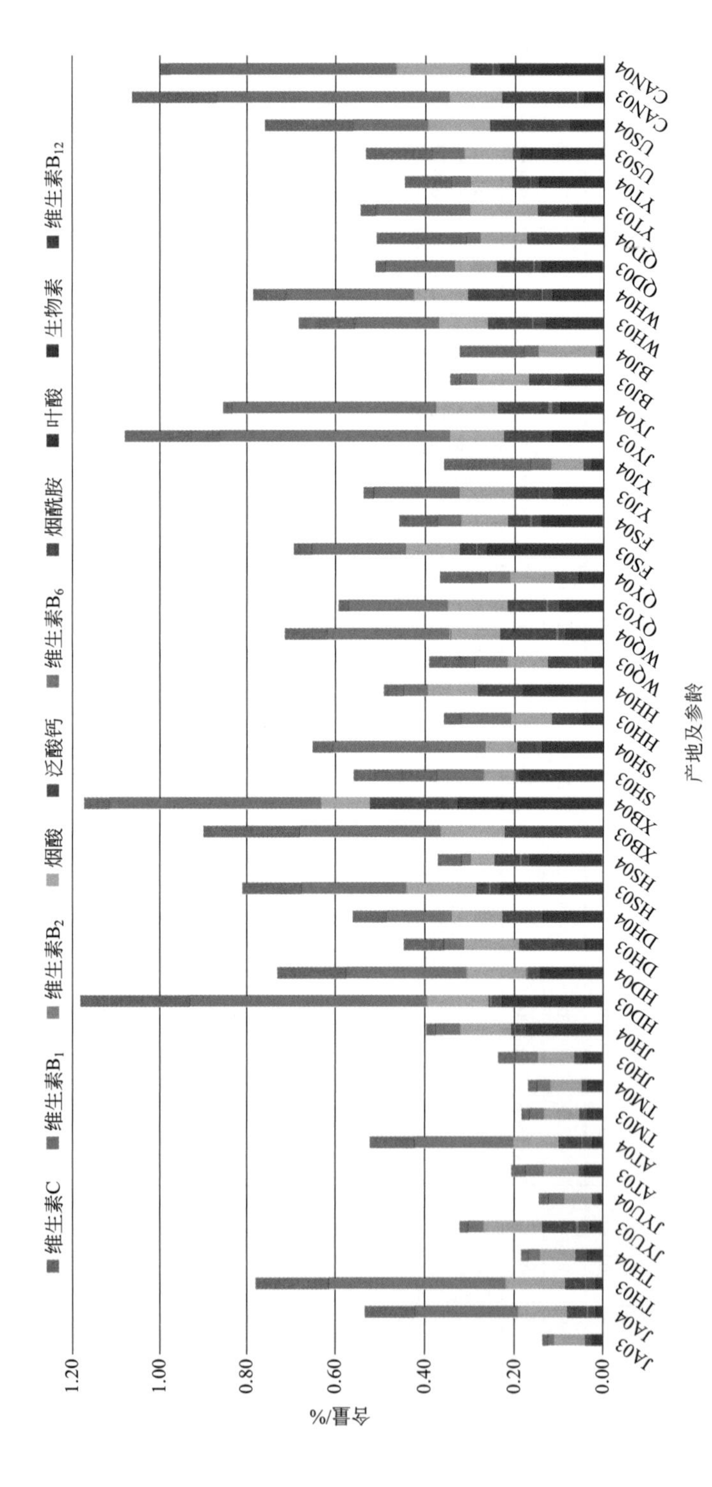

图 8.1　不同产地不同参龄西洋参中维生素含量堆积柱状图

Fig 8.1　The content accumulation histogram of Vitamin of American ginsengs from different regions with different cultivation ages

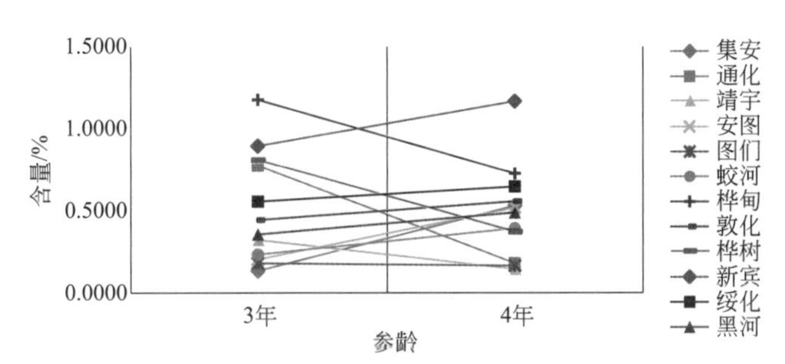

图8.2 同一产地不同参龄西洋参中维生素总含量趋势（一）

Fig 8.2 Tendency chart of total vitamin contents of American ginsengs from the same region with different cultivation ages

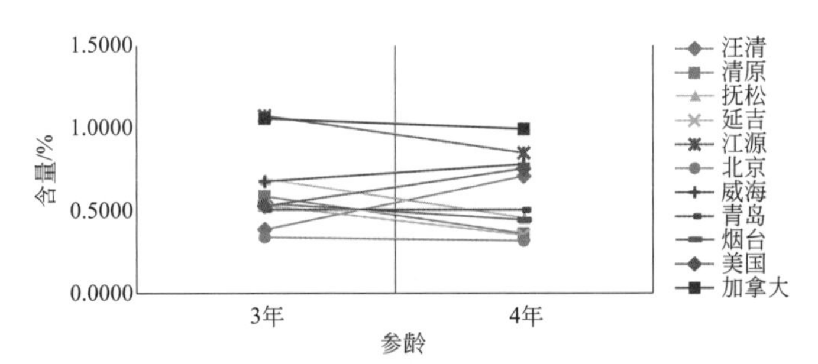

图8.3 同一产地不同参龄西洋参中维生素总含量趋势（二）

Fig 8.3 Tendency chart of total vitamin contents of American ginsengs from the same region with different cultivation ages

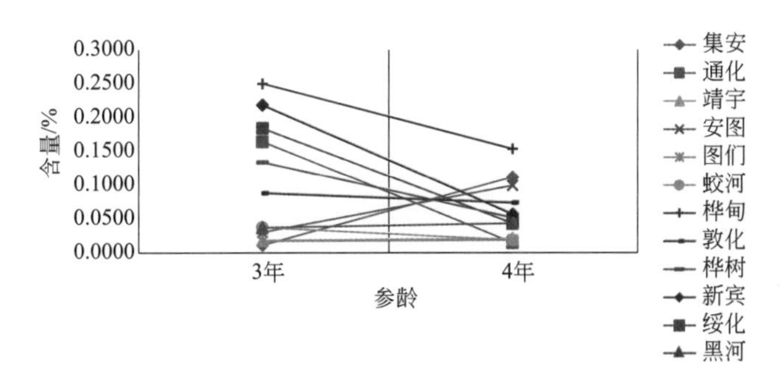

图8.4 同一产地不同参龄西洋参中维生素C含量趋势（一）

Fig 8.4 Tendency chart of vitamin C contents of American ginsengs from the same region with different cultivation ages

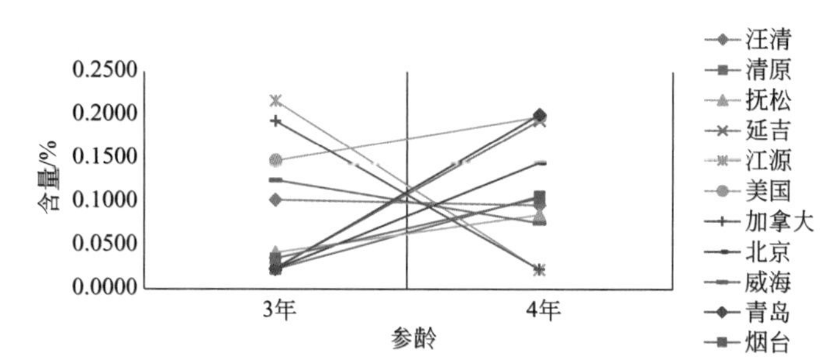

图8.5 **同一产地不同参龄西洋参中维生素C含量趋势（二）**

Fig 8.5 Tendency chart of vitamin C contents of American ginsengs from the same region with different cultivation ages

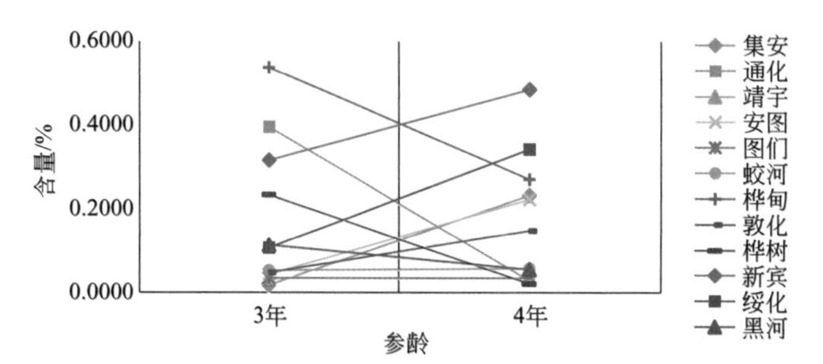

图8.6 **同一产地不同参龄西洋参中维生素 B_1 含量趋势（一）**

Fig 8.6 Tendency chart of vitamin B_1 contents of American ginsengs from the same region with different cultivation ages

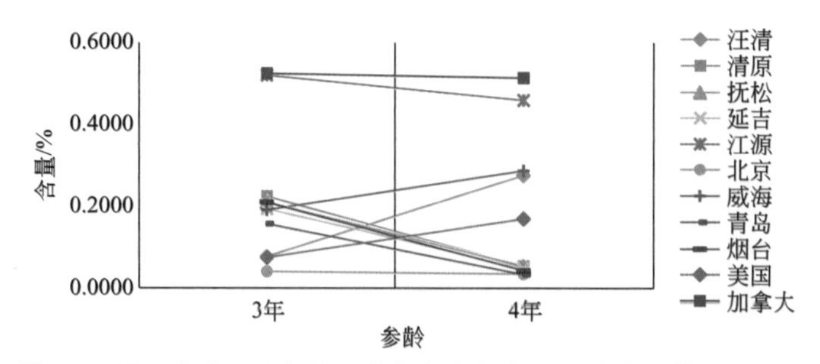

图8.7 **同一产地不同参龄西洋参中维生素 B_1 总含量趋势（二）**

Fig 8.7 Tendency chart of vitamin B_1 contents of American ginsengs from the same region with different cultivation ages

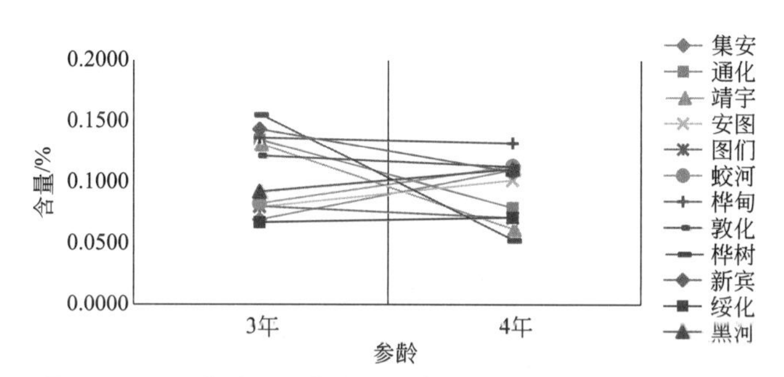

图8.8　同一产地不同参龄西洋参中烟酸含量趋势（一）

Fig 8.8　Tendency chart of Niacin contents of American ginsengs from the same region with different cultivation ages

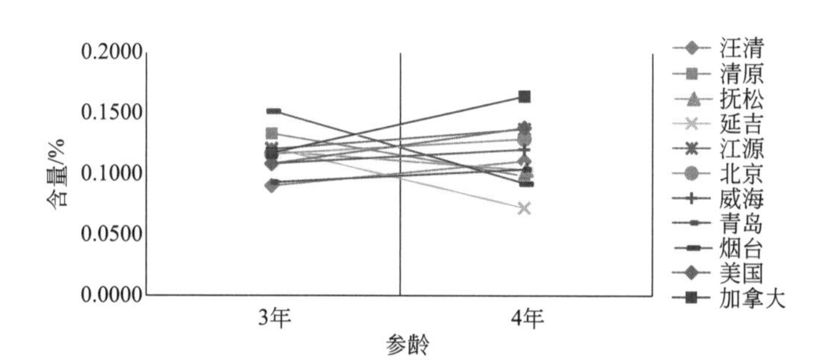

图8.9　同一产地不同参龄西洋参中烟酸含量趋势（二）

Fig 8.9　Tendency chart of Niacin contents of American ginsengs from the same region with different cultivation ages

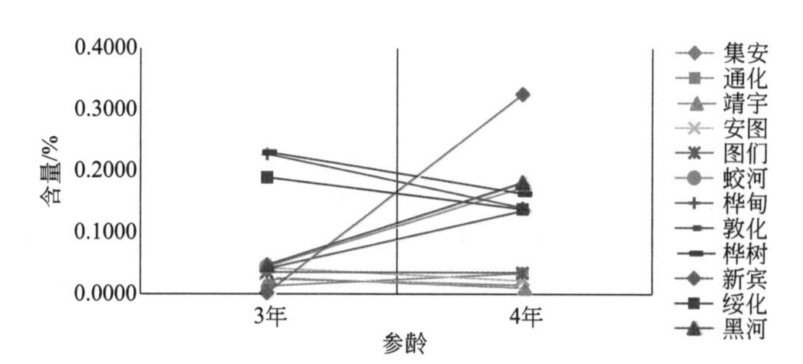

图8.10　同一产地不同参龄西洋参中生物素含量趋势（一）

Fig 8.10　Tendency chart of Biotin contents of American ginsengs from the same region with different cultivation ages

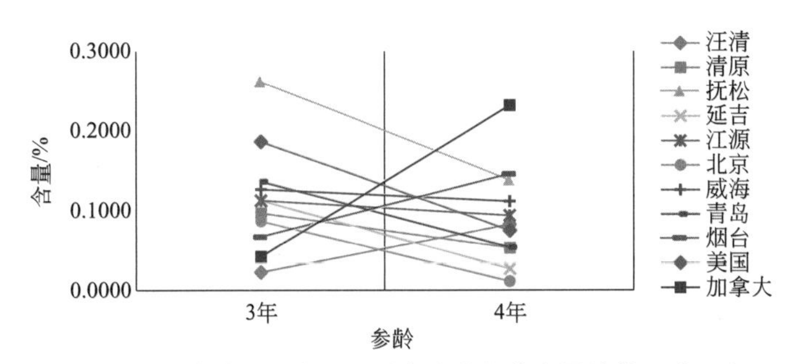

图8.11　同一产地不同参龄西洋参中生物素含量趋势图（二）

Fig 8.11　Tendency chart of Biotin contents of American ginsengs from the same region with different cultivation ages

8.3.2　相同参龄不同产地西洋参中维生素含量分析

从表8.1、图8.1、图8.12和图8.13中可知，3年参龄西洋参中维生素含量由高到低为：桦甸>江源>加拿大>新宾>桦树>通化>抚松>威海>清原>绥化>烟台>延吉>美国>青岛>敦化>汪清>黑河>北京>靖宇>蛟河>安图>图们>集安；4年参龄西洋参中维生素含量由高到低为：新宾>加拿大>江源>威海>美国>桦甸>汪清>绥化>敦化>集安>安图>青岛>黑河>抚松>烟台>蛟河>桦树>清原>延吉>北京>通化>图们>靖宇。

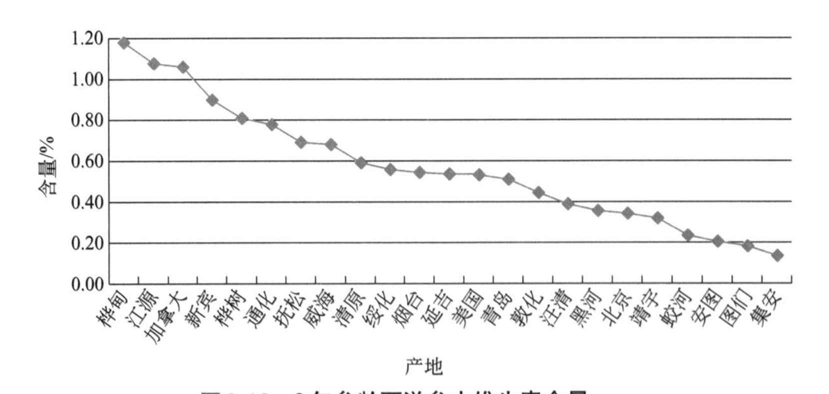

图8.12　3年参龄西洋参中维生素含量

Fig 8.12　Total vitamin contents of 3-year-old American ginsengs

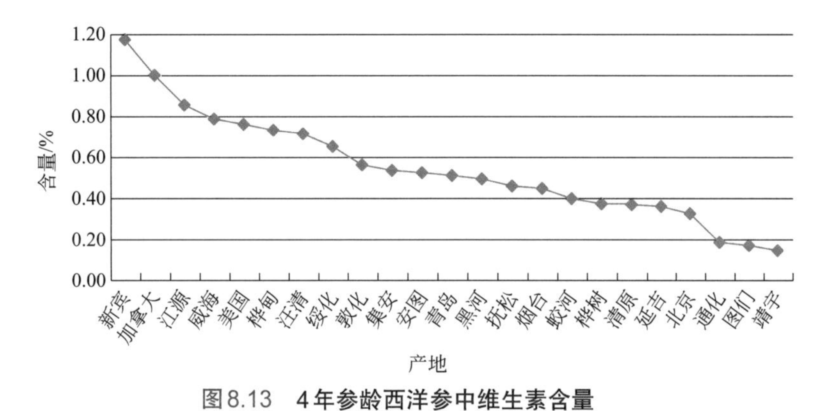

图8.13 4年参龄西洋参中维生素含量

Fig 8.13 Total vitamin contents of 4-year-old American ginsengs

9 西洋参中有机酸的含量及分析

有机酸是西洋参的功能因子和有效成分之一，虽然有机酸类成分的活性不如皂苷类、黄酮类及多糖类，但是也是西洋参的重要组成部分。

本书采用HPLC-UV，根据GB/T 5009.157—2016《食品安全国家标准 食品中有机酸的测定》对西洋参中有机酸含量进行了分析。

9.1 测定方法

见《人参营养成分及功能因子》P43 ～ 48。

9.2 不同产地不同参龄西洋参中有机酸含量

不同产地不同参龄西洋参中有机酸含量见表9.1。

表9.1 不同产地不同参龄西洋参中有机酸的含量

Tab 9.1 Organic acids contents of American ginsengs from different regions with different cultivation ages

单位：μg/g

序号 No.	产地 Region	参龄/年 Cultiviton Age/Year	香草酸 Vanillic Acid	肉桂酸 Cinnamic Acid	酒石酸 Tartaric Acid	马来酸 Maleic Acid	柠檬酸 Citric Acid	反丁烯二酸 Fumaric Acid	琥珀酸 Succinic Acid
1	集安	3	40.35	19.80	8.70	20.64	443.08	117.82	126.80
2		4	79.91	3.42	7.53	5.63	761.94	82.81	310.75
3	通化	3	75.25	5.65	7.91	5.99	793.89	192.30	251.55
4		4	63.20	5.63	9.55	6.73	578.26	97.48	232.28
5	靖宇	3	53.11	5.93	8.02	7.93	675.46	51.60	199.96
6		4	3.19	21.40	20.58	84.92	142.45	69.56	28.12
7	安图	3	45.41	11.19	11.48	52.72	245.54	78.75	186.12
8		4	58.55	5.00	14.00	10.27	712.17	142.85	314.32

续表

序号 No.	产地 Region	参龄/年 Cultiviton Age/Year	香草酸 Vanillic Acid	肉桂酸 Cinnamic Acid	酒石酸 Tartaric Acid	马来酸 Maleic Acid	柠檬酸 Citric Acid	反丁烯二酸 Fumaric Acid	琥珀酸 Succinic Acid
9	图们	3	44.90	7.23	13.64	21.53	414.25	84.20	145.56
10		4	24.55	88.57	13.30	26.30	138.50	135.42	84.78
11	蛟河	3	17.23	20.85	8.26	24.54	654.46	367.73	61.24
12		4	78.08	8.01	9.02	7.23	2018.77	259.57	262.56
13	桦甸	3	50.47	10.83	14.49	23.16	1290.00	242.00	41.83
14		4	48.50	9.93	15.34	12.82	909.45	192.69	118.54
15	敦化	3	33.94	22.54	12.18	38.02	604.97	236.59	90.60
16		4	61.03	12.91	15.99	73.02	731.52	237.81	135.18
17	桦树	3	16.10	20.69	8.78	38.08	133.33	120.04	43.32
18		4	37.06	20.74	11.41	49.56	544.31	135.58	62.02
19	新宾	3	40.56	5.54	10.55	12.18	858.18	206.77	1.13
20		4	29.88	8.57	12.46	20.81	939.57	92.59	1.21
21	绥化	3	2.11	23.81	12.72	124.37	250.38	189.14	1.32
22		4	15.85	31.41	13.08	44.98	229.13	242.16	1.24
23	黑河	3	54.73	12.40	12.40	13.79	731.87	233.06	1.06
24		4	97.37	6.81	15.90	7.12	1550.22	154.06	2.23
25	汪清	3	66.74	3.11	13.92	16.98	3159.35	208.54	1.56
26		4	55.84	4.84	15.37	10.41	2585.30	145.60	1.76
27	清原	3	65.68	3.14	16.95	11.83	3687.73	341.10	1.86
28		4	89.33	2.51	11.86	6.57	3558.21	310.95	1.68
29	抚松	3	75.00	2.98	12.81	5.70	2240.43	152.20	10.21
30		4	61.85	3.48	11.95	10.67	1739.43	300.71	155.53
31	延吉	3	53.03	4.69	14.65	8.48	1427.49	14.01	186.84
32		4	51.22	4.00	15.90	19.03	1742.85	126.38	80.40
33	江源	3	60.42	3.27	9.20	8.13	4156.58	439.28	184.47
34		4	52.12	4.53	14.35	10.93	1659.88	182.45	137.03
35	北京	3	13.53	34.15	11.45	42.02	195.93	109.39	41.78
36		4	41.68	16.00	17.96	20.29	1205.58	127.50	17.83
37	威海	3	27.71	0.36	20.03	55.72	798.10	21.12	1.58
38		4	103.46	4.54	23.78	9.65	9644.68	63.83	1.43
39	青岛	3	3.12	7.91	19.93	9.30	1627.66	181.43	1.89
40		4	20.40	18.37	13.64	125.82	528.24	170.24	1.52

续表

序号 No.	产地 Region	参龄/年 Cultiviton Age/Year	香草酸 Vanillic Acid	肉桂酸 Cinnamic Acid	酒石酸 Tartaric Acid	马来酸 Maleic Acid	柠檬酸 Citric Acid	反丁烯二酸 Fumaric Acid	琥珀酸 Succinic Acid
41	烟台	3	70.45	3.03	13.40	14.02	1681.58	417.36	1.63
42		4	51.71	19.86	14.22	14.91	383.53	24.93	1.32
43	美国	3	80.42	6.19	9.69	9.92	3327.30	357.73	1.61
44		4	98.82	7.10	10.19	6.39	2928.21	49.40	0.98
45	加拿大	3	57.25	3.44	63.91	107.68	8615.90	66.21	1.92
46		4	56.44	5.12	9.67	11.28	4027.57	140.12	1.26

9.3 结果分析

9.3.1 有机酸的总和

西洋参中酒石酸、马来酸、柠檬酸、反丁烯二酸、琥珀酸、香草酸、肉桂酸等7种有机酸的含量见表9.1。不同产地不同参龄西洋参中7种有机酸含量堆积柱状图见图9.1。

9.3.2 相同产地不同参龄西洋参中7种有机酸含量分析

从参龄上来看，集安、安图、蛟河、敦化、桦树、绥化、黑河、清原、延吉、江源、北京、威海、美国、青岛等产地西洋参中香草酸含量为4年参龄＞3年参龄；通化、靖宇、图们、桦甸、新宾、汪清、抚松、延吉、江源、加拿大、烟台西洋参中香草酸含量为4年参龄＜3年参龄，见图9.2和图9.3。

靖宇、图们、桦树、新宾、绥化、汪清、抚松、江源、威海、青岛、烟台、美国及加拿大等产地西洋参中肉桂酸含量为4年参龄＞3年参龄，集安、通化、敦化、黑河、清原、安图、蛟河、桦甸、延吉、北京等地西洋参中肉桂酸含量为4年参龄<3年参龄，见图9.4和图9.5。

通化、靖宇、安图、蛟河、桦甸、敦化、桦树、新宾、绥化、黑河、汪清、延吉、江源、美国、北京、威海、烟台等产地西洋参中酒石酸含量为4年参龄＞3年参龄，集安、图们、清原、抚松、加拿大、青岛等产地西洋参中酒石酸含量为4年参龄＜3年参龄，见图9.6和图9.7。

通化、靖宇、图们、敦化、桦树、新宾、抚松、延吉、江源、青岛及烟台等产地西洋参中马来酸含量为4年参龄＞3年参龄，集安、蛟河、安图、桦甸、绥化、汪清、清原、黑河、美国、加拿大、威海、北京等产地西洋参中马来酸含量为4年参龄＜3年参龄，见图9.8和图9.9。

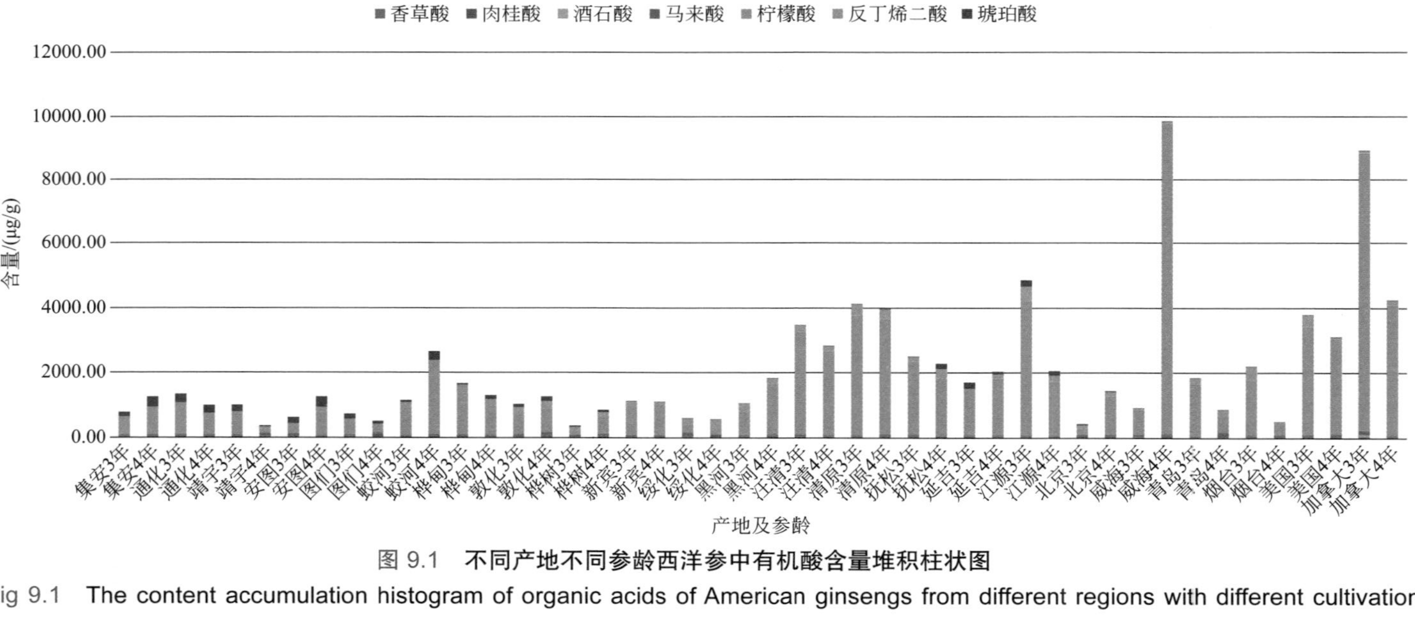

图 9.1 不同产地不同参龄西洋参中有机酸含量堆积柱状图

Fig 9.1 The content accumulation histogram of organic acids of American ginsengs from different regions with different cultivation ages

集安、安图、蛟河、敦化、桦树、新宾、黑河、延吉、北京、威海等产地西洋参中柠檬酸含量为4年参龄＞3年参龄，通化、图们、靖宇、桦甸、汪清、绥化、清原、抚松、江源、美国、加拿大、青岛、烟台等产地西洋参柠檬酸含量为4年参龄＜3年参龄，见图9.10和图9.11。

靖宇、安图、图们、敦化、桦树、绥化、抚松、延吉、北京、威海及加拿大等产地西洋参中反丁烯二酸含量为4年参龄＞3年参龄，集安、通化、蛟河、桦甸、新宾、黑河、汪清、清原、江源、美国、青岛、烟台等产地西洋参中反丁烯二酸含量为4年参龄＜3年参龄，见图9.12和图9.13。

集安、安图、蛟河、桦甸、敦化、桦树、新宾、黑河、汪清及抚松等产地西洋参中琥珀酸含量为4年参龄＞3年参龄，通化、靖宇、图们、绥化、清原、延吉、江源、北京、威海、青岛、烟台、美国、加拿大等产地西洋参中琥珀酸含量为4年参龄＜3年参龄，分别见图9.14和图9.15。

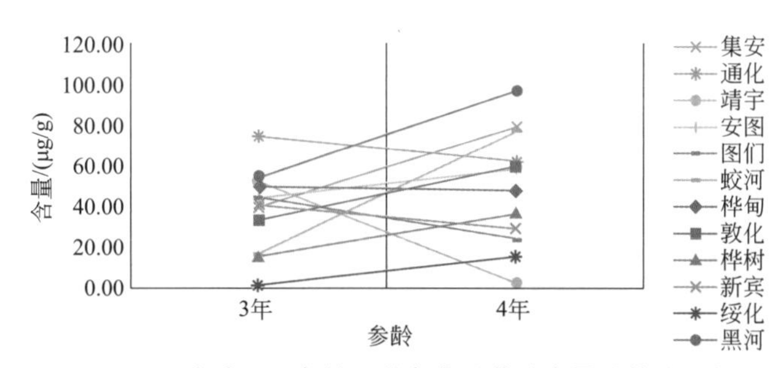

图9.2 同一产地不同参龄西洋参中香草酸含量趋势（一）

Fig 9.2 Tendency chart of vanilloid contents of American ginsengs from the same region with different cultivation ages

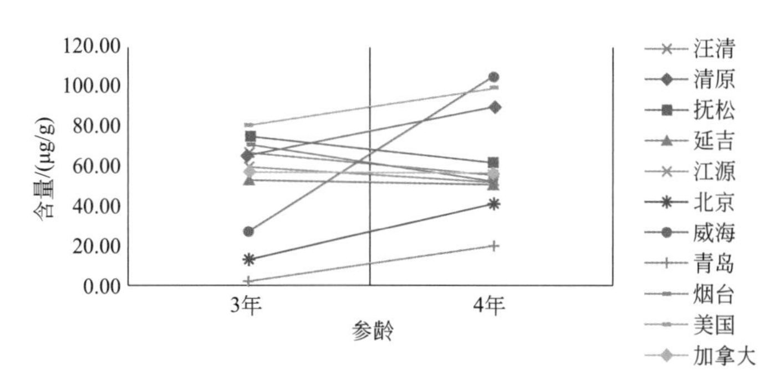

图9.3 同一产地不同参龄西洋参中香草酸含量趋势（二）

Fig 9.3 Tendency chart of vanilloid contents of American ginsengs from the same region with different cultivation ages

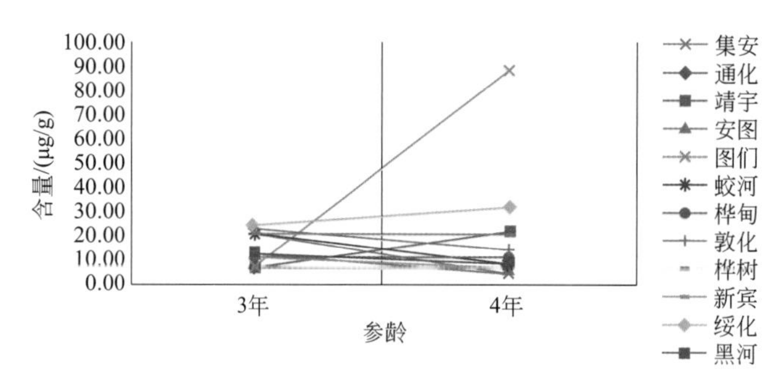

图9.4 同一产地不同参龄西洋参中肉桂酸含量趋势（一）

Fig 9.4 Tendency chart of cinnamic acids contents of American ginsengs from the same region with different cultivation ages

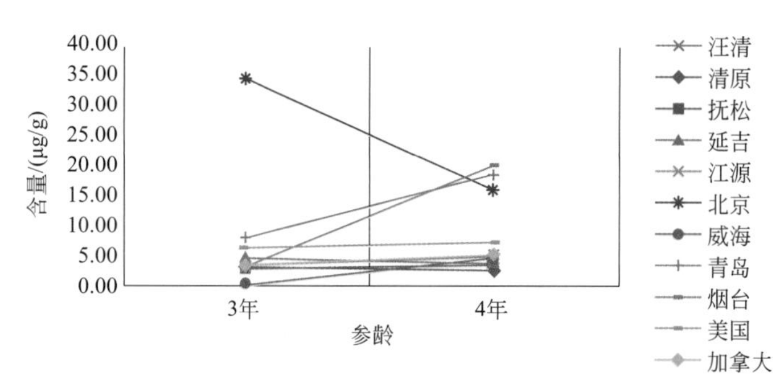

图9.5 同一产地不同参龄西洋参中肉桂酸含量趋势图（二）

Fig 9.5 Tendency chart of cinnamic acids contents of American ginsengs from the same region with different cultivation ages

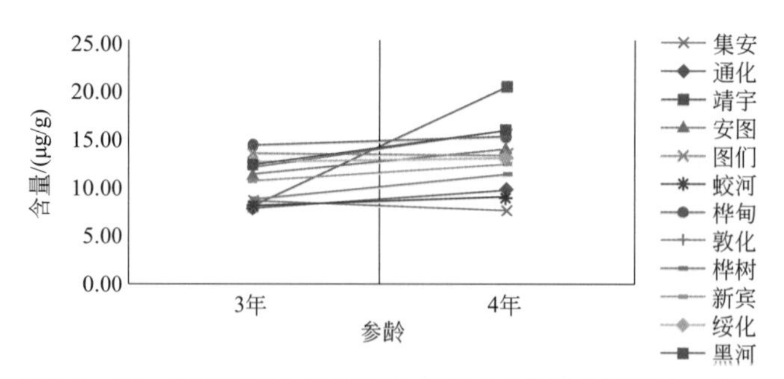

图9.6 同一产地不同参龄西洋参中酒石酸含量趋势图（一）

Fig 9.6 Tendency chart of tartaric acid contents of American ginsengs from the same region with different cultivation ages

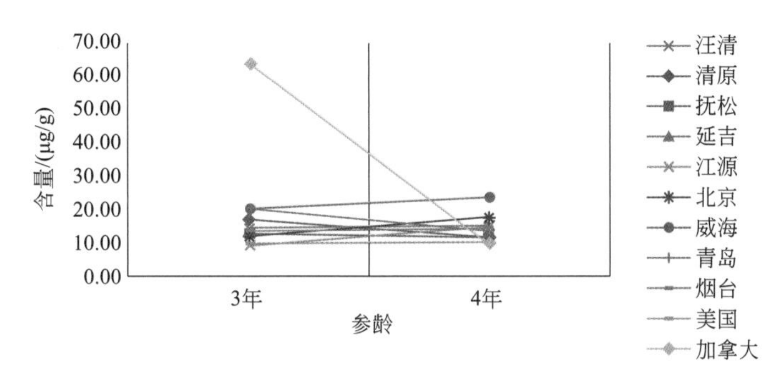

图9.7 同一产地不同参龄西洋参中酒石酸含量趋势图（二）

Fig 9.7 Tendency chart of tartaric acid contents of American ginsengs from the same region with different cultivation ages

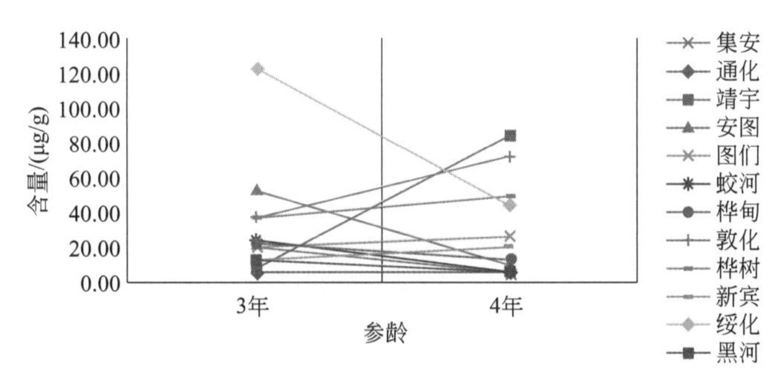

图9.8 同一产地不同参龄西洋参中马来酸含量趋势图（一）

Fig 9.8 Tendency chart of maleic acid contents of American ginsengs from the same region with different cultivation ages

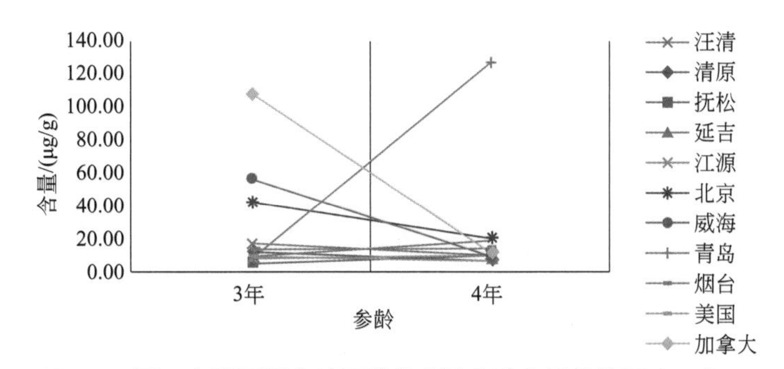

图9.9 同一产地不同参龄西洋参中马来酸含量趋势图（二）

Fig 9.9 Tendency chart of maleic acid contents of American ginsengs from the same region with different cultivation ages

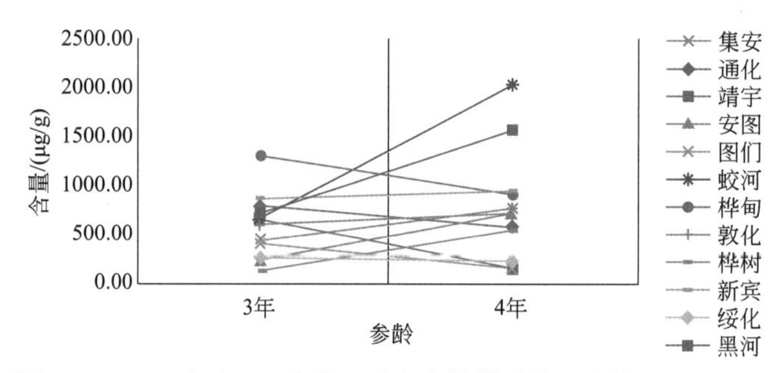

图9.10 同一产地不同参龄西洋参中柠檬酸含量趋势图（一）

Fig 9.10 Tendency chart of citric acid contents of American ginsengs from the same region with different cultivation ages

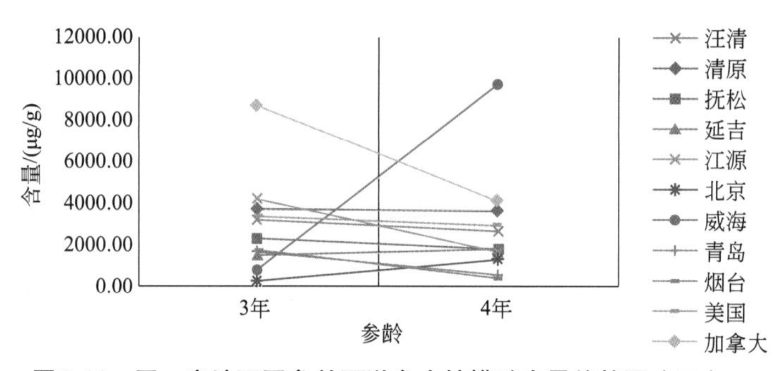

图9.11 同一产地不同参龄西洋参中柠檬酸含量趋势图（二）

Fig 9.11 Tendency chart of citric acid contents of American ginsengs from the same region with different cultivation ages

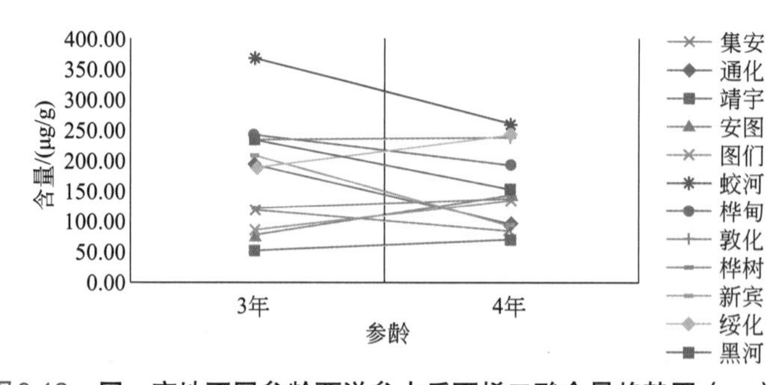

图9.12 同一产地不同参龄西洋参中反丁烯二酸含量趋势图（一）

Fig 9.12 Tendency chart of fumaric acid contents of American ginsengs from the same region with different cultivation ages

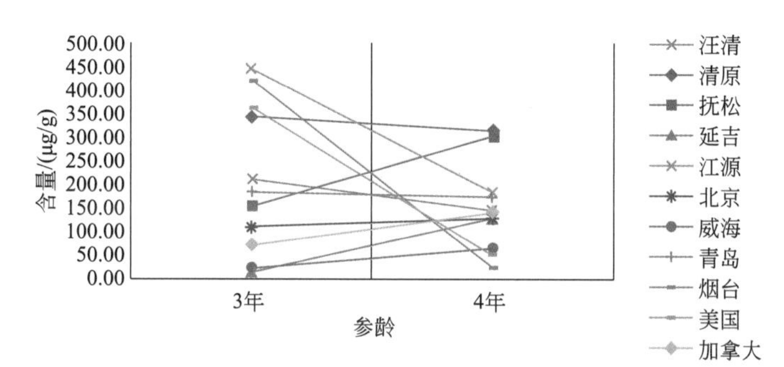

图9.13　同一产地不同参龄西洋参中反丁烯二酸含量趋势图（二）

Fig 9.13　Tendency chart of fumaric acid contents of American ginsengs from the same region with different cultivation ages

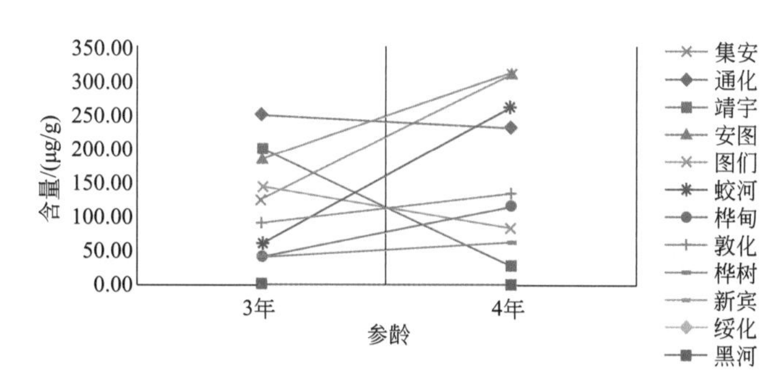

图9.14　同一产地不同参龄西洋参中琥珀酸含量趋势图（一）

Fig 9.14　Tendency chart of succinic acid contents of American ginsengs from the same region with different cultivation ages

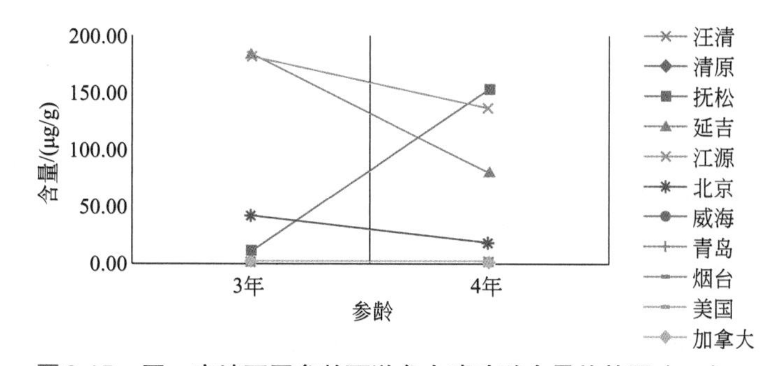

图9.15　同一产地不同参龄西洋参中琥珀酸含量趋势图（二）

Fig 9.15　Tendency chart of succinic acid contents of American ginsengs from the same region with different cultivation ages

9.3.3 相同参龄不同产地西洋参中7种有机酸含量分析

从表9.1中可知，3年参龄西洋参中香草酸含量由高到低为：美国>通化>抚松>烟台>汪清>清原>江源>加拿大>黑河>靖宇>延吉>桦甸>安图>图们>新宾>集安>敦化>威海>蛟河>桦树>北京>青岛>绥化；4年参龄西洋参中香草酸含量由高到低为：威海>美国>黑河>清原>集安>蛟河>通化>抚松>敦化>安图>加拿大>汪清>江源>烟台>延吉>桦甸>北京>桦树>新宾>图们>青岛>绥化>靖宇。

3年参龄西洋参中肉桂酸含量由高到低为：北京>绥化>敦化>蛟河>桦树>集安>黑河>安图>桦甸>青岛>图们>美国>靖宇>通化>新宾>延吉>加拿大>江源>清原>汪清>烟台>抚松>威海；4年参龄西洋参中肉桂酸含量由高到低为：图们>绥化>靖宇>桦树>烟台>青岛>北京>敦化>桦甸>新宾>蛟河>美国>黑河>通化>加拿大>安图>汪清>威海>江源>延吉>抚松>集安>清原。

3年参龄西洋参中酒石酸含量由高到低为：加拿大>威海>青岛>清原>延吉>桦甸>汪清>图们>烟台>抚松>绥化>黑河>敦化>安图>北京>新宾>美国>江源>桦树>集安>蛟河>靖宇>通化；4年参龄西洋参中酒石酸含量由高到低为：威海>靖宇>北京>敦化>黑河>延吉>汪清>桦甸>江源>烟台>安图>青岛>图们>绥化>新宾>抚松>清原>桦树>美国>加拿大>通化>蛟河>集安。

3年参龄西洋参中马来酸含量由高到低为:绥化>加拿大>威海>安图>北京>桦树>敦化>蛟河>桦甸>图们>集安>汪清>烟台>黑河>新宾>清原>美国>青岛>延吉>江源>靖宇>通化>抚松；4年参龄西洋参中马来酸含量由高到低为：青岛>靖宇>敦化>桦树>绥化>图们>新宾>北京>延吉>烟台>桦甸>加拿大>江源>抚松>汪清>安图>威海>蛟河>黑河>通化>清原>美国>集安。

3年参龄西洋参中柠檬酸含量由高到低为：加拿大>江源>清原>美国>汪清>抚松>烟台>青岛>延吉>桦甸>新宾>威海>通化>黑河>靖宇>蛟河>敦化>集安>图们>绥化>安图>北京>桦树；4年参龄西洋参中柠檬酸含量由高到低为：威海>加拿大>清原>美国>汪清>蛟河>延吉>抚松>江源>黑河>北京>新宾>桦甸>集安>敦化>安图>通化>桦树>青岛>烟台>绥化>靖宇>图们。

3年参龄西洋参中反丁烯二酸含量由高到低为：江源>烟台>蛟河>美国>清原>桦甸>敦化>黑河>汪清>新宾>通化>绥化>青岛>抚松>桦树>集安>北京>图们>安图>加拿大>靖宇>威海>延吉；4年参龄西洋参中反丁烯二酸含量由高到低为：清原>抚松>蛟河>绥化>敦化>桦甸>江源>青岛>黑河>汪清>安图>加拿大>桦树>图们>北京>延吉>通化>新宾>集安>靖宇>威海>美国>烟台。

3年参龄西洋参中琥珀酸含量由高到低为：通化>靖宇>延吉>安图>江源>图们>集安>敦化>蛟河>桦树>桦甸>北京>抚松>加拿大>青岛>清原>烟

台＞美国＞威海＞汪清＞绥化＞新宾＞黑河；4年参龄西洋参中琥珀酸含量由高到低为：安图＞集安＞蛟河＞通化＞抚松＞江源＞敦化＞桦甸＞图们＞延吉＞桦树＞靖宇＞北京＞黑河＞汪清＞清原＞青岛＞威海＞烟台＞加拿大＞绥化＞新宾＞美国。结果见图9.16～图9.19。

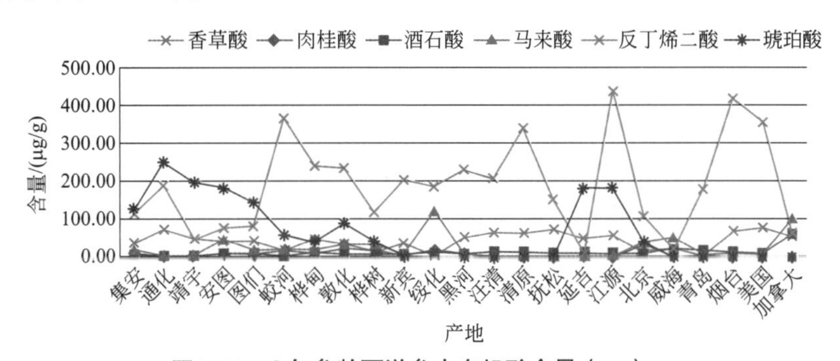

图9.16　3年参龄西洋参中有机酸含量（一）

Fig 9.16　Organic acid contents of 3-year-old American ginsengs

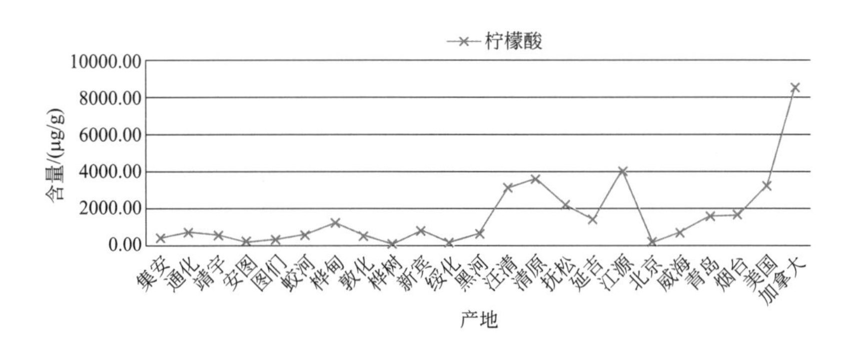

图9.17　3年参龄西洋参中有机酸含量（二）

Fig 9.17　Organic acid contents of 3-year-old American ginsengs

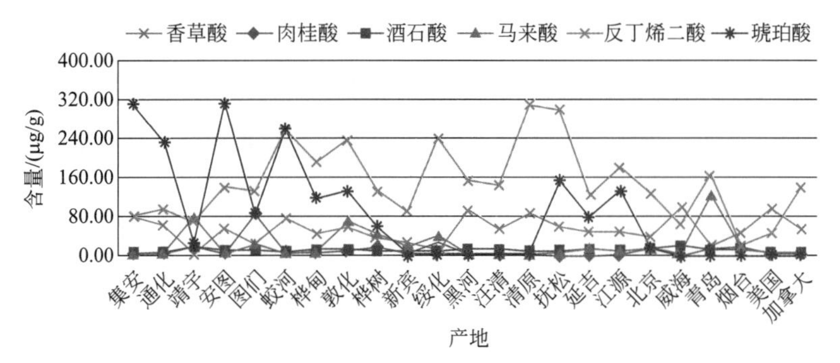

图9.18　4年参龄西洋参中有机酸含量（一）

Fig 9.18　Organic acid contents of 4-year-old American ginsengs

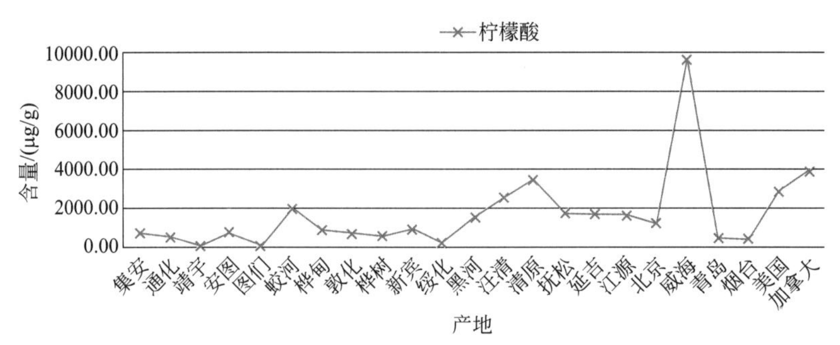

图9.19 4年参龄西洋参中有机酸含量（二）

Fig 9.19 Organic acid contents of 4-year-old American ginsengs

9.4 不同参龄不同产地西洋参中7类有机酸的聚类分析

应用SPSS 22.0统计软件中的系统聚类法，采用Ward法、卡方度量、平方Euclidean距离，以测得7种有机酸含量数据为特征变量进行聚类分析，建立亲缘关系树状图，见图9.20。结果表明，所有西洋参样品可聚为两大类：集安3年参龄，桦树4年参龄，图们3年参龄，敦化3年参龄，敦化4年参龄，安图3年参龄，青岛4年参龄，蛟河3年参龄，靖宇4年参龄，绥化3年参龄，桦树3年参龄，绥化4年参龄，北京3年参龄，图们4年参龄为第一大类，其余聚为第二大类。

当聚类距离L=12时，所有西洋参样品可聚为三大类，即除第一类之外，第二类细分为两类。当聚类距离L=1时，聚类结果如下：

① 新宾4年参龄（20），北京4年参龄（36），蛟河4年参龄（12），江源4年参龄（34），青岛3年参龄（39）；

② 集安4年参龄（2），靖宇3年参龄（5），黑河4年参龄（24）；

③ 威海3年参龄（37），烟台4年参龄（42）；

④ 通化3～4年参龄（3，4），安图4年参龄（8），黑河3年参龄（23）；

⑤ 桦甸3～4年参龄（13，14），新宾3年参龄（19），抚松4年参龄（30），烟台3年参龄（41）；

⑥ 清原3～4年参龄（27，28），美国3年参龄（43），江源3年参龄（33）；

⑦ 汪清3～4年参龄（25，26），抚松3年参龄（29），延吉4年参龄（32）；

⑧ 延吉3年参龄（31），美国4年参龄（44），加拿大4年参龄（46）；

⑨ 威海4年参龄（38）；

⑩ 加拿大3年参龄（45）；

⑪ 集安3年参龄（1），桦树4年参龄（18），图们3年参龄（9），敦化3～4年参龄（15，16）；

⑫ 安图3年参龄（7），青岛4年参龄（40）；

⑬ 蛟河3年参龄（11）；

⑭ 靖宇4年参龄（6），绥化3年参龄（21）；

⑮ 桦树3年参龄（17），绥化4年参龄（22），北京3年参龄（35），图们4年参龄（10）。

以上各类别西洋参中有机酸在组成及含量方面变化不大，当聚类距离L=7时，西洋参样品可聚为四大类。可根据系统聚类分析发现，以7种有机酸含量数据为特征变量时，不同年限不同产地西洋参之间的相似性。

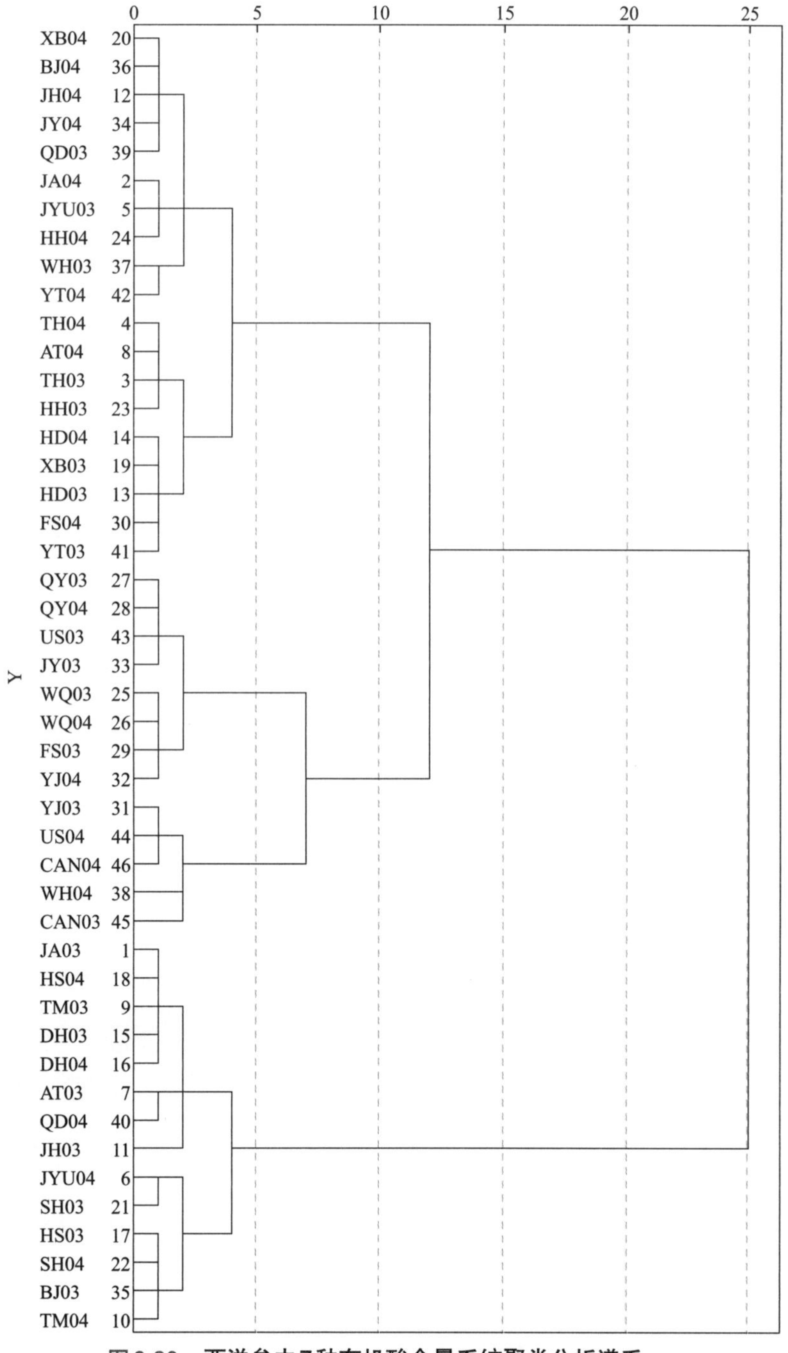

图9.20 西洋参中7种有机酸含量系统聚类分析谱系

Fig 9.20 Systematic cluster analysis graph of 7 organic acids in American ginsengs

10 西洋参中微量元素的含量及分析

西洋参中富含无机元素，包括常量无机元素和微量元素。许多微量元素作为酶系统或某些蛋白质的关键组成部分，与机体的生长发育、新陈代谢及免疫功能等息息相关。常用分析无机元素的方法有，原子吸收光谱、极谱和荧光法及ICP-MS等。

本书采用ICP-MS对西洋参中37种微量元素的含量进行了测定。

10.1 测定方法

见《人参营养成分及功能因子》P55 ～ 56。

10.2 不同产地不同参龄西洋参中微量元素的含量

不同产地不同参龄西洋参中微量元素的含量见表10.1。

表 10.1　不同产地不同参龄西洋参中微量元素含量

Tab 10.1　Minor elements contents of American ginsengs from different regions with different cultivation ages

单位：mg/kg

微量元素 Minor Element	集安 Ji'an		通化 Tonghua		靖宇 Jingyu	
	3年参龄	4年参龄	3年参龄	4年参龄	3年参龄	4年参龄
Li	0.16	0.29	0.17	0.35	0.12	0.28
Be	0.07	0.08	0.03	0.10	0.06	0.08
B	9.93	10.15	25.24	18.18	19.49	25.57
Sc	0.30	0.29	0.35	0.34	0.28	0.44
V	0.09	0.16	0.10	0.16	0.09	0.22
Cr	0.20	0.32	0.64	0.60	0.33	0.74

续表

微量元素 Minor Element	集安 Ji'an		通化 Tonghua		靖宇 Jingyu	
	3年参龄	4年参龄	3年参龄	4年参龄	3年参龄	4年参龄
Mn	48.22	87.20	94.00	72.07	84.56	60.79
Fe	320.7	670.9	478.2	798.0	326.4	1162.0
Co	0.48	0.52	0.54	0.55	0.61	0.74
Ni	0.99	0.49	1.11	0.86	1.62	2.08
Cu	5.66	9.85	13.36	15.06	17.67	19.31
Zn	19.82	27.20	46.99	42.23	45.09	63.96
Ga	0.09	0.18	0.08	0.19	0.07	0.20
Ge	0.17	0.19	0.18	0.25	0.16	0.28
As	0.23	0.32	0.15	0.32	0.16	0.47
Se	0.41	0.42	0.41	0.43	0.45	0.49
Rb	0.93	1.58	2.29	1.30	2.16	1.17
Sr	0.78	1.40	3.38	3.28	4.86	8.48
Zr	0.63	0.55	0.30	0.67	0.64	1.31
Nb	0.12	0.13	0.10	0.21	0.16	0.44
Mo	0.05	0.07	0.07	0.11	0.09	0.25
Ag	0.06	0.04	0.06	0.05	0.06	0.08
Cd	0.25	0.11	0.24	0.24	0.22	0.09
Sn	0.11	0.11	0.16	0.12	0.12	0.17
Sb	0.80	0.89	1.50	0.97	0.94	0.72
Te	0.03	0.02	0.02	0.01	0.03	0.03
Cs	0.16	0.22	0.13	0.23	0.17	0.15
Ba	17.35	24.30	64.07	72.34	65.22	76.97
Hf	0.03	0.03	0.01	0.03	0.03	0.04
Ta	0.08	0.06	0.08	0.06	0.06	0.06
W	0.09	0.07	0.11	0.09	0.07	0.10
Au	0.16	0.12	0.14	0.10	0.09	0.08
Tl	0.26	0.20	0.16	0.17	0.17	0.12
Pb	0.66	0.88	0.88	0.94	0.56	2.12
Bi	0.06	0.05	0.03	0.07	0.05	0.08
Th	0.14	0.14	0.10	0.24	0.11	0.13
U	0.07	0.07	0.03	0.08	0.06	0.09

续表

微量元素 Minor Elements	安图 Antu		图们 Tumen		蛟河 Jiaohe	
	3年参龄	4年参龄	3年参龄	4年参龄	3年参龄	4年参龄
Li	0.32	0.27	0.19	0.36	0.17	0.19
Be	0.07	0.07	0.05	0.08	0.06	0.06
B	24.99	13.55	23.68	31.44	12.54	11.08
Sc	0.30	0.24	0.28	0.44	0.20	0.26
V	0.19	0.13	0.12	0.22	0.10	0.12
Cr	0.45	0.32	0.54	0.54	0.19	0.15
Mn	91.90	53.63	65.78	92.70	56.04	65.71
Fe	800.5	623.7	516.0	1095.0	392.8	427.9
Co	0.66	0.51	0.52	0.67	0.50	0.47
Ni	0.47	0.39	0.38	0.65	0.26	0.39
Cu	16.59	9.34	13.78	19.22	6.42	8.29
Zn	53.43	30.30	29.61	123.90	41.54	23.74
Ga	0.17	0.13	0.11	0.21	0.09	0.11
Ge	0.20	0.19	0.17	0.27	0.15	0.16
As	0.28	0.33	0.23	0.32	0.14	0.25
Se	0.42	0.41	0.45	0.49	0.31	0.38
Rb	2.51	1.32	0.58	1.03	1.47	0.95
Sr	5.56	2.93	6.00	9.59	2.74	1.89
Zr	0.49	0.53	0.63	1.23	0.34	0.36
Nb	0.14	0.14	0.16	0.23	0.10	0.12
Mo	0.63	0.12	0.13	0.16	0.05	0.05
Ag	0.04	0.04	0.03	0.03	0.03	0.02
Cd	0.23	0.18	0.13	0.06	0.13	0.21
Sn	0.11	0.09	0.10	0.12	0.07	0.06
Sb	0.99	0.89	1.07	1.03	0.91	1.02
Te	0.03	0.03	0.01	0.02	0.01	0.02
Cs	0.17	0.16	0.12	0.21	0.12	0.20
Ba	51.01	45.09	67.21	95.40	34.82	26.62
Hf	0.02	0.03	0.02	0.05	0.02	0.02
Ta	0.05	0.06	0.04	0.04	0.05	0.05
W	0.08	0.08	0.06	0.08	0.07	0.06
Au	0.08	0.07	0.05	0.05	0.06	0.05

续表

微量元素 Minor Elements	安图 Antu		图们 Tumen		蛟河 Jiaohe	
	3年参龄	4年参龄	3年参龄	4年参龄	3年参龄	4年参龄
Tl	0.13	0.13	0.09	0.10	0.10	0.12
Pb	0.63	1.01	0.55	0.98	0.99	0.45
Bi	0.05	0.07	0.04	0.05	0.05	0.05
Th	0.15	0.14	0.12	0.22	0.11	0.13
U	0.07	0.07	0.05	0.07	0.05	0.06

微量元素 Minor Elements	桦甸 Huadian		敦化 Dunhua		桦树 Huashu	
	3年参龄	4年参龄	3年参龄	4年参龄	3年参龄	4年参龄
Li	0.08	0.14	0.17	0.21	0.07	0.41
Be	0.05	0.04	0.05	0.06	0.04	0.04
B	7.02	8.95	22.66	19.43	8.24	15.23
Sc	0.16	0.23	0.34	0.37	0.15	0.29
V	0.05	0.08	0.18	0.19	0.06	0.23
Cr	0.18	0.26	3.67	0.31	0.13	0.41
Mn	15.28	14.23	86.54	92.60	42.04	59.17
Fe	151.4	308.5	896.6	998.0	212.8	1049.0
Co	0.51	0.50	0.56	0.66	0.28	0.67
Ni	0.50	0.75	3.32	5.13	0.17	0.50
Cu	6.73	9.19	17.93	18.12	4.41	14.52
Zn	19.19	29.25	58.68	66.41	22.92	26.90
Ga	0.05	0.07	0.13	0.17	0.04	0.19
Ge	0.13	0.13	0.20	0.20	0.10	0.22
As	0.20	0.15	0.32	0.38	0.20	0.27
Se	0.46	0.38	0.37	0.39	0.41	0.41
Rb	0.32	1.14	1.54	2.07	0.96	1.65
Sr	0.94	1.59	4.29	4.73	0.68	4.51
Zr	0.41	0.36	0.63	0.66	0.26	0.30
Nb	0.09	0.08	0.08	0.08	0.06	0.14
Mo	0.08	0.08	0.07	0.11	0.04	0.20
Ag	0.02	0.02	0.03	0.03	0.02	0.02
Cd	0.19	0.26	0.19	0.23	0.15	0.18
Sn	0.10	0.08	0.07	0.07	0.05	0.08

续表

微量元素 Minor Elements	桦甸 Huadian		敦化 Dunhua		桦树 Huashu	
	3年参龄	4年参龄	3年参龄	4年参龄	3年参龄	4年参龄
Sb	0.83	0.90	0.83	0.83	0.88	1.08
Te	0.02	0.03	0.02	0.03	0.02	0.03
Cs	0.08	0.13	0.15	0.18	0.09	0.16
Ba	21.86	24.04	74.21	86.80	15.39	39.10
Hf	0.02	0.02	0.02	0.02	0.01	0.01
Ta	0.05	0.03	0.02	0.02	0.03	0.02
W	0.07	0.06	0.03	0.05	0.04	0.04
Au	0.05	0.04	0.06	0.03	0.04	0.04
Tl	0.14	0.19	0.12	0.13	0.09	0.09
Pb	0.35	0.53	0.66	0.60	0.29	0.86
Bi	0.06	0.04	0.03	0.03	0.03	0.03
Th	0.09	0.10	0.15	0.15	0.06	0.16
U	0.06	0.05	0.05	0.06	0.03	0.04

微量元素 Minor Elements	新宾 Xinbin		绥化 Suihua		黑河 Heihe	
	3年参龄	4年参龄	3年参龄	4年参龄	3年参龄	4年参龄
Li	0.21	0.11	0.17	0.07	0.11	0.30
Be	0.04	0.02	0.06	0.02	0.05	0.09
B	13.41	11.22	10.28	10.00	8.67	20.15
Sc	0.23	0.17	0.27	0.16	0.20	0.34
V	0.10	0.05	0.12	0.05	0.08	0.14
Cr	0.34	0.28	0.30	0.14	0.15	0.55
Mn	50.93	39.77	68.32	85.05	77.17	99.60
Fe	489.3	177.0	574.7	197.6	385.3	787.4
Co	0.51	0.42	0.49	0.44	0.37	0.53
Ni	0.46	0.50	1.63	0.48	0.76	2.02
Cu	13.81	9.15	10.20	7.24	8.37	18.07
Zn	31.02	18.79	17.52	28.21	24.24	69.98
Ga	0.10	0.03	0.11	0.04	0.08	0.16
Ge	0.16	0.10	0.15	0.07	0.12	0.22
As	0.28	0.13	0.28	0.16	0.17	0.22
Se	0.44	0.39	0.39	0.38	0.34	0.38
Rb	0.85	0.69	1.33	0.45	0.77	1.91

续表

微量元素 Minor Elements	新宾 Xinbin		绥化 Suihua		黑河 Heihe	
	3年参龄	4年参龄	3年参龄	4年参龄	3年参龄	4年参龄
Sr	2.69	2.40	1.87	2.07	2.61	7.95
Zr	0.32	0.19	0.60	0.19	0.36	0.87
Nb	0.07	0.04	0.08	0.03	0.03	0.07
Mo	0.08	0.04	0.04	0.04	0.05	0.08
Ag	0.02	0.02	0.02	0.02	0.02	0.02
Cd	0.21	0.17	0.05	0.05	0.03	0.10
Sn	0.08	0.08	0.11	0.08	0.07	0.09
Sb	0.98	0.86	0.92	0.79	0.94	0.98
Te	0.02	0.01	0.01	0.02	0.01	0.02
Cs	0.10	0.06	0.15	0.04	0.11	0.20
Ba	30.50	23.83	45.13	29.33	35.53	93.00
Hf	0.02	0.01	0.02	0.01	0.01	0.03
Ta	0.02	0.02	0.02	0.01	0.01	0.01
W	0.03	0.04	0.04	0.03	0.02	0.04
Au	0.03	0.04	0.03	0.04	0.03	0.03
Tl	0.07	0.07	0.12	0.08	0.07	0.09
Pb	0.74	1.17	0.42	0.40	0.36	0.72
Bi	0.02	0.02	0.03	0.02	0.01	0.04
Th	0.12	0.05	0.12	0.07	0.11	0.40
U	0.03	0.02	0.04	0.02	0.04	0.08

微量元素 Minor Elements	汪清 Wangqing		清原 Qingyuan		抚松 Fusong	
	3年参龄	4年参龄	3年参龄	4年参龄	3年参龄	4年参龄
Li	0.14	0.05	0.81	0.54	0.21	0.83
Be	0.03	0.02	0.12	0.09	0.05	0.16
B	16.60	12.12	9.33	15.93	13.29	7.94
Sc	0.18	0.13	0.61	0.32	0.27	0.42
V	0.09	0.05	0.44	0.34	0.14	0.62
Cr	0.21	0.13	0.70	0.52	0.59	0.59
Mn	68.72	53.03	96.40	100.80	97.20	97.80
Fe	376.7	174.7	2327.0	1568.0	618.3	2668.0
Co	0.46	0.30	0.79	0.77	0.78	0.98
Ni	0.37	0.36	0.93	1.02	1.15	1.52

续表

微量元素 Minor Elements	汪清 Wangqing		清原 Qingyuan		抚松 Fusong	
	3年参龄	4年参龄	3年参龄	4年参龄	3年参龄	4年参龄
Cu	9.99	6.54	3.00	5.98	10.07	11.07
Zn	56.48	29.61	33.53	47.87	42.82	39.07
Ga	0.08	0.03	0.43	0.29	0.11	0.52
Ge	0.13	0.09	0.47	0.31	0.16	0.47
As	0.12	0.12	0.55	0.58	0.29	1.11
Se	0.39	0.39	0.43	0.40	0.37	0.44
Rb	1.21	0.79	0.95	1.75	1.23	1.52
Sr	4.25	2.49	1.89	3.87	2.89	3.19
Zr	0.17	0.18	0.71	0.40	0.47	1.07
Nb	0.05	0.03	0.18	0.17	0.10	0.39
Mo	0.03	0.05	0.05	0.05	0.05	0.07
Ag	0.02	0.02	0.02	0.02	0.02	0.03
Cd	0.11	0.09	0.25	0.26	0.27	0.27
Sn	0.04	0.05	0.11	0.05	0.12	0.09
Sb	0.83	0.86	0.81	0.94	0.69	0.72
Te	0.01	0.02	0.02	0.02	0.02	0.02
Cs	0.10	0.06	0.34	0.28	0.12	0.46
Ba	50.43	87.19	25.61	52.26	50.48	65.06
Hf	0.01	0.01	0.02	0.02	0.01	0.03
Ta	0.01	0.01	0.01	0.01	0.01	0.02
W	0.03	0.02	0.04	0.04	0.03	0.06
Au	0.03	0.02	0.03	0.03	0.02	0.02
Tl	0.07	0.08	0.09	0.11	0.12	0.15
Pb	0.38	0.18	1.42	1.19	1.01	3.13
Bi	0.03	0.02	0.04	0.04	0.03	0.06
Th	0.09	0.06	0.59	0.25	0.16	0.43
U	0.03	0.02	0.10	0.09	0.04	0.12

微量元素 Minor Elements	延吉 Yanji		江源 Jiangyuan		北京 Beijing	
	3年参龄	4年参龄	3年参龄	4年参龄	3年参龄	4年参龄
Li	0.68	0.32	0.91	0.84	0.44	0.44
Be	0.11	0.06	0.12	0.12	0.07	0.06

续表

微量元素 Minor Elements	延吉 Yanji		江源 Jiangyuan		北京 Beijing	
	3年参龄	4年参龄	3年参龄	4年参龄	3年参龄	4年参龄
B	17.31	14.52	19.98	19.54	14.43	18.74
Sc	0.63	0.25	0.46	0.63	0.21	0.17
V	0.57	0.17	0.63	0.61	0.24	0.23
Cr	0.45	0.29	0.77	1.66	0.58	0.30
Mn	124.90	89.60	99.40	96.70	93.10	90.10
Fe	2514.0	869.0	3513.0	3154.0	912.2	819.8
Co	0.93	0.52	0.97	1.00	0.75	0.73
Ni	1.93	0.65	1.22	1.22	1.87	1.48
Cu	16.48	10.98	17.41	18.73	9.85	12.86
Zn	61.22	31.91	62.79	64.50	50.71	79.94
Ga	0.39	0.17	0.62	0.63	0.20	0.20
Ge	0.44	0.19	0.62	0.53	0.23	0.20
As	0.88	0.37	1.05	1.07	0.58	0.52
Se	0.42	0.37	0.44	0.49	0.45	0.40
Rb	2.21	2.19	1.49	2.13	0.34	0.51
Sr	5.89	3.39	4.34	3.69	3.43	2.51
Zr	0.73	0.42	0.76	0.77	0.43	0.36
Nb	0.15	0.13	0.31	0.34	0.10	0.08
Mo	0.09	0.06	0.11	0.13	0.13	0.18
Ag	0.03	0.03	0.02	0.03	0.03	0.02
Cd	0.28	0.25	0.24	0.27	0.24	0.25
Sn	0.08	0.09	0.09	0.09	0.08	0.07
Sb	0.78	0.91	1.01	0.94	0.96	0.94
Te	0.01	0.02	0.02	0.02	0.02	0.03
Cs	0.40	0.32	0.56	0.62	0.15	0.16
Ba	89.50	69.26	60.45	84.74	95.80	92.40
Hf	0.02	0.02	0.03	0.02	0.02	0.01
Ta	0.01	0.01	0.01	0.01	0.02	0.01
W	0.04	0.04	0.07	0.06	0.04	0.04
Au	0.02	0.02	0.03	0.02	0.02	0.03
Tl	0.16	0.14	0.11	0.14	0.09	0.08

续表

微量元素 Minor Elements	延吉 Yanji		江源 Jiangyuan		北京 Beijing	
	3年参龄	4年参龄	3年参龄	4年参龄	3年参龄	4年参龄
Pb	1.58	0.81	2.47	2.35	1.36	1.17
Bi	0.05	0.03	0.06	0.07	0.04	0.03
Th	0.36	0.15	0.32	0.67	0.10	0.08
U	0.10	0.04	0.12	0.11	0.07	0.06

微量元素 Minor Elements	威海 Weihai		青岛 Qingdao		烟台 Yantai	
	3年参龄	4年参龄	3年参龄	4年参龄	3年参龄	4年参龄
Li	0.41	0.54	0.24	0.50	0.19	0.30
Be	0.11	0.14	0.05	0.06	0.03	0.05
B	17.74	33.20	10.35	12.02	8.44	15.76
Sc	0.28	0.46	0.28	0.20	0.18	0.24
V	0.43	0.55	0.12	0.15	0.09	0.18
Cr	0.53	0.77	0.26	0.35	0.21	0.60
Mn	91.00	111.50	96.50	109.00	80.05	94.90
Fe	1523.0	1885.0	544.7	714.3	403.5	1067.0
Co	0.90	0.98	0.75	0.77	0.50	0.51
Ni	2.22	3.08	2.21	2.85	1.26	0.79
Cu	18.99	19.40	4.05	3.82	2.74	10.82
Zn	89.31	80.62	31.43	49.87	24.15	38.02
Ga	0.32	0.41	0.10	0.12	0.08	0.19
Ge	0.37	0.42	0.19	0.18	0.12	0.24
As	0.48	0.55	0.38	0.48	0.32	0.29
Se	0.46	0.58	0.52	0.45	0.40	0.29
Rb	0.39	1.53	0.14	0.19	0.14	1.26
Sr	2.98	8.29	1.86	2.25	1.22	2.86
Zr	0.30	0.67	0.41	0.41	0.27	0.63
Nb	0.27	0.25	0.07	0.07	0.05	0.23
Mo	0.12	0.21	0.05	0.06	0.03	0.06
Ag	0.03	0.02	0.02	0.02	0.02	0.02
Cd	0.27	0.28	0.25	0.24	0.25	0.20
Sn	0.21	0.12	0.11	0.09	0.07	0.08
Sb	1.00	0.91	0.97	0.88	0.84	0.92

续表

微量元素 Minor Elements	威海 Weihai		青岛 Qingdao		烟台 Yantai	
	3年参龄	4年参龄	3年参龄	4年参龄	3年参龄	4年参龄
Te	0.02	0.03	0.03	0.02	0.02	0.02
Cs	0.21	0.50	0.08	0.09	0.06	0.16
Ba	70.98	93.90	81.97	87.64	53.25	67.02
Hf	0.01	0.03	0.01	0.02	0.01	0.02
Ta	0.01	0.02	0.02	0.01	0.01	0.01
W	0.06	0.14	0.05	0.03	0.03	0.04
Au	0.03	0.02	0.03	0.02	0.03	0.02
Tl	0.08	0.10	0.06	0.07	0.08	0.09
Pb	1.75	2.37	0.82	1.05	0.59	0.72
Bi	0.04	0.03	0.04	0.03	0.02	0.03
Th	0.35	0.82	0.15	0.11	0.08	0.14
U	0.19	0.20	0.04	0.05	0.02	0.04

微量元素 Minor Elements	美国 American		加拿大 Canada	
	3年参龄	4年参龄	3年参龄	4年参龄
Li	0.07	0.05	0.02	0.04
Be	0.02	0.02	0.01	0.01
B	10.63	7.90	22.71	18.21
Sc	0.14	0.12	0.12	0.13
V	0.07	0.05	0.03	0.04
Cr	0.22	0.14	0.09	0.16
Mn	31.86	42.33	32.84	59.68
Fe	246.3	173.8	109.9	129.0
Co	0.25	0.23	0.32	0.32
Ni	0.29	0.26	0.14	0.24
Cu	7.19	5.46	12.68	15.33
Zn	20.38	22.28	35.28	42.09
Ga	0.04	0.03	0.02	0.02
Ge	0.10	0.09	0.09	0.10
As	0.15	0.08	0.08	0.09
Se	0.38	0.32	0.40	0.37
Rb	0.54	0.45	0.45	0.32

续表

微量元素 Minor Elements	美国 American		加拿大 Canada	
	3年参龄	4年参龄	3年参龄	4年参龄
Sr	1.63	1.10	1.07	0.69
Zr	0.28	0.24	0.09	0.14
Nb	0.04	0.04	0.02	0.02
Mo	0.09	0.05	1.00	1.15
Ag	0.02	0.02	0.01	0.03
Cd	0.15	0.12	0.12	0.11
Sn	0.07	0.06	0.06	0.08
Sb	0.71	0.99	0.83	1.42
Te	0.01	0.01	0.02	0.03
Cs	0.05	0.03	0.01	0.02
Ba	48.91	49.45	37.81	25.91
Hf	0.01	0.01	0.00	0.01
Ta	0.01	0.01	0.01	0.01
W	0.02	0.02	0.02	0.03
Au	0.02	0.02	0.02	0.02
Tl	0.08	0.09	0.06	0.05
Pb	0.40	0.24	0.22	0.23
Bi	0.02	0.02	0.02	0.02
Th	0.05	0.03	0.02	0.02
U	0.02	0.02	0.01	0.01

10.3 结果分析

10.3.1 西洋参中微量元素的种类及含量

西洋参中Fe（109.90～3513.00mg/kg）含量最高，数量级在10^2以上；其次是Mn（14.23～124.9mg/kg）、Zn（17.52～123.90mg/kg）、Ba（17.52～95.80mg/kg）、B（7.02～33.20mg/kg）、Cu（2.74～19.40mg/kg），数量级在1～10^2；然后是Sr（0.68～9.59mg/kg）、Ni（0.14～5.13mg/kg）、Cr（0.09～3.67mg/kg）、Pb（0.18～3.13mg/kg）、Rb（0.14～2.51mg/kg）、Sb（0.69～1.50mg/kg）、Zr（0.09～1.31mg/kg）、Mo（0.03～1.15mg/kg）、As（0.08～1.11mg/kg），数量级在10^{-2}～10^{-1}；接着是

Co（0.23 ～ 1.00mg/kg）、Li（0.02 ～ 0.91mg/kg）、Th（0.02 ～ 0.82mg/kg）、Sc（0.12 ～ 0.63mg/kg）、Ga（0.02 ～ 0.63mg/kg）、V（0.03 ～ 0.63mg/kg）、Ge（0.07 ～ 0.62 mg/kg）、Cs（0.69 ～ 1.50 mg/kg）、Se（0.29 ～ 0.58mg/kg）、Nb（0.02 ～ 0.44mg/kg）、Cd（0.03 ～ 0.28mg/kg）、Tl（0.05 ～ 0.26mg/kg）、Sn（0.04 ～ 0.21mg/kg）、U（0.01 ～ 0.20mg/kg）、Be（0.01 ～ 0.16mg/kg）、Au（0.02 ～ 0.16mg/kg）、W（0.02 ～ 0.14mg/kg），数量级 10^{-2} ～ 10^{-1}；含量最少的是Ta（<0.08mg/kg）、Bi（<0.08mg/kg）、Ag（＜0.08mg/kg）、Hf（<0.04 mg/kg）及Te（<0.03mg/kg）。

总的来说，西洋参中有益元素较多，有害元素Pb、Hg、Cd、Cs、As等含量较小，符合《中国药典》规定。

10.3.2 不同产地不同参龄西洋参中微量元素含量趋势

对于3年参龄西洋参，部分微量元素含量按不同数量级作图，可以得到图10.1 ～图10.4 4个折线图。从图中可以看出，江源、清原和威海地区微量元素的含量较高。不同产地3年参龄西洋参中Fe、Mn、Zn、Ba、B、Cu的含量变化，见图10.1和图10.2；Sr、Ni、Cr、Pb、Rb、Sb、Zr、Mo、As的含量变化，见图10.3；Co、Li、Th、Sc、Ga、V、Ge、Cs、Se、Nb的含量变化，见图10.4。

对于4年参龄西洋参，部分微量元素含量按不同数量级作图，可以得到图10.5 ～图10.8 4个折线图。从图中可以看出，江源、抚松和威海地区微量元素的含量较高。不同产地4年参龄西洋参中Fe、Mn、Zn、Ba、B、Cu的含量变化，见图10.5和图10.6；Sr、Ni、Cr、Pb、Rb、Sb、Zr、Mo、As的含量变化，见图10.7；Co、Li、Th、Sc、Ga、V、Ge、Cs、Se、Nb的含量变化，见图10.8。

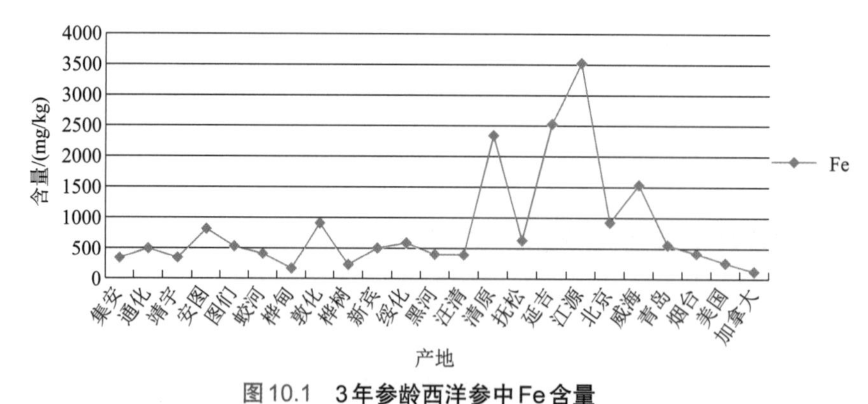

图10.1 3年参龄西洋参中Fe含量

Fig 10.1 Contents of Fe of 3-year-old American ginsengs

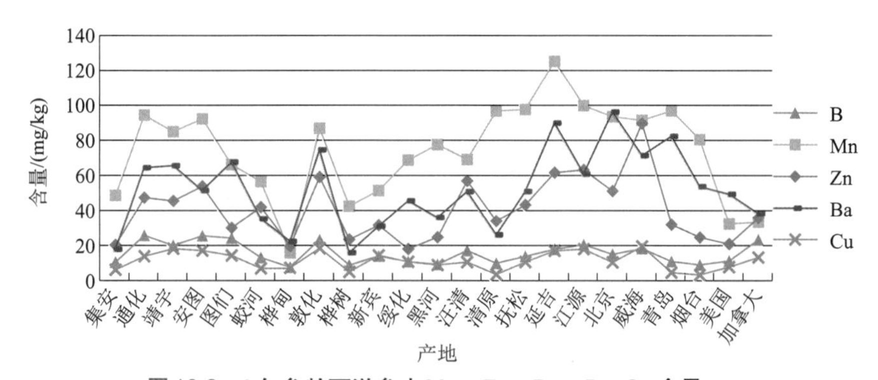

图 10.2 3年参龄西洋参中Mn、Zn、Ba、B、Cu含量

Fig 10.2 Contents of Mn, Zn, Ba, B and Cu of 3-year-old American ginsengs

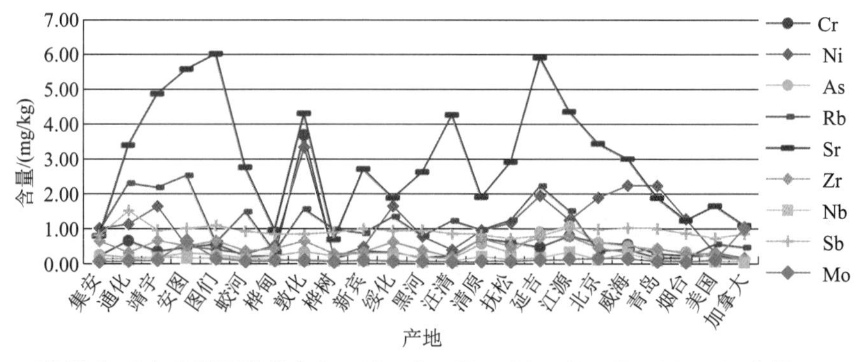

图 10.3 3年参龄西洋参中Sr、Ni、Cr、Pb、Rb、Sb、Zr、Mo、As含量

Fig 10.3 Contents of Sr, Ni, Cr, Pb, Rb, Sb, Zr, Mo and As of 3-year-old American ginsengs

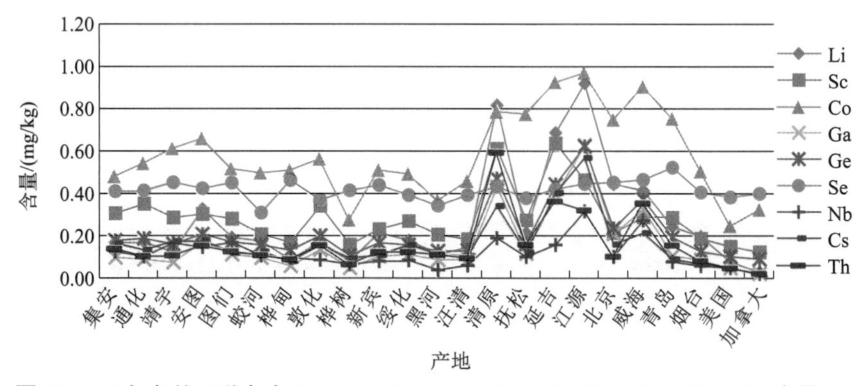

图 10.4 3年参龄西洋参中Co、Li、Th、Sc、Ga、V、Ge、Cs、Se、Nb含量

Fig 10.4 Contents of Co, Li, Th, Sc, Ga, V, Ge, Cs, Se and Nb of 3-year-old American ginsengs

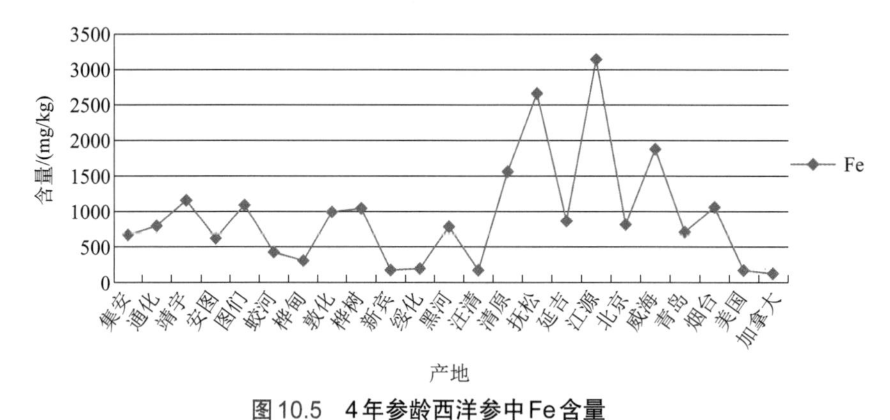

图10.5 4年参龄西洋参中Fe含量

Fig 10.5 Contents of Fe of 4-year-old American ginsengs

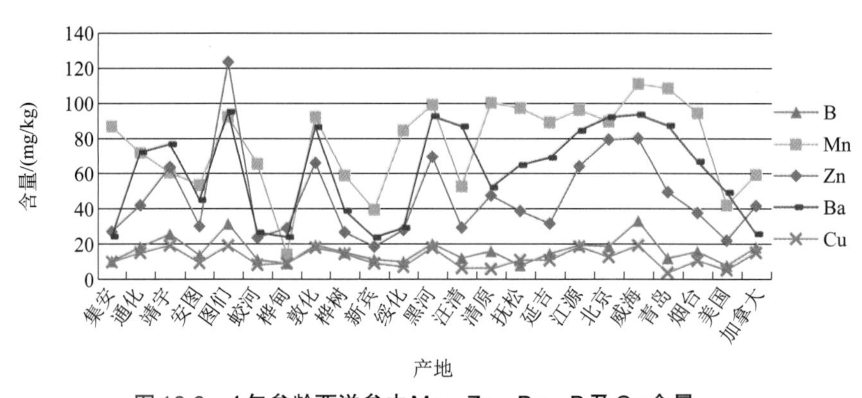

图10.6 4年参龄西洋参中Mn、Zn、Ba、B及Cu含量

Fig 10.6 Contents of Mn, Zn, Ba, B and Cu of 4-year-old American ginsengs

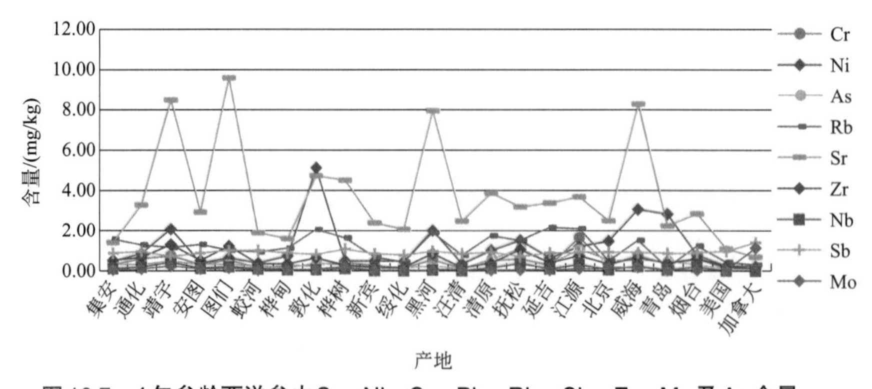

图10.7 4年参龄西洋参中Sr、Ni、Cr、Pb、Rb、Sb、Zr、Mo及As含量

Fig 10.7 Contents of Sr, Ni, Cr, Pb, Rb, Sb, Zr, Mo and As of 4-year-old American ginsengs

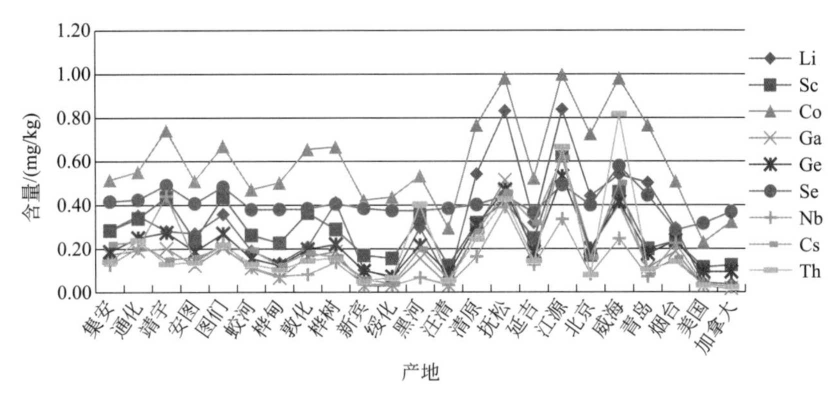

图10.8 **4年参龄西洋参中Co、Li、Th、Sc、Ga、V、Ge、Cs、Se及Nb含量**

Fig 10.8 Contents of Co, Li, Th, Sc, Ga, V, Ge, Cs, Se and Nb of 4-year-old American ginsengs

10.3.3 不同参龄不同产地西洋参中微量元素的聚类分析

应用SPSS 22.0统计软件中的系统聚类法，采用Ward法、卡方度量、平方Euclidean距离，以测得37种微量元素含量数据为特征变量进行聚类分析，建立亲缘关系树状图，见图11.9。结果表明，当聚类距离L=25时，所有西洋参样品可聚为两大类：江源3～4年参龄，抚松4年参龄，清原3～4年参龄，集安3～4年参龄，通化4年参龄，靖宇4年参龄，威海3年参龄，延吉3年参龄，桦树4年参龄为第一大类，其余聚为第二大类。

当聚类距离L=10时，所有西洋参样品可聚为三大类，即除第一类之外，第二类细分为两类。当聚类距离L=2.7时，聚类结果如下：

① 青岛3～4年参龄（39，40），烟台3年参龄（41）；

② 北京3～4年参龄（35，36）；

③ 黑河3年参龄（23），抚松3年参龄（29），安图3年参龄（7），蛟河3～4年参龄（11，12），桦树3年参龄（17）；

④ 绥化3年参龄（21），延吉4年参龄（32），烟台4年参龄（42）；安图4年参龄（8），新宾3年参龄（19），桦甸4年参龄（14），敦化3～4年参龄（15，16）；

⑤ 威海4年参龄（38）；

⑥ 桦甸3年参龄（13），美国3年参龄（43），图们3～4年参龄（9，10）；

⑦ 汪清3～4年参龄（25，26），美国4年参龄（44），新宾4年参龄（20），黑河4年参龄（24），绥化4年参龄（22）；

⑧ 通化3年参龄（3），靖宇3年参龄（5）；

⑨ 加拿大3～4年参龄（45，46）；

⑩ 靖宇3～4年参龄（33，34），抚松4年参龄（30），清原3年参龄（27）；

⑪ 集安3～4年参龄（1，2）；通化4年参龄（4），靖宇4年参龄（6），威海3年参龄（37）；

⑫ 清原4年参龄（28），延吉3年参龄（31），桦树4年参龄（18）。

在以上各类别内的西洋参样品，西洋参的微量元素在组成及含量变化方面是接近的，可根据系统聚类分析发现，以37种微量元素含量数据为特征变量时，不同年限不同产地西洋参之间的相似性。

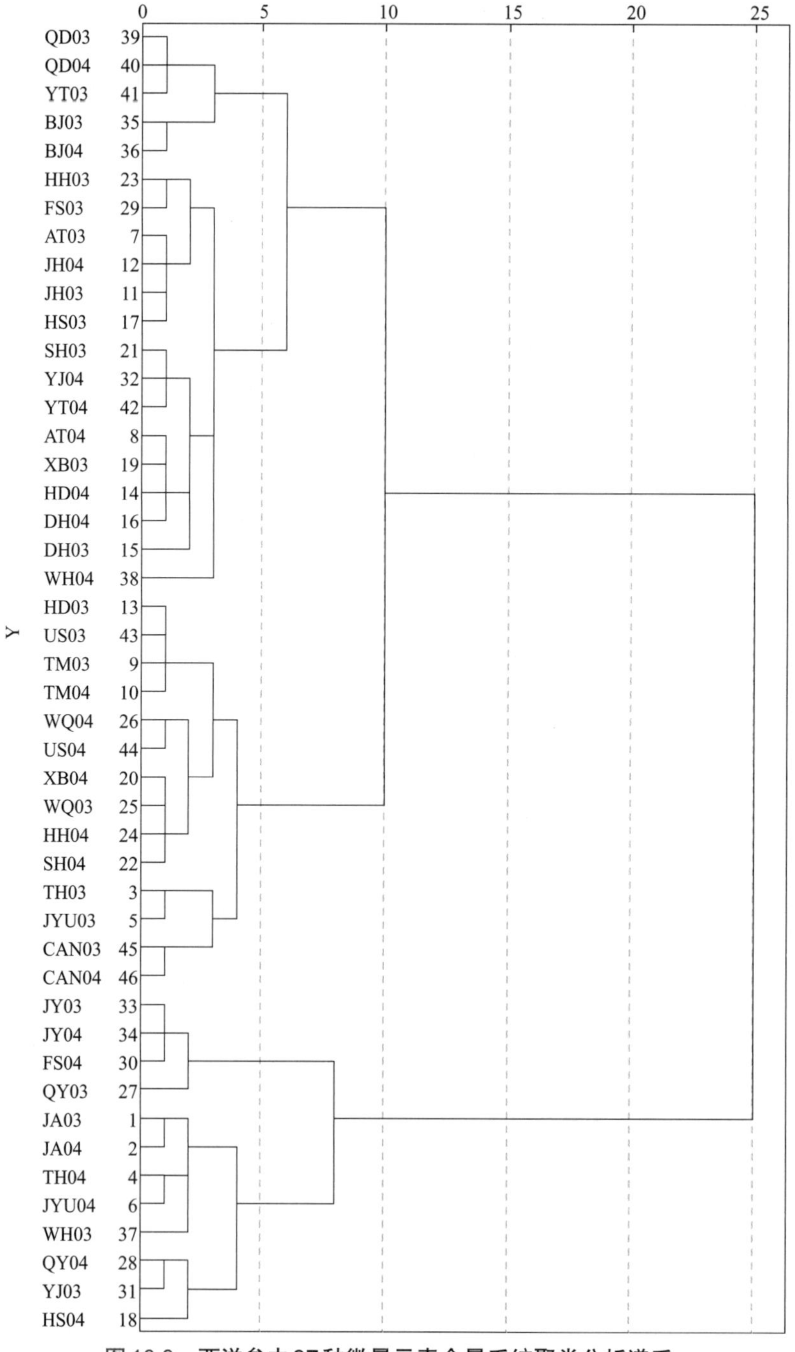

图10.9　西洋参中37种微量元素含量系统聚类分析谱系

Fig 10.9　Systematic cluster analysis graph of 37 minor elements in American ginsengs

11 西洋参中甾醇类的含量及分析

甾醇是一种重要的天然活性物质，按其原料来源分为动物性甾醇、植物性甾醇和菌类甾醇等三大类。植物性甾醇主要为谷甾醇、豆甾醇和菜油甾醇等，植物甾醇具有广泛的生理活性，在调节血脂、降低血液胆固醇等方面生物活性较强。甾醇含量的测定方法有分光光度法、HPLC等。

本书采用分光光度法对西洋参样品中总甾醇的含量进行了测定；采用HPLC对其单体甾醇的含量进行了分析。

11.1 测定方法

见《人参营养成分及功能因子》P57～64。

11.2 不同产地不同参龄西洋参中总甾醇的含量

不同产地不同参龄西洋参中总甾醇的含量见表11.1和图11.1。

表11.1 不同产地不同参龄西洋参中总甾醇的含量

Tab 11.1 Total sterol contents of American ginsengs from different regions with different cultivation ages

序号 No.	产地 Region	参龄/年 Cultivation Age/Year	平行样1/% Sample 1/%	平行样2/% Sample 2/%	总甾醇含量/% Content of Total Sterol/%
1	集安	3	0.2087	0.1642	0.1865
2		4	0.1663	0.1324	0.1494
3	通化	3	0.2297	0.2315	0.2306
4		4	0.1987	0.1911	0.1949
5	靖宇	3	0.1174	0.1249	0.1212
6		4	0.1667	0.1204	0.1436

续表

序号 No.	产地 Region	参龄/年 Cultivation Age/Year	平行样1/% Sample 1/%	平行样2/% Sample 2/%	总甾醇含量/% Content of Total Sterol/%
7	安图	3	0.2610	0.2663	0.2637
8		4	0.2251	0.1945	0.2098
9	图们	3	0.0899	0.1538	0.1219
10		4	0.0957	0.1400	0.1179
11	蛟河	3	0.1442	0.1298	0.1370
12		4	0.1480	0.1191	0.1336
13	桦甸	3	0.1645	0.1502	0.1574
14		4	0.1492	0.1312	0.1402
15	敦化	3	0.2612	0.2209	0.2411
16		4	0.2371	0.2555	0.2463
17	新宾	3	0.2012	0.1562	0.1787
18		4	0.1424	0.1373	0.1399
19	绥化	3	0.2241	0.1900	0.2071
20		4	0.3230	1.3136	0.8183
21	黑河	3	0.1955	0.1183	0.1569
22		4	0.2824	0.2243	0.2534
23	汪清	3	0.1004	0.1637	0.1321
24		4	0.1381	0.1437	0.1409
25	清原	3	0.1243	0.2050	0.1647
26		4	0.2119	0.1905	0.2012
27	抚松	3	0.3380	0.2214	0.2797
28		4	0.1952	1.2352	0.7152
29	延吉	3	0.0895	0.1601	0.1248
30		4	0.1111	0.1454	0.1283
31	江源	3	0.1664	1.1805	0.6735
32		4	0.2581	0.2188	0.2385
33	加拿大	3	0.1320	0.1375	0.1348
34		4	0.1607	0.1524	0.1566
35	美国	3	0.2799	0.2433	0.2616
36		4	0.2713	0.2341	0.2527
37	北京	3	0.1567	0.1634	0.1601
38		4	0.2521	0.2965	0.2743

续表

序号 No.	产地 Region	参龄/年 Cultivation Age/Year	平行样1/% Sample 1/%	平行样2/% Sample 2/%	总甾醇含量/% Content of Total Sterol/%
39	威海	3	0.1929	0.1899	0.1914
40		4	0.2285	0.2334	0.2310
41	青岛	3	0.1710	0.2489	0.2100
42		4	0.1588	0.1673	0.1631
43	烟台	3	0.1609	0.1895	0.1752
44		4	0.1189	0.1116	0.1153

11.2.1 不同参龄西洋参样品中总甾醇均值的分析

总甾醇含量最高的为绥化及抚松4年参龄西洋参，分别为0.82%、0.72%。总甾醇含量最低的为烟台3年参龄西洋参，为0.12%。西洋参总甾醇含量均值为0.22%±0.15%。其中3年参龄、4年参龄西洋参的总甾醇含量均值分别为0.20%和0.23%，由平均值可知，4年参龄西洋参总甾醇含量稍高于3年参龄。

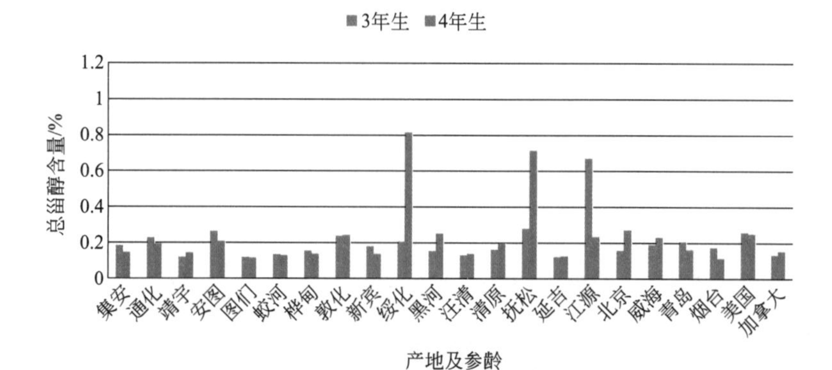

图11.1 不同产地不同参龄西洋参中总甾醇含量柱形图

Fig 11.1 Column diagram of total sterols of American ginsengs from different regions with different cultivation ages

11.2.2 相同产地不同参龄西洋参样品中总甾醇含量的分析

由图11.1可知，相同产地的西洋参中总甾醇随参龄变化的趋势不规律，且西洋参中总甾醇含量的变化较大。

其中，3年参龄西洋参中总甾醇含量高于4年参龄的地区有集安、通化、安图、图们、蛟河、桦甸、新宾、江源、烟台、美国、青岛；4年参龄西洋参中总甾醇含量高于3年参龄的地区有靖宇、敦化、绥化、黑河、汪清、清原、抚松、延吉、北京、加拿大。

除了绥化、黑河、抚松地区3年参龄西洋参中总甾醇含量显著高于4年参龄西洋参，江源4年参龄西洋参中总甾醇含量显著低于3年参龄外，其余产地3、4年参龄西洋参总甾醇含量差距较小。在大部分地区，西洋参中的总甾醇的含量变化与参龄没有显著关系。

11.2.3 相同参龄不同产地西洋参样品总甾醇含量分析

3年、4年参龄不同产地西洋参中总甾醇的含量与同参龄总甾醇平均值的关系，分别见图11.2和图11.3。3年、4年参龄不同产地西洋参中总甾醇的含量排序，分别见图11.4和图11.5。

3年参龄西洋参中总甾醇含量顺序为：江源＞抚松＞安图＞美国＞敦化＞通化＞青岛＞绥化＞威海＞集安＞新宾＞烟台＞清原＞北京＞桦甸＞黑河＞蛟河＞加拿大＞汪清＞延吉＞图们＞靖宇；4年参龄西洋参中总甾醇含量顺序为：绥化＞抚松＞北京＞黑河＞美国＞敦化＞江源＞威海＞安图＞清原＞通化＞青岛＞加拿大＞集安＞靖宇＞汪清＞桦甸＞新宾＞蛟河＞延吉＞图们＞烟台。

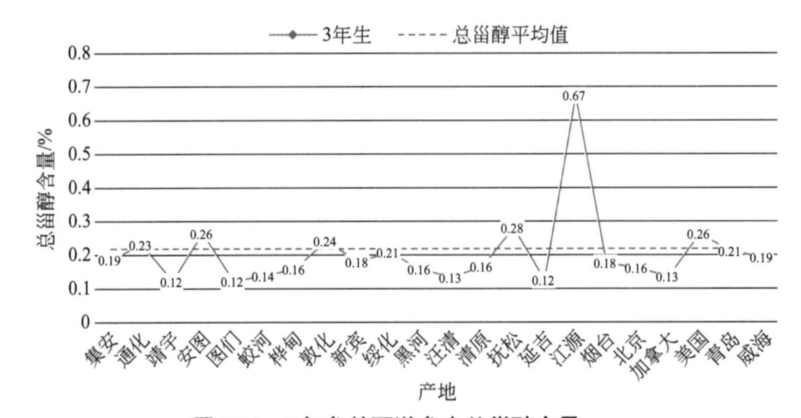

图11.2 3年参龄西洋参中总甾醇含量

Fig 11.2 Total sterols contents of 3-year-old American ginsengs

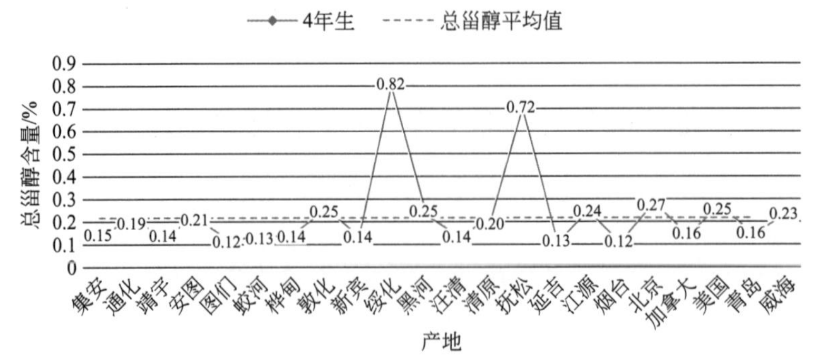

图11.3 4年参龄西洋参中总甾醇含量

Fig 11.3 Total sterols contents of 4-year-old American ginsengs

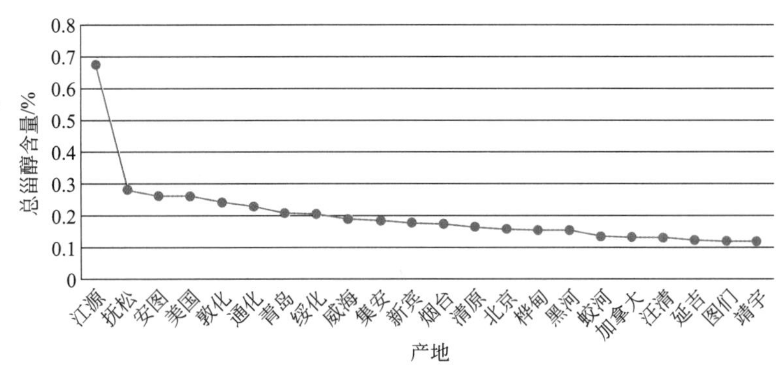

图11.4 3年生西洋参中总甾醇含量排序

Fig 11.4 Sequence of total sterol contents of 3-year-old American ginsengs

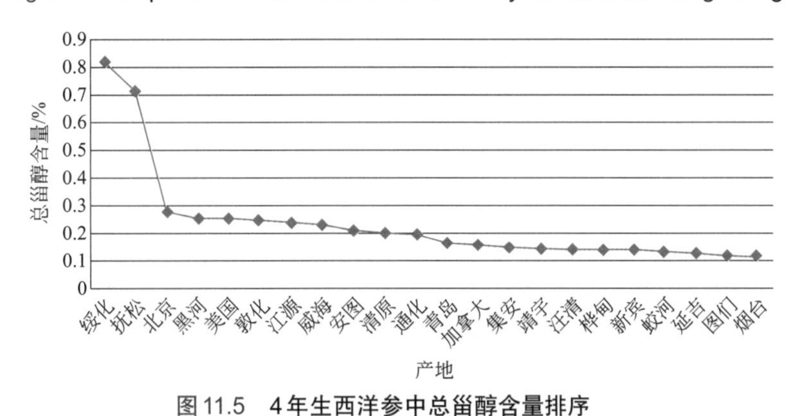

图11.5 4年生西洋参中总甾醇含量排序

Fig 11.5 Sequence of total sterol contents of 4-year-old American ginsengs

11.3 单体甾醇结果分析

由图11.6可得出，西洋参中甾醇含量β-谷甾醇＞豆甾醇＞麦角甾醇。

① 西洋参中麦角甾醇含量均值为0.0022 %。其中含量最高的为延吉3年参龄西洋参（0.0059 %），含量最低的为威海3年参龄西洋参（0.0004%）。3年、4年参龄西洋参中麦角甾醇的含量，见图11.7和图11.8。

3年参龄西洋参中麦角甾醇含量为：威海<桦树<图们<汪清<江源<靖宇<蛟河<桦甸<绥化<青岛<清原<安图<烟台<美国<加拿大<北京<抚松<集安<黑河<新宾<通化<敦化<延吉。

4年参龄西洋参中麦角甾醇含量为：江源<敦化<图们<桦甸<黑河<蛟河<北京<延吉<桦树<通化<安图<汪清<靖宇<美国<新宾<清原<加拿大<集安<青岛<抚松<烟台<威海<绥化。

② 西洋参中豆甾醇含量均值为0.0120%。其中含量最高为绥化4年参龄西洋参（0.0241%），含量最低为图们3年参龄西洋参（0.0040%）。3年、4年参龄西洋参中豆甾醇的含量，见图11.9和图11.10。

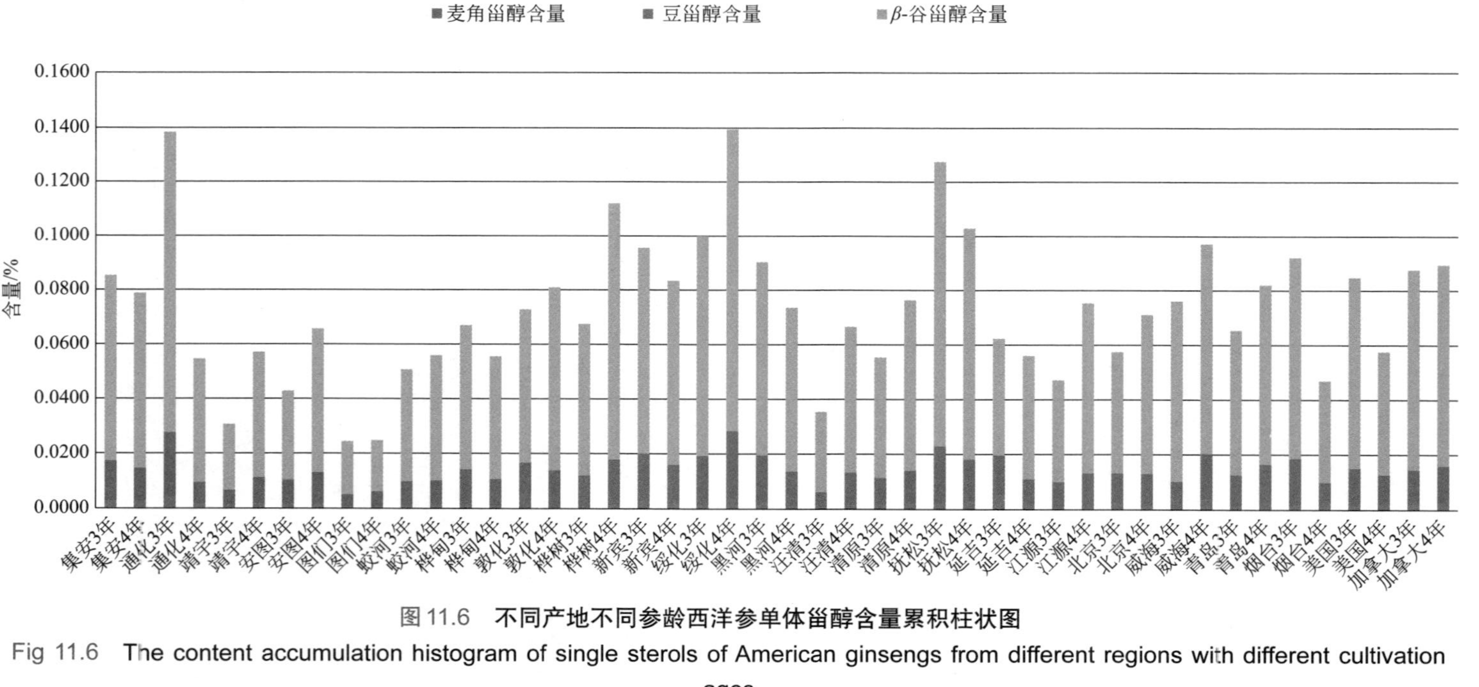

图 11.6　**不同产地不同参龄西洋参单体甾醇含量累积柱状图**

Fig 11.6　The content accumulation histogram of single sterols of American ginsengs from different regions with different cultivation ages

3年参龄西洋参中豆甾醇含量为：图们<汪清<靖宇<安图<蛟河<江源<清原<威海<北京<青岛<敦化<桦树<加拿大<桦甸<美国<延吉<集安<黑河<烟台<新宾<绥化<抚松<通化。

4年参龄西洋参中豆甾醇含量为：图们<烟台<通化<蛟河<靖宇<桦甸<延吉<美国<安图<汪清<北京<清原<集安<黑河<江源<敦化<青岛<加拿大<新宾<抚松<桦树<威海<绥化。

③ 西洋参中β-谷甾醇含量均值为0.06%，高于麦角甾醇和豆甾醇的平均含量。其中含量最高为绥化4年参龄西洋参（0.11%），含量最低为图们4年参龄西洋参（0.02%）。3年、4年参龄西洋参中的β-谷甾醇含量见图11.11和图11.12。

3年参龄西洋参中β-谷甾醇含量为：图们<靖宇<汪清<安图<江源<蛟河<延吉<清原<北京<桦甸<青岛<桦树<敦化<威海<集安<美国<黑河<加拿大<烟台<新宾<绥化<抚松<通化。

4年参龄西洋参中β-谷甾醇含量为：图们<烟台<桦甸<美国<延吉<通化<蛟河<靖宇<安图<汪清<北京<黑河<江源<清原<集安<青岛<敦化<新宾<加拿大<威海<抚松<桦树<绥化。

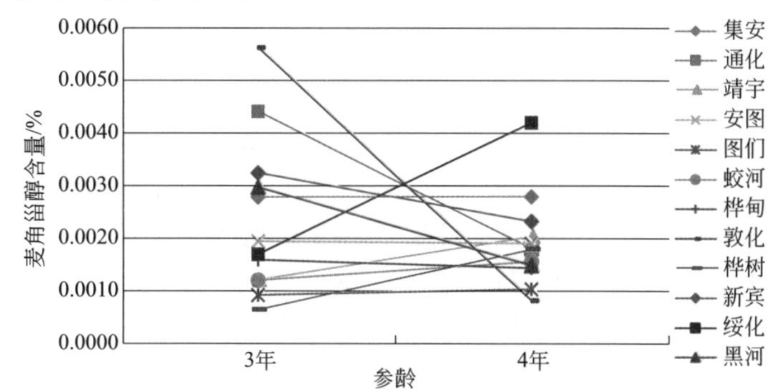

图11.7 同一产地不同参龄西洋参中麦角甾醇含量趋势图（一）

Fig 11.7 Tendency chart of ergosterol contents of American ginsengs from the same region with different cultivation ages

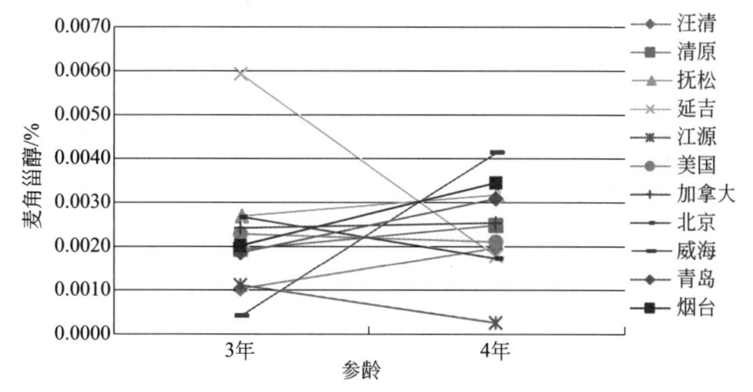

图11.8 同一产地不同参龄西洋参中麦角甾醇含量趋势图（二）

Fig 11.8 Tendency chart of ergosterol contents of American ginsengs from the same region with different cultivation ages

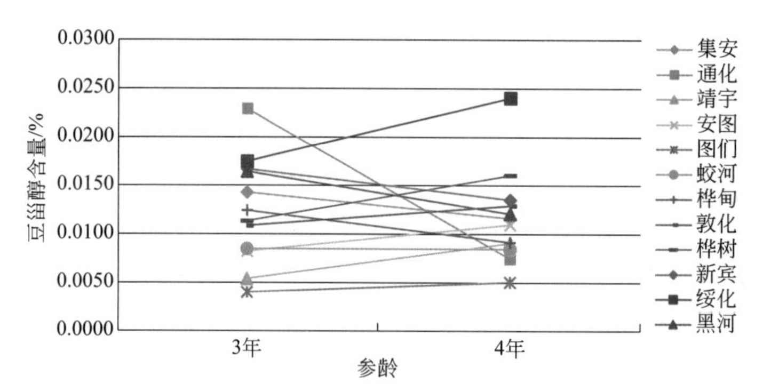

图 11.9　同一产地不同参龄西洋参中豆甾醇含量趋势图（一）

Fig 11.9　Tendency chart of stigmasterol contents of American ginsengs from the same region with different cultivation ages

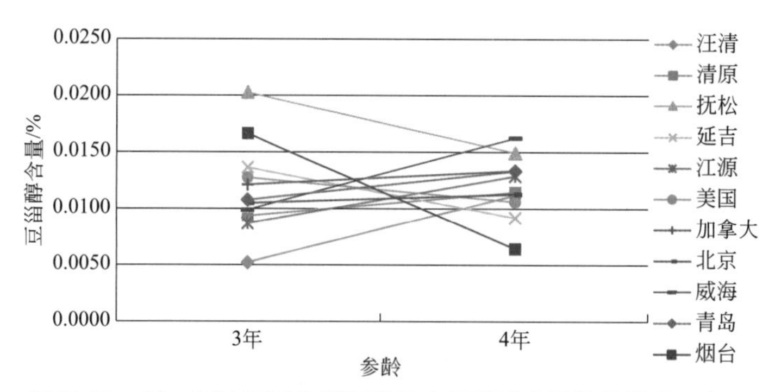

图 11.10　同一产地不同参龄西洋参中豆甾醇含量趋势图（二）

Fig 11.10　Tendency chart of stigmasterol contents of American ginsengs from the same region with different cultivation ages

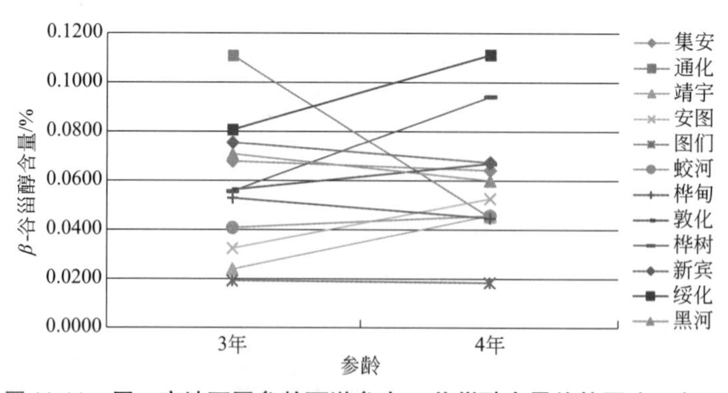

图 11.11　同一产地不同参龄西洋参中*β*-谷甾醇含量趋势图（一）

Fig 11.11　Tendency chart of *β*-sitosterol contents of American ginsengs from the same region with different cultivation ages

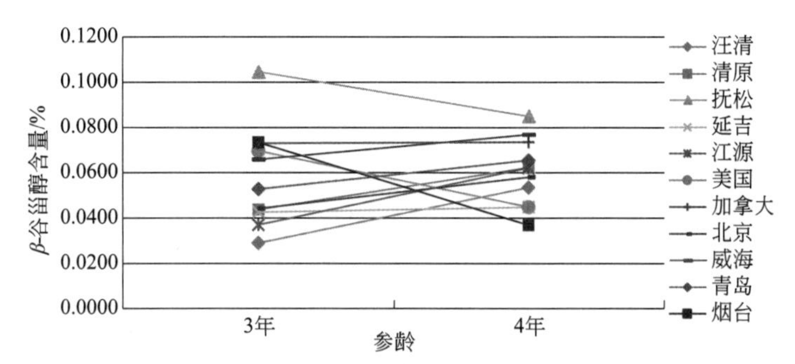

图 11.12 同一产地不同参龄西洋参中β-谷甾醇含量趋势图（二）

Fig 11.12 Tendency chart of β-sitosterol contents of American ginsengs from the same region with different cultivation ages

附录

西洋参样品的采集、加工及鉴定概述

世界上西洋参的主要产区为中国、美国及加拿大等国家。中国西洋参主要分布在北纬36°～50°，东经116°～132°长白山等区域。

本书分析样品全部采用鲜西洋参，分别采自我国吉林省、黑龙江省、辽宁省、山东省、北京地区及美国、加拿大23个产区的3年及4年参龄的样本共46份。

西洋参样品的详细信息见附表1。

附表1　**样品采样地点信息**

Attached Tab1　**Information of Sampling Positions**

序号 No.	编号 Abbrev	参龄/年 Cultivation Age/Year	采集地点 Collecting Spot	经度 Longitude	纬度 Latitude	海拔/m Altitude/m
1	JA03	3	吉林省集安市头道镇团结村 Toudao,Ji'an,Jilin	125°58′52″E	41°31′03″N	366
2	JA04	4	吉林省集安市头道镇团结村 Toudao,Ji'an,Jilin	125°58′52″E	41°31′03″N	366
3	TH03	3	吉林省通化市通化县英额布镇林源 Ying'ebu,Tonghua,Jilin	125°28′5″E	41°39′45″N	531
4	TH04	4	吉林省通化市通化县英额布镇林源 Ying'ebu,Tonghua,Jilin	125°28′5″E	41°39′45″N	531
5	JYU03	3	吉林省白山市靖宇县大北山村 Jingyu,Baishan,Jilin	126°40′16″E	42°24′44″N	520
6	JYU04	4	吉林省白山市靖宇县大北山村 Jingyu,Baishan,Jilin	126°40′16″E	42°24′44″N	520
7	AT03	3	吉林省延边朝鲜族自治州安图县新合乡 Antu,Yanbian,Jilin	128°20′31″E	43°47′30″N	417
8	AT04	4	吉林省延边朝鲜族自治州安图县新合乡 Antu,Yanbian,Jilin	128°20′31″E	43°47′30″N	417
9	TM03	3	吉林省延边朝鲜族自治州图们市 Tumen,Yanbian,Jilin	130°1′27″E	43°3′49″N	60

续表

序号 No.	编号 Abbrev	参龄/年 Cultivation Age/Year	采集地点 Collecting Spot	经度 Longitude	纬度 Latitude	海拔/m Altitude/m
10	TM04	4	吉林省延边朝鲜族自治州图们市 Tumen,Yanbian,Jilin	130°1′27″E	43°3′49″N	60
11	JH03	3	吉林省蛟河市前进乡长岭子林场 Qianjin,Jiaohe,Jilin	127°29′42″E	43°52′13″N	350
12	JH04	4	吉林省蛟河市前进乡长岭子林场 Qianjin,Jiaohe,Jilin	127°29′42″E	43°52′13″N	350
13	HD03	3	吉林省桦甸市苏密沟乡乱泥沟村 Sumigou,Huadian,Jilin	126°42′56″E	42°43′32″N	366
14	HD04	4	吉林省桦甸市苏密沟乡乱泥沟村 Sumigou,Huadian,Jilin	126°42′56″E	42°43′32″N	366
15	DH03	3	吉林省敦化市青沟子乡 Qinggouzi,Dunhua,Jilin	128°25′34″E	43°46′47″N	361
16	DH04	4	吉林省敦化市青沟子乡 Qinggouzi,Dunhua,Jilin	128°25′34″E	43°46′47″N	361
17	HS03	3	吉林省白山市桦树镇西南岔 Huashu,Baishan,Jilin	127°12′17″E	42°1′21″N	780
18	HS04	4	吉林省白山市桦树镇西南岔 Huashu,Baishan,Jilin	127°12′17″E	42°1′21″N	780
19	XB03	3	辽宁省抚顺市新宾满族 自治县北四平乡三道岗 Xinbin,Fushun,Liaoning	125°15′51″E	41°49′2″N	482
20	XB04	4	辽宁省抚顺市新宾满族 自治县北四平乡三道岗 Xinbin,Fushun, Liaoning	125°15′51″E	41°49′2″N	482
21	SH03	3	黑龙江绥化市庆安县曙光林场 Qingan,Suihua,Heilongjiang	127°56′49″E	47°8′56″N	331
22	SH04	4	黑龙江绥化市庆安县曙光林场 Qingan,Suihua,Heilongjiang	127°56′49″E	47°8′56″N	331
23	HH03	3	黑龙江省黑河市逊克农场十四队 Heihe,Heilongjiang	128°16′13″E	49°13'312″N	308
24	HH04	4	黑龙江省黑河市逊克农场十四队 Heihe,Heilongjiang	128°16′13″E	49°13'312″N	308
25	WQ03	3	吉林省延边朝鲜族自治州汪 清县罗子沟镇四道河子林场 Wangqing,Yanbian,Jilin	130°11′55″E	43°45′30″N	806
26	WQ04	4	吉林省延边朝鲜族自治州汪 清县罗子沟镇四道河子林场 Wangqing,Yanbian,Jilin	130°11′55″E	43°45′30″N	806

续表

序号 No.	编号 Abbrev	参龄/年 Cultivation Age/Year	采集地点 Collecting Spot	经度 Longitude	纬度 Latitude	海拔/m Altitude/m
27	QY03	3	辽宁省抚顺市清原县大苏河乡 Qingyuan,Fushun,Liaoning	124°54′50″E	41°53′3″N	479
28	QY04	4	辽宁省抚顺市清原县大苏河乡 Qingyuan,Fushun,Liaoning	124°54′50″E	41°53′3″N	479
29	FS03	3	吉林省白山市抚松县北岗镇 Fusong,Baishan,Jilin	127°32′06″E	42°24′30″N	780
30	FS04	4	吉林省白山市抚松县北岗镇 Fusong,Baishan,Jilin	127°32′06″E	42°24′30″N	780
31	YJ03	3	吉林省延边自治州延吉市 Yanji,Yanbian,Jilin	129°01′E	42°50′N	150
32	YJ04	4	吉林省延边自治州延吉市 Yanji,Yanbian,Jilin	129°01′E	42°50′N	150
33	JY03	3	吉林省白山市江源区湾沟镇平川村 Jiangyuan,Baishan,Jilin	126°56′30″E	42°1′8″N	684
34	JY04	4	吉林省白山市江源区湾沟镇平川村 Jiangyuan,Baishan,Jilin	126°56′30″E	42°1′8″N	684
35	BJ03	3	北京市怀柔区 Huairou,Beijing	116°17′E	40°41′N	745
36	BJ04	4	北京市怀柔区 Huairou,Beijing	116°17′E	40°41′N	745
37	WH03	3	山东省威海市文登区 Wendeng,Weihai,Shandong	121°43′E	36°52′N	42
38	WH04	4	山东省威海市文登区 Wendeng,Weihai,Shandong	121°43′E	36°52′N	42
39	YT03	3	山东省青岛市即墨区 Jimo,Qingdao,Shandong	120°07′E	36°18′N	54
40	YT04	4	山东省青岛市即墨区 Jimo,Qingdao,Shandong	120°07′E	36°18′N	54
41	QD03	3	山东省烟台市芝罘区 Zhifu,Yantai,Shandong	121°16′E	37°24′N	311
42	QD04	4	山东省烟台市芝罘区 Zhifu,Yantai,Shandong	121°16′E	37°24′N	311
43	US03	3	美国威斯康星州马拉松县 Marathon,Wisconsin,American	89°15′01″W	43°46′59″	383
44	US04	4	美国威斯康星州马拉松县 Marathon,Wisconsin,American	89°15′01″W	43°46′59″	383

续表

序号 No.	编号 Abbrev	参龄/年 Cultivation Age/Year	采集地点 Collecting Spot	经度 Longitude	纬度 Latitude	海拔/m Altitude/m
45	CAN03	3	加拿大魁北克省蒙特利尔市 Montreal,Quebec,Canada	73°35'02"W	45°30'03"N	31
46	CAN04	4	加拿大魁北克省蒙特利尔市 Montreal,Quebec,Canada	73°35'02"W	45°30'03"N	31